Kohlhammer

Pflege fallorientiert lernen und lehren

Herausgegeben von Karin Reiber, Juliane Dieterich, Martina Hasseler und Ulrike Höhmann

Die geplanten Bände im Überblick

- Ambulante Pflege
- Ambulante und stationäre Palliativpflege
- Chirurgie
- Fallbasierte Unterrichtsgestaltung – Grundlagen und Konzepte
- Geriatrie
- Gynäkologie und Geburtshilfe
- Innere Medizin
- Pädiatrie
- Psychiatrie
- Rehabilitation
- Stationäre Langzeitpflege

Inhalt

Zusatzmaterial[1]:

- **Angehörigencheckliste (Anleitungscheck):** Checkliste für die Anleitung der pflegenden Angehörigen oder ggf. für den sich selbst pflegenden Patienten. [Bezüge: Kap. 3.2, 4.10, 5.4, 9.6–9.9]
- **Check Pflegeüberleitung:** Checkliste, um die Pflegeüberleitung von extern (z. B. ambulanter Pflegedienst, Pflegeberater) aus der Rehabilitationseinrichtung durchzuführen. [Bezüge: Kap. 3.2, 4.10, 5.1, 5.5, 7.1, 8.3, 9.6]
- **Leitfaden zur Rehabilitationsbesprechung:** Orientierung, um eine rehabilitative Teambesprechung zu moderieren und zielorientiert zu lenken. Die Kompetenzbereiche der einzelnen Berufsgruppen sind dabei fließend und können je nach Schwerpunkt variieren. [Bezüge: Kap. 2.1–2.4, 5.2, 9.4]
- **ICF-Modellblatt (Fallstrukturierung nach ICF):** Instrument zur Fallstrukturierung nach dem ICF-Modell im Rahmen der Eingangsanamnese und im Rehabilitationsverlauf. Kann auf jeden Fall bezogen werden, ist interdisziplinär nutzbar und schult Akteure in der Arbeit mit der ICF. [Bezüge: Kap. 1.5, 2.1, 4–9]
- **Bericht Herr Ahlers:** Anonymisierter Originalbericht aus der akutgeriatrischen Rehabilitationseinrichtung, den die Bezugspflegekraft Jenny über den Hausarzt anfordert. Anhand des medizinischen Berichtes lassen sich Details und mögliche Fehlerquellen identifizieren und analysieren. Der Umgang mit ärztlichen Berichten wird geübt. [Bezug: Kap. 7]
- **Berichte Herr Kaiser:** Anonymisierte Originalberichte aus dem Krankheitsverlauf von Herrn Kaiser. Anhand der Berichte kann der komplexe Verlauf rekonstruiert und vertieft werden. Die Analyse von ärztlichen Berichten, die Pflegende im Rahmen einer Aufnahme und Beratung erhalten, wird geübt. [Bezug: Kap. 9]

---

1 Frei verfügbar im Kohlhammer-Shop unter kohlhammer.de, »Rehabilitation«

Geleitwort

Die Ausübung des Pflegeberufs wird immer anspruchsvoller: Professionelles Pflegehandeln umfasst verantwortungsvolles Planen, Gestalten und Auswerten von Pflegesituationen. Die Settings, in denen diese berufliche Tätigkeit ausgeübt wird, haben sich zunehmend ausdifferenziert und die Aufgaben werden immer komplexer. Damit sind auch ganz neue Herausforderungen an die Pflegeausbildung gestellt. »Rehabilitation« ist ein Band der Buchreihe »Pflege fallorientiert lernen und lehren«, einem Kompendium für die Pflegeausbildung, das sowohl die verschiedenen Versorgungsbereiche, in denen Pflegekräfte tätig werden, als auch die unterschiedlichen Lebensalter und -situationen der Pflegeempfänger abbildet.

Die elf Bände der Reihe spiegeln die wesentlichen Institutionen wider, in denen pflegerische Versorgung stattfindet. Alle Bände folgen der gleichen Struktur und demselben Aufbau. In einem Einleitungsteil wird in die Besonderheiten des jeweiligen Settings eingeführt. Pflegewissenschaftliche Expertenstandards und neueste wissenschaftliche Erkenntnisse werden dabei ebenso berücksichtigt wie die Ausbildungsziele der Prüfungsordnungen. Die Präsentation der Inhalte erfolgt in Form von Musterfällen; dabei werden die unterschiedlichen Aspekte pflegeberuflichen Handelns aufzeigt und fallbezogene Besonderheiten und Schwerpunkte professioneller Pflege exemplarisch illustriert. Die fallorientierte Aufbereitung von Lerngegenständen greift den berufspädagogischen Trend der Kompetenz- und Handlungsorientierung auf und setzt ihn fachdidaktisch um.

In diesem hier vorliegenden Band wird das pflegerelevante Wissen zum Thema »Rehabilitation« umfassend entfaltet. Den Autorinnen ist es gelungen, die Grundlagen sowie strukturellen Rahmenbedingungen der Rehabilitation aufzuzeigen. An den sehr gut ausgewählten Fällen werden die Rollen und das erforderliche pflegewissen- und rehabilitationswissenschaftliche Wissen in der Rehabilitation dargelegt.

Dieser Band sowie die gesamte Reihe wenden sich an Lernende und Lehrende in den Pflegeausbildungen an Schulen, Hochschulen oder Praxisstätten sowie an Studierende der Pflegepädagogik. Neue Formen der

Pflegeausbildung – wie z. B. primärqualifizierende Pflegestudiengänge – hatten die Herausgeberinnen bei der Konzeption der Reihe und der Betreuung der Bände sowie die Autorinnen und Autoren der einzelnen Bände ganz besonders im Blick.

Karin Reiber
Juliane Dieterich
Martina Hasseler
Ulrike Höhmann

Vorwort

Die Pflege in der Rehabilitation ist ein interessanter und bedeutender Aufgabenbereich, denn Prävention, Gesundheitsförderung und Rehabilitation sind allein aus demografischen Gründen – der Anteil älterer Menschen in der Gesellschaft wird immer größer – und ökonomischen Veränderungszwängen im Gesundheitssystem notwendig. Bereits in der Ausbildung erfahren die Pflegeschüler Einsatzzeiten in rehabilitativen Einrichtungen. Dennoch sind Arbeitsfelder in der Rehabilitation für Pflegefachkräfte eher weniger bekannt, obgleich rehabilitatives Handeln, das grundsätzlich präventiv z. B. zur Vermeidung von Pflegebedürftigkeit ausgelegt ist, in den Ausbildungszielen definiert ist. Zu bedenken ist, dass Pflege »per se rehabilitativ wirkt, denn sie hat immer die Selbständigkeit des Betroffenen zum Ziel« (Schmidt, Thiele, Leibig, 2012).

Die Rehabilitationspflege als eigenes Fachgebiet ist ein relativ junges Gebiet, in welchem die Pflegenden ihre fachlichen Kompetenzen gezielt einsetzen und ihre Rolle im gesamten Rehabilitationsteam selbstbewusst vertreten.

Das vorliegende Buch soll Lernende und Lehrende in die Spezifik der Pflege in der Rehabilitation einführen und sie mit angewandten Konzepten vertraut machen. Neben den zu erwerbenden Kompetenzen vermitteln die Autoren Aspekte eines rehabilitativen Arbeitsumfeldes und zeigen einmal mehr die Vielschichtigkeit des Pflegeberufes. Ziel ist es, die Pflege und Beziehungsarbeit aus der rehabilitativen Perspektive zu betrachten und sich der Bedeutung von Teilhabe und Partizipation in jeder Hinsicht und in jedem pflegerischen Arbeitsfeld bewusst zu werden.

Besonderes Augenmerk gilt dem Umgang mit (alters-)kranken und auch schwerstbetroffenen und -behinderten Menschen, der unabdingbaren Zusammenarbeit im therapeutischen Team und dem sensiblen und zugleich spannenden Zusammenwirken mit Angehörigen. Dargestellt werden soll, welche Phasen der Rehabilitation es gibt und auch wo und in welcher (unterschiedlichen) Weise Rehabilitation erfolgen kann.

In den *Basics* geben die Autoren eine Einführung in gängige Begrifflichkeiten der Rehabilitation. Sie stellen das Konzept der *I*nternationalen *K*lassifikation der *F*unktionsfähigkeit, Behinderung und Gesundheit (ICF) als Arbeitsgrundlage im Rehabilitationsprozess vor und nennen gesetzliche und strukturelle Rahmenbedingungen der rehabilitativen Versorgung in Deutschland. Im zweiten Teil der *Fälle* erfolgt die Vertiefung der pflegerelevanten Themen, der (fachübergreifenden) Kompetenzfelder und konzeptionellen Ansätze anhand der Vorstellung von sechs Fällen aus der Praxis.

I Basics

1 Grundlagen und Selbstverständnis der Rehabilitation

1.1 Entwicklung der Rehabilitation

Die Geschichte der Krankenpflege ist zugleich auch eine Geschichte der Rehabilitation. Denn zunächst ist doch das Ziel jeder Pflege die Gesundung des Kranken, die Wiederherstellung seines vormaligen Zustands.

Das 19. Jahrhundert veränderte den Umgang mit Versehrten; die Medizin begann, systematisch und analytisch nach Ursachen zu forschen. 1844 führte Ritter von Buss, ein badischer Staatsgelehrter, den Rehabilitationsbegriff ein:

> »Vielmehr soll der heilbar Kranke vollkommen rehabilitiert werden; er soll sich zu der Stellung wieder erheben, von welcher er herabgestiegen war. Er soll das Gefühl seiner persönlichen Würde wiedergewinnen und mit ihm ein neues Leben.« (Heckl, Ade, Schell, Thieme, 1991)

Ansätze für rehabilitative Einrichtungen in Deutschland findet man z. B. bei der 1840 in Reutlingen gegründeten Gustav-Werner-Stiftung sowie der 1832 eröffneten »Erziehungs-, Unterrichts- und Bildungsanstalt für krüppelhafte Knaben«. In diesen Institutionen bemühte man sich, den Betroffenen eine berufliche Ausbildung zu gewähren und sie damit zu rehabilitieren, wobei der Begriff nicht benutzt wurde. 1845 wurde in Stuttgart das orthopädische Institut »Paulinenhilfe« gegründet, in welchem man mittels Apparaten versuchte, behinderten Kindern zu einem besseren Leben zu verhelfen.

Um die Wende zum 20. Jahrhundert wurde die Verbindung zur Medizin, insbesondere zur Orthopädie hergestellt. Konrad Biesalski bspw. ebnete den Weg in der Rehabilitation durch eigens gegründete Einrichtungen für körperbehinderte Kinder und Jugendliche (»Krüppelfürsorge«). Er zog Ärzte zur orthopädischen Behandlung hinzu in Verbindung mit pädagogischen Maßnahmen. Sein Bestreben lag in einem ganzheitlichen Behandlungsansatz mit dem Grundsatz: »Nicht ein einzelner Fuß soll behandelt werden, sondern ein ganzer Mensch!«

Nach dem Ersten Weltkrieg behandelten Ärzte die Kriegsinvaliden, Rehabilitation und Nachsorge blieben minimal (Heckl, Ade, Schell, Thieme, 1991). Nach dem Zweiten Weltkrieg stand neben der Versorgung der »Kriegsbeschädigten« die Bekämpfung der Lungentuberkulose im Vordergrund. Hierfür wurden für gut situierte Menschen Kur- und Bäderbetriebe sowie Sanatorien errichtet. Der Pflege oblag neben der originären Pflege die ärztlich delegierte heilmedizinische Behandlung.

In Deutschland entwickelte sich seit dem 19. Jahrhundert das im sozialpolitischen Kontext verstandene Rehabilitationssystem letztendlich aus dem Kurwesen. Die später überwiegend für Patienten mit chronischen Krankheiten etablierten *stationären Heilverfahren* sind Fortentwicklungen der klassischen klinischen *Kuren* und zeichneten den Begriff der Rehabilitation, wie er heute in der deutschen *Sozialgesetzgebung* verankert ist. Mit Einführung der Sozialversicherung wurden die Einrichtungen für die breite Bevölkerung zugänglich.

Im 21. Jahrhundert spezialisierten sich Kliniken auf die fachspezifische Behandlung, z. B. auf Neurologie, Unfallchirurgie, Orthopädie, Psychiatrie oder Kardiologie. Weitere Entwicklungen wie die *Frührehabilitation,* die ambulante/mobile Rehabilitation oder auch die Flexibilisierung der Behandlung folgten.

BAR

Ein wesentliches Organ, welches Empfehlungen für die Rehabilitation in Deutschland gibt, ist die *Bundesarbeitsgemeinschaft für Rehabilitation* (BAR), sie ist die gemeinsame Repräsentanz aller Verbände der gesetzlichen Krankenversicherung, Unfallversicherung, Rentenversicherung, Kriegsopferfürsorge und Sozialhilfe, der Bundesanstalt für Arbeit, sämtlicher Bundesländer, des Deutschen Gewerkschaftsbundes, der Deutschen Angestelltengewerkschaft, der Bundesvereinigung Deutscher Arbeitgeberverbände sowie der Kassenärztlichen Bundesvereinigung. Das Ziel und Anliegen der BAR ist, darauf hinzuwirken, dass die Leistungen der medizinischen, schulischen, beruflichen und sozialen Rehabilitation nach gleichen Grundsätzen zum Wohle der behinderten und chronisch kranken Menschen durchgeführt werden. Die BAR hat den Anspruch die Kooperation und Koordination beteiligter Leistungsträger anhand des interdisziplinären Ansatzes zu fördern und durch das Zusammenspiel der Fachdisziplinen, Berufsgruppen und Betroffenen eine lückenlose und zielgenaue Rehabilitation zu gewährleisten (www.bar-frankfurt.de).

Im Laufe der Jahre haben sich darüber hinaus verschiedene Arbeitsgruppen und Zusammenschlüsse gegründet, die sich explizit mit dem Thema Pflege und Rehabilitation auf konzeptioneller und berufspolitischer Ebene befassen.

1.2 Begriffsbestimmung »Rehabilitation«

> Rehabilitation bedeutet primär Wiederherstellung, wieder *teilnehmen* können am beruflichen, sozialen und gesellschaftlichen Leben. Aber es bedeutet auch, Fähigkeiten zu erhalten und zu fördern um Teilhabe und eine bestmögliche Lebensqualität zu gewährleisten.

Der Begriff »*Rehabilitation*« leitet sich vom lateinischen Wort *rehabilitare* ab. Es setzt sich aus den Wörtern »re« (wieder) und »habilitare« (fähig machen) zusammen. Die weltweit gültige Definition des Begriffes Rehabilitation findet sich im *Technical Report 668/1981* der *Weltgesundheitsorganisation (WHO)*. Dort heißt es:

> »Rehabilitation umfasst den koordinierten Einsatz medizinischer, sozialer, beruflicher, pädagogischer und technischer Maßnahmen sowie Einflussnahmen auf das physische und soziale Umfeld zur Funktionsverbesserung zum Erreichen einer größtmöglichen Eigenaktivität zur weitest gehenden Partizipation in allen Lebensbereichen, damit der Betroffene in seiner Lebensgestaltung so frei wie möglich wird.« (WHO, 1981, S. 9)

Der Mediziner Christoph Gutenbrunner versteht »Rehabilitation heute als ein multi- und interdisziplinäres Management der *funktionalen Gesundheit* einer Person. Sie zielt auf die Beseitigung negativer Krankheitsfolgen und eine Verbesserung der *gesundheitsbezogenen Lebensqualität*« (Gutenbrunner, 2011, S. 114). Der DBfK (Deutscher Verband für Pflegeberufe) beschreibt Rehabilitation mit den folgenden Worten: »Maßnahmen der rehabilitativen Behandlung sollen dem akut oder chronisch kranken oder davon bedrohten Menschen möglichst ein eigenständiges und selbstbestimmtes Leben mit Teilnahme an allen relevanten Lebensaktivitäten ermöglichen«. (DBfK, 2013, S. 6)

1.3 Formen der Rehabilitation

Der Begriff der Rehabilitation wird in unterschiedlichen Zusammenhängen verwendet (vgl. Betz, Schmidt, 2012, S. 18):

- *medizinische Rehabilitation* (Heilung von akutem Leiden bzw. des Gesundheitsschadens, Herstellung optimaler Gesundheit zur Gewährleistung beruflicher, alltagsrelevanter und gesellschaftlicher Teilhabe)
- *schulisch-pädagogische Rehabilitation* (Ermöglichung der üblicherweise erreichbaren Bildung auch für behinderte Kinder und Jugendliche im Rahmen der allgemeinen Schulpflicht oder weiterführenden Schulen)
- *berufliche Rehabilitation* (Möglichst dauerhafte Re-Integration in Arbeit und Beruf, u. a. auch durch begleitende Hilfen)
- *psychosoziale Rehabilitation* (Gewährleistung eines angemessenen Platzes in der Gesellschaft).

Übergeordnete Ziele der Rehabilitation:

- Teilhabe und Partizipation, Selbstbestimmung
- Gewährleistung eines angemessenen Platzes in der Gesellschaft
- Erhalt/Steigerung der (alltags-/berufsrelevanten) Funktionsfähigkeit

- Verbesserung/Erhalt des Gesundheitszustands und der Lebensqualität
- Verbleib und Teilnahme am/im Schul-/Berufsleben
- Vorbeugung, Verringerung von Pflegebedürftigkeit
- Verringerung von gesundheitsbezogenen Ausgaben

1.4 Das biopsychosoziale Modell

Die in der Akutmedizin gebräuchliche biomedizinische (krankheitsorientierte) Betrachtung (Befund und Diagnose), d. h. der Blick allein auf die Krankheit selbst und die Klassifikation von Diagnosen und Gesundheitsproblemen als Einheiten und Normen gleicher Ätiologie, Pathogenese und Manifestation gemäß der *ICD (International Classification of Diseases),* reicht für die Rehabilitation nicht aus.

Vielmehr geht es darum, was der Mensch kann (also die Aktivitäten und Fähigkeiten), wie er seine Fähigkeiten und Möglichkeiten positiv verstärkt und bestmöglich im persönlichen Alltag nutzt. Das in der Rehabilitation angewandte *biopsychosoziale Modell* geht von der *funktionalen Gesundheit* aus und erfasst auch die personale Ebene, d. h. die subjektive Sicht des Menschen unter Beachtung seines gesamten Lebenshintergrundes. Es hat das lineare Krankheitsfolgenmodell (Krankheit – Behinderung – soziale Beeinträchtigung) abgelöst, indem positive und negative Einflüsse der Umwelt auf die Erkrankung mit eingeschlossen werden (Gutenbrunner, 2007, S. 114).

Die Rehabilitation stellt die *funktionale Gesundheit* (nicht die Gesundheitsstörung) in das Zentrum ihrer Betrachtungen und bildet damit den Ausgangspunkt in der Behandlung.

Funktionale Gesundheit

Der Begriff der *funktionalen Gesundheit* ergänzt die diagnoseorientierte biomedizinische Perspektive um eine ganzheitliche Betrachtungsweise des Menschen. Die Krankheit oder die Behinderung stehen nicht ausschließlich im Fokus, sondern der Blick richtet sich darauf, wie jemand mit einer Beeinträchtigung sein Leben gestaltet, seine Stärken und Fähigkeiten einsetzt, wie er an der Gesellschaft teilnimmt und vorhandene Ressourcen nutzt.

Dieses Verständnis von *Gesundheit* umfasst dabei sowohl die körperlichen Voraussetzungen (Körperfunktionen und -strukturen) als auch kontextbezogene Faktoren, d. h. die Fähigkeiten, Handlungen auszuführen (Aktivitäten) und am sozialen Leben teilzunehmen (Partizipation, Teilhabe).

> »Dieser Gesundheitsbegriff geht davon aus, dass der Mensch nicht auf seine körperlichen und psychischen Dimensionen beschränkt ist, sondern sich vielmehr auch durch seine Handlungen und *sozialen Interaktionen* definiert. Die funktionale Gesundheit beschreibt also nicht nur den körperlichen Funktionszustand aus biologischer Sicht, sondern schließt die Aktivitäten und die soziale Integration der psychologischen und individuellen Sichtweise mit ein. Die einzelnen Bereiche der funktionalen Gesundheit stehen zwar in einer Wechselwirkung, sind aber dennoch auch einzeln zu beeinflussen und bedürfen daher auch einer getrennten Betrachtung.« (Gutenbrunner, 2007, S. 114)

Die Internationale Klassifikation der Funktionsfähigkeit, Behinderung und Gesundheit – kurz ICF – stellt dabei das theoretische Gerüst der Rehabilitation dar.

1.5 ICF – Internationale Klassifikation der Funktionsfähigkeit, Behinderung und Gesundheit

Die ICF (International Classification of Functioning, Disability and Health – Internationale Klassifikation der Funktionsfähigkeit, Behinderung und Gesundheit) gehört zu der »Familie« von Klassifikationen (▸ **Abb. 1**) und ist die Nachfolgerin der »International Classification of Impairments, Disabilities and Handicaps (ICIDH)« von 1980. Sie wurde nach einem mehrjährigen Entwicklungsprozess von der 54. Vollversammlung der WHO im Mai 2001 verabschiedet. In Deutschland wurden mit dem Neunten Buch des Sozialgesetzbuches (SGB IX) – Rehabilitation und Teilhabe behinderter Menschen – wesentliche Aspekte der ICF unter Berücksichtigung der historisch gewachsenen und anerkannten Besonderheiten aufgenommen.

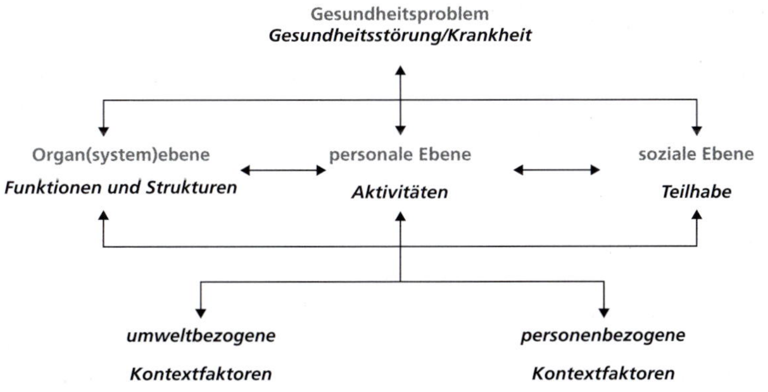

Abb. 1:
Das ICF-Modell mit den Interaktionen der Komponenten (WHO 2001)

> »Die ›Philosophie‹ der ICF markiert einen Paradigmenwechsel, weg von einer diagnose- und defizitorientierten Sicht hin zu einer umfassenden Betrachtung des ganzen Menschen. Sie stellt damit eine Systematik und eine gemeinsame Sprache zur Verfügung.« (BAR: ICF-Praxisleitfaden, 2006, S. 24)

Unter Anwendung der Begrifflichkeiten des biopsychosozialen Modells lässt sich jeder Gesundheits- und Krankheitszustand eines Menschen in dessen Lebensumständen sowie die (Wechsel-)Wirkungen beschreiben.

Der ICF nach ist eine Person dann funktional gesund, wenn vor ihrem gesamten Lebenshintergrund (Konzept der Kontextfaktoren):

- die körperlichen Funktionen (einschließlich des geistigen und seelischen Bereichs) und Körperstrukturen allgemein anerkannten (statistischen) Normen entsprechen (Konzept der Körperfunktionen und -strukturen),
- die Person all das tut oder tun kann, was von einem Menschen ohne Gesundheitsprobleme erwartet wird (Konzept der Aktivitäten), und
- die Person ihr Dasein in allen Lebensbereichen, die ihr wichtig sind, in der Weise und dem Umfang entfalten kann, wie es von einem Menschen ohne Beeinträchtigungen der Körperfunktionen oder -strukturen oder der Aktivitäten erwartet wird (Konzept der Teilhabe an Lebensbereichen; BAR: ICF-Praxisleitfaden, 2-2008, S. 10).

Begriffe und Komponenten der ICF

Körperfunktionen sind physiologische Funktionen von Körpersystemen, wobei die psychischen Funktionen mit eingeschlossen werden.

Als *Körperstrukturen* werden anatomische Teile/Strukturen wie Organe, Gliedmaßen und ihre Bestandteile definiert.

Unter *Aktivität* wird die Durchführung einer Aufgabe oder Handlung (Aktion) durch einen Menschen (bezogen auf Standardsituationen) verstanden.

Als *Beeinträchtigung der Aktivität* wird eine Schwierigkeit verstanden, eine bestimmte Aufgabe oder Aktivität durchzuführen.

Eine *Schädigung* ist in der ICF-Definition eine Beeinträchtigung einer Körperfunktion oder -struktur wie eine wesentliche Abweichung oder ein wesentlicher Verlust.

Partizipation bzw. Teilhabe beschreibt das Einbezogensein in eine Lebenssituation, wobei sowohl soziale, kulturelle als auch berufliche Bereiche inbegriffen sind.

Eine *Beeinträchtigung der Teilhabe* (Partizipation) ist im ICF-Modell ein Problem, das ein Mensch im Hinblick auf sein Einbezogensein in eine Lebenssituation erleben kann (sozial, kulturell, beruflich).

Umweltfaktoren bilden die materielle, soziale und einstellungsbezogene Umwelt ab, in der Menschen leben und sich entfalten. Sie können einerseits unterstützend wirken, z. B. hilfsbereite Nachbarn (*Förderfaktoren*), oder auch hinderlich sein, z. B. Treppenstufen (*Barrieren*).

Personenbezogene Faktoren bilden den besonderen Hintergrund des Lebens und der Lebensführung eines Menschen ab. Sie sind Merkmale einer Person, die nicht Teil ihres Gesundheitsproblems oder -zustands sind. Diese Faktoren können Geschlecht, ethnische Zugehörigkeit, Alter, andere Gesundheitsprobleme, Fitness, Lebensstil und Gewohnheiten, Erziehung, Bewältigungsstile, sozialer Hintergrund, Bildung und Ausbildung, Beruf sowie vergangene und gegenwärtige Erfahrungen, allgemeine Verhaltensmuster und Art des Charakters, das individuelle psychische Leistungsvermögen etc. umfassen. Personenbezogene Faktoren sind in der ICF bisher nicht klassifiziert (MDS, GKV, 2012, S. 12 f.).

Funktionsfähigkeit ist ein Oberbegriff für Körperfunktionen und -strukturen, Aktivitäten und Teilhabe. Er bezeichnet die positiven Aspekte der Interaktion zwischen einer Person mit einem bestimmten Gesundheitszustand und deren individuellen umwelt- und personenbezogenen Kontextfaktoren.

Behinderung ist ein Oberbegriff für Schädigungen sowie Beeinträchtigungen der Aktivitäten und Teilhabe. Er bezeichnet die negativen Aspekte der Interaktion zwischen einer Person mit einem bestimmten Gesundheitszustand und deren individuellen Kontextfaktoren (▸ **Abb. 2**).

Die besondere Rolle der Kontextfaktoren

Kontextfaktoren

Kontextfaktoren stellen die gesamten Lebensumstände einer Person dar. Sie umfassen zwei Komponenten: Umweltfaktoren und personenbezogene Faktoren.

Kontextfaktoren können sich positiv (Förderfaktoren) oder negativ (Barrieren) auf die funktionale Gesundheit auswirken und müssen deshalb bei der Rehabilitation unbedingt berücksichtigt werden.

> »Zum Kontext eines Menschen gehören sowohl die Lebensgeschichte und Persönlichkeit als auch die physische und soziale Umwelt. Deshalb richtet sich die rehabilitative Tätigkeit nicht nur an die betroffenen Personen selbst, sondern betrifft auch die Bedingungen, welche die Beeinträchtigungen verstärken oder vermindern.« (BAR: ICF-Praxisleitfaden, 2-2008, S. 7)

Zum Beispiel ist eine Person für die Fortbewegung auf die Benutzung eines Rollstuhls angewiesen. Sie kann möglicherweise nur an einer Veranstaltung teilnehmen, wenn der Zugang zum Veranstaltungsraum barrierefrei ist. Nach der ICF-Systematik definiert sich ein barrierefreier Zugang als fördernder Kontextfaktor, eine Treppe als hinderlicher Kontextfaktor. Hinderliche oder fördernde Kontextfaktoren können aber auch sozialer Natur sein, z. B. negative gesellschaftliche Einstellungen gegenüber der Behinderung oder die Unterstützung von Familie und Nachbarn (vgl. Gutenbrunner, 2007, S. 114).

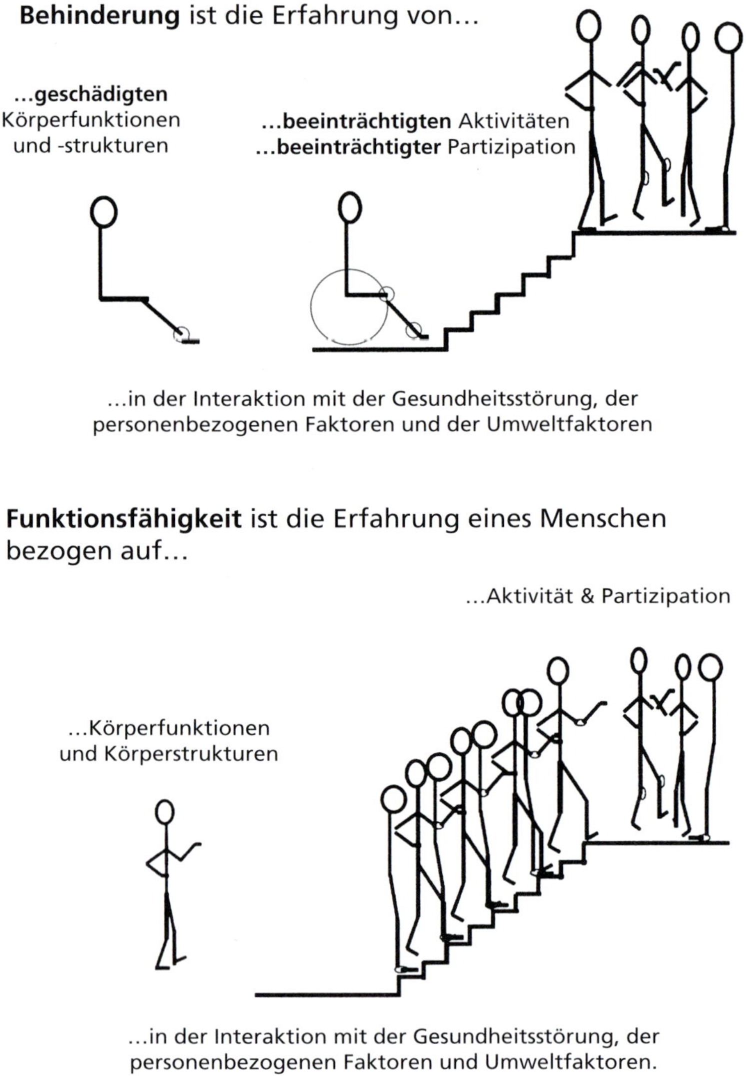
Behinderung ist die Erfahrung von...
...**geschädigten** Körperfunktionen und -strukturen
...**beeinträchtigten** Aktivitäten
...**beeinträchtigter** Partizipation
...in der Interaktion mit der Gesundheitsstörung, der personenbezogenen Faktoren und der Umweltfaktoren
Funktionsfähigkeit ist die Erfahrung eines Menschen bezogen auf...
...Aktivität & Partizipation
...Körperfunktionen und Körperstrukturen
...in der Interaktion mit der Gesundheitsstörung, der personenbezogenen Faktoren und Umweltfaktoren.

Abb. 2: Behinderung und Funktionsfähigkeit (Quelle: Boldt, 2009)

Die Unterschiedlichkeit der Auswirkungen von *Krankheitsfolgen* infolge von *Krankheiten* und der Einfluss der Kontextfaktoren, die laut Gutenbrunner (2007, S. 115) den Gesundheitsumstand stärker prägen können als die Krankheit selbst, zeigt der folgende Vergleich:

Fall 1

Herr Baier erleidet mit 52 Jahren eine komplexe Knieverletzung, die operativ versorgt und funktionell nachbehandelt worden ist. Er behält ein Beugedefizit zurück, und die Gehstrecke ist auf 500 Meter eingeschränkt sowie schmerzhaft. Herr Baier ist vorher Auto gefahren und bewohnt eine Erdgeschosswohnung. Er treibt keinen Sport und seine berufliche Tätigkeit als Verwaltungsangestellter übt er überwiegend im Sitzen aus. Trotz seines erheblichen Funktionsdefizites sind seine persönlichen Aktivitäten und Partizipation und seine übliche Lebensführung nicht wesentlich eingeschränkt.

Fall 2
Herr Bade zieht sich eine Ruptur des vorderen Kreuzbandes zu und muss operiert werden. Durch eine funktionelle Therapie wird er gut behandelt. Es besteht keine Einschränkung der Beweglichkeit. Dennoch ist die Kraft des einen Muskels auf der betroffenen Seite um ca. 20 % gemindert. Es besteht ein gelegentliches unwillkürliches »Wegknicken« des betroffenen Knies. Herr Bade ist Dachdeckermeister und spielt in seiner Freizeit Fußball. Er ist nicht mehr in der Lage, weder seinen Beruf weiter auszuführen noch seinem Freizeitsport nachzugehen. Es besteht ein erheblicher, umfassender Rehabilitationsbedarf, der mit Umschulungsmaßnahmen verbunden ist.

Bei Herrn Bade sind die funktionellen Krankheitsfolgen zwar deutlich geringer ausgeprägt als bei Herrn Baier, doch seine Einschränkungen der individuellen Aktivitäten und Teilhabe erweisen sich gemessen an der individuellen Lebensweise als deutlich gravierender (vgl. Gutenbrunner, 2007, S. 114 f.).

Gesundheitsbezogene Lebensqualität

Einher mit dem Begriff der funktionalen Gesundheit spielt die gesundheitsbezogene Lebensqualität in der Rehabilitation eine zentrale Rolle.

Unter der gesundheitsbezogenen Lebensqualität werden die Aspekte der Gesundheit verstanden, die »nicht physiologischer und biochemischer Natur sind. Sie kann nicht nur durch Krankheiten beeinträchtigt sein, sondern ist nach dem biopsychosozialen Modell auch von der Krankheitsverarbeitung sowie von einer Reihe von physikalischen und sozialen Umweltfaktoren (Kontextfaktoren) abhängig.« (Gutenbrunner, 2007, S. 118 f.).

Das Ziel der gesundheitsbezogenen Lebensqualität lässt sich durch drei unterschiedliche Strategien erreichen, die unmittelbar zusammenhängen, diagnoseübergreifend sind und letztendlich die Ansatzpunkte der Rehabilitation unter Anwendung des biopsychosozialen Modells darstellen (vgl. Gutenbrunner, 2007, S. 119; Ewert, Cieza, Stucki, 2003, S. 12, 157–162):

1. Behandlung der geschädigten Körperfunktionen und Strukturen (*kurative Strategie*)
2. Überwindung und/oder Kompensation von Beeinträchtigungen der Körperfunktionen, der Aktivitäten und der Partizipation (*rehabilitative Strategie*)
3. Vermeidung weiterer Beeinträchtigungen der Körperfunktionen, Aktivitäten und der Partizipation (*präventive Strategie*).

1.6 Funktionen und Anwendung der ICF in der Rehabilitation

Die ICF ermöglicht, eine ressourcenorientierte Betrachtung, eine einheitliche konzeptionelle Herangehensweise in der Rehabilitation zu fördern und als berufsgruppenübergreifende »Sprache« zu dienen. Die komplexen Zusammenhänge, die jeder Mensch mit sich und seiner Umwelt verbindet, lassen sich darstellen und verschaffen dem Rehabilitationsteam Klarheit über die passende Behandlungsstrategie.

Die ICF hat zwei Funktionen: Sie ist

- eine Konzeption zum besseren Verständnis der Komponenten der Gesundheit und der theoretische Rahmen zum Verständnis des Zusammenhangs zwischen diesen Komponenten und
- ein Schema zur Klassifizierung und Kodierung der Komponenten der Gesundheit und Kontextfaktoren.

Die ICF in ihrer originalen Form ist komplex und schwer umsetzbar (vgl. DIMDI). Möglichkeiten, die ICF in der Praxis einzusetzen und mit ihr zu arbeiten:

- Man wendet das biopsychosoziale Modell an und arbeitet nach den Begrifflichkeiten der ICF
- Man benutzt die Codierungen der ICF (z. B. in Form von sogenannten *Core-Sets*)

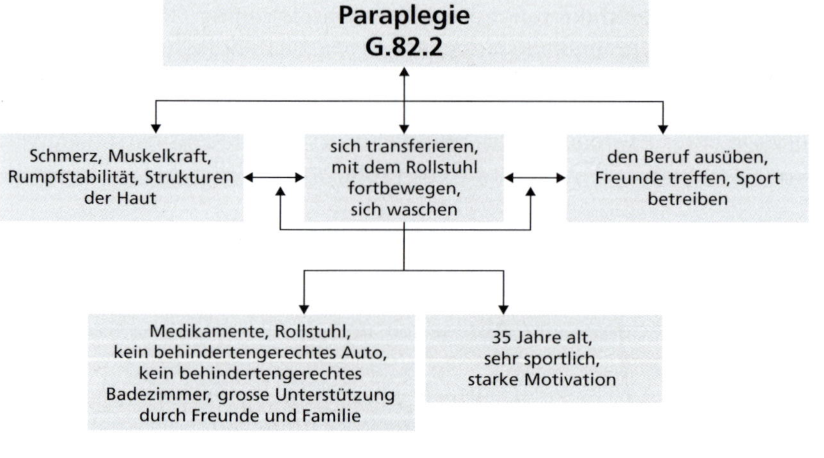

Abb. 3: ICF-Fallstruktur (Quelle: Boldt, 2009)

> »Die entscheidende konzeptionelle Errungenschaft der *ICF ist aber alleine die* Verankerung der Erkenntnis, dass für eine erfolgreiche Behandlung der Patienten in allen Gliedern der medizinischen Versorgungskette, aber insbesondere in der Rehabilitation, der gesamte Lebenshintergrund der Betroffenen berücksichtigt werden soll und muss.« (Schmidt, Thiele, Leibig, 2012)

Wie die Perspektive eines Betroffenen und des Rehabilitationsteams anhand der ICF geordnet werden kann, zeigt die Fallstruktur in Abbildung 3.

Die »Sprache« des Patienten in die ICF-Sprache übersetzen

An den Berufsgruppen, die an der Rehabilitation eines Patienten beteiligt sind und im Sinne der ICF arbeiten, liegt es wiederum, die Sprache des Patienten in die ICF zu »übersetzen«. Denn der Patient sieht nur die durch die Krankheit entstandenen Einbußen der Aktivität und Teilhabe, für ihn ist es in erster Linie wichtig, sich allein versorgen, arbeiten und seinen Interessen nachgehen zu können.

1.7 Gesetzliche Grundlagen der Rehabilitation

Die drei Säulen im deutschen Gesundheitssystem

Rehabilitation bildet neben *Kuration* und *Pflege* eine der drei Säulen als gesetzlich verankerter Leistungsbereich im deutschen Gesundheitssystem.[2]

Verankerung der Rehabilitation in der Sozialgesetzgebung

Die wichtigsten gesetzlichen Grundlagen der Rehabilitation sind heute in den einzelnen Sozialgesetzbüchern enthalten. Kernstück ist das im Jahre 2001 in Kraft getretene *Sozialgesetzbuch (SGB) IX* mit dem Titel »Rehabilitation und Teilhabe behinderter Menschen«. Der Grundsatz der Rehabilitation wird aber auch in anderen Sozialgesetzbüchern berücksichtigt (z. B. im SGB V: medizinische Rehabilitation nach § 40 SGB V, und im SGB XI: *Rehabilitation vor Pflege*). Den *Leistungen zur Teilhabe* und damit auch zur Rehabilitation wird Vorrang vor Rentenleistungen eingeräumt (*Rehabilitation vor Rente* SGB VI). Darüber hinaus gibt es noch eine ganze Reihe weiterer gesetzlicher Bestimmungen, die für die Rehabilitation maßgebend sind und stetig Reformen unterliegen.

Das Recht auf Teilhabe in der Sozialgesetzgebung

Gemeinsam ist der Sozialgesetzgebung die im SGB IX festgelegte Zielsetzung und Garantie, dass Behinderte oder von Behinderung bedrohte Menschen ein Recht auf Leistungen haben, »um ihre Selbstbestimmung und gleichberechtigte *Teilhabe am Leben* in der Gesellschaft zu fördern« – unabhängig von der Ursache und Art der Beeinträchtigung.

> Teilhabe bedeutet teilnehmen, beteiligt sein, dabei sein, mitmachen, partizipieren.

---

2 Die Einführung einer vierten Säule, die der *Prävention und Gesundheitsförderung*, und damit einer rechtlichen Verbindlichkeit steht gegenwärtig in breiter öffentlicher und politischer Diskussion.

Beispielsweise sollen

> »Menschen mit Behinderung sollen selbstbestimmt am Leben in der Gesellschaft oder am Arbeitsleben teilnehmen, Kinder und Jugendliche mit Behinderung die gleiche Schule besuchen wie nichtbehinderte Gleichaltrige, oder pflegebedürftige Menschen sollen mitbestimmen können, wo und wie sie wohnen, welche Hilfe sie von wem in Anspruch nehmen möchten und wie ihr Tag gestaltet ist.« (DBfK, 2013, S. 8)

Das SGB IX fasst alle auf andere Sozialgesetzbücher verteilten Rechte dieses Personenkreises in Form vereinheitlichter Regelungen, Rehabilitationsleistungen, die Praxis des Rehabilitationsrechts und zuständige Leistungserbringer zusammen (Betz, Schmidt, 2012, S. 17 ff.).

Inklusion im Zusammenhang mit Teilhabe

Inklusion

> »Seit dem 26. März 2009 ist die UN-Konvention über die Rechte von Menschen mit Behinderungen von 2006 und ihr Fakultativprotokoll für Deutschland verbindlich, das 50. Vertragspartei der Konvention geworden ist. Als Meilenstein in der Behindertenpolitik führt sie den Menschenrechtsansatz ein und formuliert das Recht auf Selbstbestimmung, Partizipation und umfassenden Diskriminierungsschutz für Menschen mit Behinderungen sowie die Forderung einer barrierefreien und inklusiven Gesellschaft. Entsprechendes gilt auch für chronisch kranke Menschen, deren Teilhabemöglichkeiten eingeschränkt sind.« (Augurzky, Reichert, Scheuer, 2011, S. 19)
>
> »Die zentrale Idee der *UN-Behindertenrechtskonvention* ist die Inklusion. Sie bedeutet, dass Menschen mit und ohne Behinderungen von Anfang an gemeinsam in allen Lebensbereichen selbstbestimmt leben und zusammenleben. Inklusion ist ein permanenter Prozess, der [...] von allen Mitgliedern der Gesellschaft gestaltet werden muss.« (www.bmas.de)

Menschen mit Behinderung entscheiden demnach selbst, woran sie und wie sie teilhaben möchten. Sie müssen sich nicht »eingliedern«, nicht Teil einer vorgegebenen Ordnung werden und sich daran anpassen. So soll langfristig das Ziel einer inklusiven Gesellschaft – an der jeder teilhat, unabhängig von Fähigkeiten, Herkunft, Geschlecht oder Alter – erreicht werden. Auch die Willenserklärung der Bundesregierung und maßgeblichen Akteure, die »*Charta der Rechte hilfe- und pflegebedürftiger Menschen*« von 2010, fordert das Recht auf Selbstbestimmung, Hilfe zur Selbsthilfe und den Anspruch auf Rehabilitation (www.pflege-charta.de).

1.8 Leistungen zur Rehabilitation und Teilhabe

> »*Leistungen zur Teilhabe* ist ein Oberbegriff für Sozialleistungen verschiedener Träger, die behinderte und von Behinderung bedrohte Menschen erhalten, um ihre Selbstbestimmung und gleichberechtigte Teilhabe am Leben in der

Gesellschaft zu fördern, Benachteiligungen zu vermeiden oder ihnen entgegenzuwirken.[3]« (www.service-bw.de)

Der Begriff der Teilhabe im Titel des SGB IX ist also ein sehr weit gefasster Begriff, der sich im deutschen Sozialrecht in vier Bereiche gliedert, aus denen sich Ansprüche auf »Leistungen zur Teilhabe« begründen (vgl. Betz, Schmidt, 2012, S. 18 f.):

1. *Leistungen zur medizinischen Rehabilitation* (§§ 26 ff. SGB IX): Medizinische Leistungen, die Behinderungen einschließlich chronischer Krankheiten und Folgen wie Pflegebedürftigkeit oder Einschränkung der Erwerbsfähigkeit abwenden, beseitigen, mindern, ausgleichen, eine Verschlimmerung verhüten
2. *Leistungen zur Teilhabe am Arbeitsleben* (§§ 33 ff. SGB IX): Sie werden auch als »berufliche Rehabilitation« bezeichnet und sollen die Erwerbsfähigkeit erhalten, verbessern, (wieder-)herstellen und möglichst dauerhaft sichern – u. a. durch Leistungen zum Erhalt des alten oder neuen Arbeitsplatzes, Ausbildungs-, Umschulungs- und Weiterbildungsangebote, stufenweise Wiedereingliederung, finanzielle Unterstützung, z. B. Zuschüsse oder Übergangsgelder, Beratung, und Betreuung.
3. *Leistungen zur Teilhabe am Leben in der Gemeinschaft* (§§ 55 ff. SGB IX): Sie werden auch als »soziale Integrationsmaßnahmen« bezeichnet. Dazu zählen z. B. heilpädagogische Maßnahmen für (schwer-)behinderte Kinder, die noch nicht eingeschult sind, Hilfen zur Förderung der Verständigung für Hör- und Sprachbehinderte, Hilfen zur Teilhabe am gesellschaftlichen und kulturellen Leben.
4. *(Sonstige) Unterhaltssichernde und ergänzende Leistungen zur Teilhabe (finanzielle Zuschüsse)* (§§ 44 ff. SGB IX): Diese dienen dazu, das Ziel der Reha-Maßnahmen zu erreichen und zu sichern. Dazu zählen z. B. Übergangsgeld, Reisekosten oder Kinderbetreuungskosten.

Die einzelnen Leistungsbereiche lassen sich nicht streng voneinander trennen, denn Rehabilitations- bzw. Teilhabeleistungen greifen nahtlos ineinander und ergänzen sich gegenseitig. Die Leistungen zur Teilhabe sind mit dem Teihabeaspekt der ICF (► **Kap. 1.4**) eng verbunden (BAR: ICF-Praxisleitfaden, 2008, S. 7).

3 Im Bundessozialhilfegesetz (BSHG) von 1961 wurde als Eingliederungsziel für behinderte Menschen erstmals die »Teilnahme am Leben der Gemeinschaft« (§ 39 Abs. 3 BSHG) formuliert (Augurzky, Reichert, Scheuer, 2011, S. 19).

1.9 Rehabilitationsträger

Für die Leistungen zur Teilhabe sind verschiedene Träger zuständig. Diese definieren ihre Rehabilitationsziele unterschiedlich gemäß ihrem gesetzlichen Auftrag, und auch die *Leistungsvoraussetzungen* gestalten sich dementsprechend (▸ **Tab. 1**; Augurzky, Reichert, Scheuer, 2011, S. 19).

Tab. 1: Rehabilitationsträger (Quelle: www.einfach-teilhaben.de)[4]

Gesetzliche Krankenversicherung	Sie erbringt medizinische Leistungen zur Rehabilitation, um die gesundheitliche Situation zu verbessern, und ist dann zuständig, wenn kein anderer Kostenträger vorrangig zuständig ist.
Die Bundesagentur für Arbeit und nach SGB II zugelassene kommunale Träger	Die Agentur für Arbeit und die kommunalen Träger sind Rehabilitationsträger, wenn es um die Förderung beruflicher Rehabilitation (Leistungen zur Teilhabe am Arbeitsleben) geht und kein anderer Leistungsträger zuständig ist.
Gesetzliche Unfallversicherung (GUV, SGB VII)	Dazu gehören gewerbliche und landwirtschaftliche Berufsgenossenschaften, Unfallversicherungsträger der öffentlichen Hand u. a. Sie erbringen medizinische, berufliche und soziale Leistungen zur Rehabilitation, wenn die Einschränkung oder der Schaden Folge eines Arbeitsunfalls, Wegeunfalls oder einer Berufskrankheit sind. Sie sind einerseits zuständig für Erwerbstätige, aber auch für Schüler und Studenten. Hier erfolgt die Zuweisung in spezielle BG-Kliniken.
Gesetzliche Rentenversicherung und Alterssicherung der Landwirte	Dazu gehören die Deutsche Rentenversicherung (DRV), Bundesknappschaft, Seekasse und Bahnversicherungsanstalt. Die gesetzliche Rentenversicherung ist vor allem zuständig für Erwerbstätige, deren Erwerbsfähigkeit erheblich gefährdet oder schon gemindert ist. Falls die Rentenversicherung nicht zuständig ist, werden die Kosten von der Krankenversicherung oder einer anderen Sozialversicherung übernommen.
Träger der Kriegsopferversorgung und Kriegsopferfürsorge	Sie erbringt Leistungen zur medizinischen Rehabilitation bei Gesundheitsschäden durch Kriegsdienst, Wehr- oder Zivildienst und ist auch für die Entschädigung von Opfern von Gewalttaten und bei Impfschäden zuständig.

4 Neben den aufgeführten Rehabilitationsträgern werden Rehabilitationsleistungen bzw. eine Kostenübernahme auch von der Beihilfe (bei Beamten) oder den privaten Krankenversicherungen übernommen. Sie sind jedoch keine Rehabilitationsträger nach Sozialgesetzbuch IX.

Träger der öffentlichen Kinder- und Jugendhilfe	Die Träger der öffentlichen Jugendhilfe (Jugendämter der Stadt- und Landkreise) leisten als Träger der Rehabilitation Eingliederungshilfe für seelisch behinderte oder von einer seelischen Behinderung bedrohte Kinder und Jugendliche. Sie sind zuständig, wenn kein anderer Leistungsträger vorrangig zuständig ist.
Träger der Sozialhilfe	Die Sozialhilfe erbringt Leistungen zur medizinischen Rehabilitation, wenn kein anderer Träger die Kosten übernimmt.

Tab. 1: Rehabilitationsträger (Quelle: www.ein-fach-teilhaben.de) – Fortsetzung

1.10 Medizinische Rehabilitation

Die *medizinische Rehabilitation* ist ein Teilbereich der Rehabilitation. Sie übernimmt die Aufgabe, die Teilhabe akut kranker und chronisch kranker Menschen am Leben in der Gesellschaft und ihre Selbstbestimmung nachhaltig zu fördern, indem sie den Folgen der Krankheit in Form von Fähigkeitsstörungen und sozialen Beeinträchtigungen (Behinderung, Erwerbsunfähigkeit, Pflegebedürftigkeit) vorzubeugen, sie zu beseitigen, zu bessern oder deren wesentliche Verschlechterung abzuwenden versucht. Sie umfasst also Maßnahmen, die auf die Erhaltung oder Besserung der *funktionalen Gesundheit* ausgerichtet sind.

Damit leistet die medizinische Rehabilitation einen Beitrag dazu, dass bspw. Arbeitnehmer länger am Arbeitsleben teilnehmen können, Frühverrentungen und Pflegebedürftigkeit vermieden und so auch Beiträge für die Sozialversicherungsträger geleistet werden. medizinische Rehabilitation wird ambulant/mobil oder stationär erbracht.

> Der Einsatz und die Wirkung von medizinischen Rehabilitationsleistungen sollen darauf zielen, die körperlichen, psychischen und sozialen Folgen einer Behinderung bzw. Aktivitätseinschränkung (engl. früher: *Disability*, jetzt: *Activity*) und Störung der Teilhabe (früher: *Handicap*, jetzt: *Participation*) auf ein Minimum zu beschränken.

> Ein Ansteigen von *chronischen Erkrankungen* und eine hohe Lebenserwartung mit den Risiken der Multimorbidität erhöhen den Bedarf an rehabilitativen Maßnahmen. Durch den medizinischen Fortschritt ist zudem die Überlebensrate von Schwerstverletzten gestiegen. Viele Patienten in rehabilitativen Einrichtungen sind bereits seit Jahren krank (ab einer Krankheitsdauer von sechs Monaten ist man chronisch krank). Sie erleben einen veränderten Krankheitszustand, dieser

führt sie in die Rehabilitation. Andere Patienten gelangen durch ein plötzlich aufgetretenes Ereignis (z. B. Apoplex, Herzinfarkt, Polytrauma nach Unfall) innerhalb bzw. nach der Akutbehandlung in die medizinische Rehabilitation.

Voraussetzungen zur medizinischen Rehabilitation

Zugangsvoraussetzungen

Nahezu alle Träger der Sozialversicherung übernehmen unter bestimmten Voraussetzungen und nach ärztlicher Verordnung die Kosten für die medizinische Rehabilitation (▸ **Tab. 1**).

Indikation

Für alle medizinischen Rehabilitationsformen ist eine bestehende Indikation, d. h. eine bestimmte Maßnahme, die bei einem bestimmten Krankheitsbild zum Einsatz kommen soll, Voraussetzung einer Kostenübernahme. Die Krankheitsdiagnostik sollte nach Möglichkeit abgeschlossen sein. Vorausgesetzt werden:

- ein bestehender Rehabilitationsbedarf,
- eine vorliegende Rehabilitationsfähigkeit,
- sowie eine positive Rehabilitationsprognose
- eine ausreichende Motivation oder eine erkennbare Motivierbarkeit.

Diese Kriterien gelten im Prinzip für alle Typen der medizinischen Rehabilitation, gewinnen aber je nach Funktionszustand und Krankheitsschwere in den einzelnen Phasen eine unterschiedliche Bedeutung (Schmidt, Thiele, Leibig, 2012). Auf Basis eines ärztlichen *Rehabilitationsantrages* entscheidet sich die Aufnahme in eine rehabilitative Einrichtung. Grundsätze, die dabei zu berücksichtigen sind, sind diese sozialmedizinischen Erfordernisse des Einzelfalls (u. a. Mobilität, Transportfähigkeit, Bedarf an pflegerischer und/oder medizinischer Betreuung, erforderliche Distanzierung vom häuslichen Umfeld, äußere Gründe für häusliche Anwesenheit, Entfernung und Fahrzeit zur Rehabilitationseinrichtung):

- Die Leistungen müssen bedarfsgerecht, zweckmäßig und wirtschaftlich sein; sie dürfen das Maß des Notwendigen nicht überschreiten;
- *ambulant vor stationär.*

Die medizinische Rehabilitation erfolgt auf verschiedene Art und Weise und ist v. a. von der *Indikationsstellung*, von der *Rehabilitations-phase* und von den vorhandenen *Versorgungsstrukturen* (▸ **Abb. 4**) abhängig.

Die heutigen Formen und Angebote der Rehabilitation (▸ **Abb. 4**), die mitunter lebenslang bestehen, verstehen sich auch als *Rehabilitationskette*, denn die Bestandteile innerhalb *rehabilitativer Versorgungsstrukturen* in Deutschland gehen mittlerweile häufig stufenweise ineinander über und zeichnen sich in vielen Fällen als komplexe Prozesse aus. Eine *Fle-*

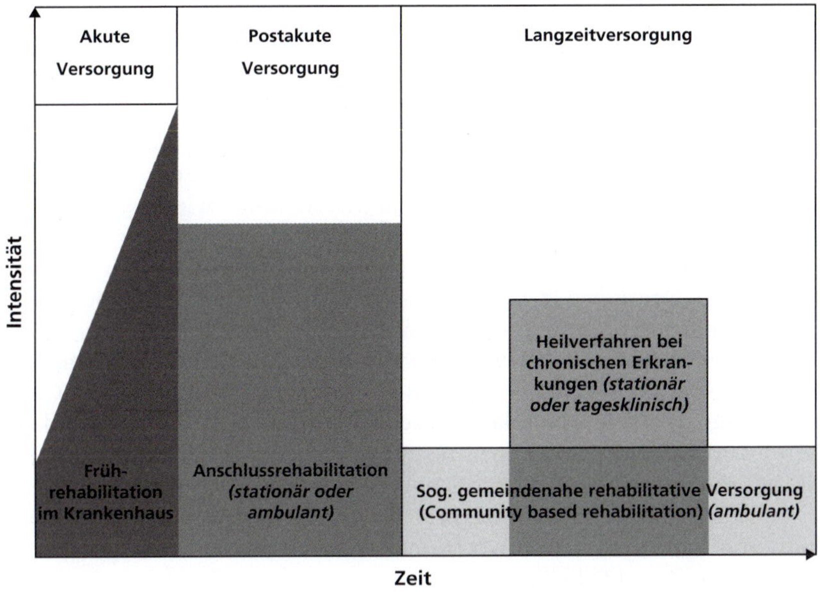

Abb. 4: Schematische Darstellung rehabilitativer Versorgungsstrukturen im Rahmen der akuten, postakuten und Langzeitgesundheitsversorgung (Gutenbrunner, 2012, S. 10 ff.)

xibilisierung der medizinischen Rehabilitation wird immer bedeutender, sie zeigt sich auch in der gesetzlichen Bestimmung (s. o.). Unterschieden wird in der medizinischen Rehabilitation:

- Rehabilitation im Akutkrankenhaus oder in besonderen Einrichtungen (*Frührehabilitation*),
- *Anschlussrehabilitation* (stationär oder ambulant),
- *Heilverfahren* bei chronischen Erkrankungen (stationär oder tagesklinisch), sog. gemeindenahe rehabilitative Versorgung (ambulant).

1.11 Strukturen, Phasen und Formen in der medizinischen Rehabilitation

Akutrehabilitation bzw. Frührehabilitation

Frührehabilitation

> »Das Konzept der Frührehabilitation geht von der Erkenntnis aus, dass bei Patienten mit schweren Erkrankungen und/oder Komplikationen während der Akutbehandlung sowie bei Multimorbidität ein frühestmögliches Einsetzen einer funktions- und aktivitätsorientierten rehabilitativen Behandlung langfristig eine größere Selbstständigkeit und somit verbesserte Chancen zur Teilhabe am gesellschaftlichen Leben ermöglicht.« (Gutenbrunner, 2007, S. 124)

Die Frührehabilitation erfolgt in der Regel bei Patienten mit z. B. instabilen Organsystemen, Beatmungsnotwendigkeit, noch bestehendem diagnostischem/therapeutischem Behandlungsbedarf und zu erwartenden Komplikationen. Die frühe intensive Therapie von schwer betroffenen Patienten mit erhöhtem Pflege- und Überwachungsbedarf, vor allem innerhalb der akutstationären neurologischen, neurochirurgischen und geriatrischen Behandlung, kann die funktionelle Wiederherstellung beschleunigen und Liegezeiten im Krankenhaus verkürzen. Dies haben Untersuchungen in den vergangenen 30 Jahren immer wieder gezeigt. Die Frührehabilitation erfolgt auf eigens eingerichteten, bettenführenden Abteilungen. Alternativ werden mobile *Frührehabilitationsteams* auf spezialisierten Fachstationen (z. B. Intensivstation, Stroke Unit, Pädiatrie, Querschnittsyndrom) tätig (Beyer, 2012, S. 15).

Die *Rehabilitation im Akutkrankenhaus* wird in Deutschland im *Fallpauschalensystem* (»Diagnosis Related Groups«, DRG; z. B. OPS-Code 8–552 für die Neurologische Frührehabilitation) über die Krankenkassen finanziert. Komplikationen oder erschwerende Begleiterkrankungen (Komorbiditäten) werden über Schweregrade berücksichtigt.[5]

Exkurs: Neurologische Frührehabilitation

In der Empfehlung vom 02.11.1995 zur Neurologischen Rehabilitation von Patienten mit schweren und schwersten Hirnschädigungen in den Phasen B und C heißt es:

> »In der Rehabilitation von Patienten mit schweren und schwersten Hirnschädigungen bestanden in der Phase zwischen der Erstversorgung im Akutkrankenhaus und der umfassenden Therapie in der Rehabilitationsklinik erhebliche Versorgungslücken sowie Koordinierungsbedarf bei den beteiligten Rehabilitationsträgern sowie Schnittstellenprobleme. Voraussetzung für den Aufbau einer bedarfsdeckenden Versorgungsstruktur und die Festlegung der Leistungszuständigkeiten waren einheitliche Definitionen der Patientengruppen und des Neurologischen Rehabilitationsprozesses.«

Die Zuordnung der Phase B zur Krankenhausbehandlung und der Phase C zur stationären Behandlung in einer Rehabilitationseinrichtung bildeten die Grundlage für die Bestimmung der Leistungszuständigkeiten und die Zuweisung der Strukturverantwortung für die Schaffung der erforderlichen Betten. Mit den Empfehlungen wurde ein nahtloses Verfahren in der frührehabilitativen Phase der Neurologischen Rehabilitation gewährleistet.

Anschlussheilbehandlung (AHB)/ Anschlussrehabilitation (AR)

Wenn ambulante Maßnahmen nicht ausreichen, werden stationäre Leistungen erbracht. Beide Formen können sich aber auch ergänzen. Rechtlich gesehen stehen ambulante und stationäre Rehabilitation gleichwertig nebeneinander.

---

5 aktuelle Informationen unter: www.dimdi.de

»Heilverfahren in Rehabilitationsfachkliniken, die sich unmittelbar an eine (Akut-)Krankenhausbehandlung anschließen oder in engem zeitlichen Zusammenhang (maximal 14 Tage nach Entlassung) zu ihnen stehen, werden in der Systematik der deutschen Rentenversicherungsträger als ›Anschlussheilbehandlung‹ (AHB), in der der Krankenversicherung als ›Anschlussrehabilitation‹ bezeichnet.« (Gutenbrunner, 2007, S. 127)

Eine *Anschlussheilbehandlung (AHB)* oder Anschlussrehabilitation (AR) erfolgt in der Regel in unmittelbarer Folge an eine Krankenhausbehandlung oder an eine ambulante Operation z. B. bei Schlaganfall, Amputation oder Herzinfarkt, wenn eine nahtlose, rehabilitative Weiterbehandlung erforderlich ist, und muss innerhalb von 14 Tagen nach der Entlassung beginnen. Die Behandlung dauert normalerweise drei bis vier Wochen, kann aber, wenn durch den behandelnden Arzt medizinisch therapeutisch begründet, verlängert werden. Anschlussheilbehandlungen können ambulant, stationär und teilstationär (tagesklinisch) durchgeführt werden. Sie werden in fachspezifisch orientierten (orthopädisch, neurologisch, internistisch u. a.) Fachkliniken durchgeführt. Ärztlich geleitete multiprofessionelle Rehabilitationsteams übernehmen die Behandlung, deren Zusammensetzung je nach Fachrichtung unterschiedlich ist.

Heilverfahren bei chronischen Erkrankungen

Bei Patienten mit chronischen Krankheiten erfolgen sogenannte *Heilverfahren*. In der gesetzlichen Krankenversicherung können stationäre oder ambulante Heilverfahren auch unter allgemeinen rehabilitativen Zielsetzungen (z. B. Verbesserung der Lebensqualität chronisch Kranker) oder zur Vermeidung von Pflegebedürftigkeit (»Rehabilitation vor Pflege«) finanziert werden (Gutenbrunner, 2007, S. 128). Der Verlauf eines Heilverfahrens ist ähnlich wie bei einer *Anschlussrehabilitation* bzw. *Anschlussheilbehandlung*. Der einzige Unterschied ist, dass einem Heilverfahren kein akuter Krankenhausaufenthalt vorausgehen muss.

Die Kostenträger für die *Rehabilitation bei chronischen Erkrankungen* (stationäre und ambulante Heilverfahren) unterscheiden sich nicht von denen der Anschlussrehabilitation nach akuten Erkrankungen. Für die Rentenversicherung ist bspw. auch hier entscheidend, dass eine Einschränkung oder erhebliche Gefährdung der beruflichen Leistungsfähigkeit vorliegt und bezüglich der Fortsetzung oder Wiederaufnahme der Berufstätigkeit eine positive Prognose besteht.

Aspekte zu den ambulanten Rehabilitationsverfahren

Alternativ zu den stationären Rehabilitationsmaßnahmen wurden in den letzten Jahren (wohnortnahe) ambulante Rehabilitationsverfahren eingeführt, bei denen die Patienten gleichzeitig zuhause wohnen und bspw. einer beruflichen Tätigkeit nachgehen können. Die ambulante Rehabilitation wird ähnlich wie bei allen anderen Rehabilitationsformen von einem ärztlich geleiteten multiprofessionellen Rehabilitationsteam z. B. in einem Rehabilitationszentrum durchgeführt. Die Interventionen entsprechen weitgehend denen der stationären Rehabilitationskliniken.

Teilstationäre Verfahren

Die ambulante Rehabilitation kann auch örtlich stationären Einrichtungen angeschlossen sein oder findet separat in speziellen *Tageskliniken* statt. Die Tagesklinik fungiert als Bindeglied zwischen ambulantem und stationärem Bereich und definiert sich als sogenannte teilstationäre Maßnahme. Vollstationäre Krankenhausaufenthalte können vermieden oder auch verkürzt werden. Während des Aufenthaltes steht dem Patienten nahezu das gesamte klinische Spektrum zur Verfügung. Dazu gehören alle diagnostischen Möglichkeiten des Krankenhauses, Visiten, ärztlich therapeutische Interventionen und, soweit erforderlich, eine komplexe Rehabilitationsbehandlung.

Mobile geriatrische Rehabilitation

Die Mobile (aufsuchende) Geriatrische Rehabilitation, seit 1. April 2007 als Form der ambulanten Rehabilitation im Leistungsrecht der gesetzlichen Krankenkassen (§ 40 Abs. 1SGB V) verankert, ermöglicht die Versorgung durch mobile Rehabilitationsteams beim Patienten zuhause. Das Rehabilitationsteam erbringt alle Leistungen in der Wohnung des Patienten unter ärztlicher Verantwortung und Regulierung. Die Bundesarbeitsgemeinschaft Mobile Rehabilitation (www.bag-more.de) erarbeitete mit den Kostenträgern eine Rahmenempfehlung, welche Ziele, Voraussetzungen, Indikationen und Möglichkeiten der mobilen Rehabilitation beinhaltet. Es werden vorwiegend multimorbide Patienten mit erheblichen Funktionsbeeinträchtigungen und einem komplexen Hilfebedarf behandelt, die ohne das aufsuchende Rehabilitationsangebot nur geringe Rehabilitationschancen haben.

> Obwohl eine konzeptionelle Beschränkung auf bestimmte Indikationen und Teilhabeeinschränkungen nicht gegeben ist, behandeln mobile Rehabilitationsdienste fast ausschließlich geriatrische Patienten. Denn nur für diesen Personenkreis liegen derzeit bundesweite Rahmenempfehlungen zur Kostenübernahme durch die Krankenkassen vor (vgl. http://www.dvfr.de).

»Die Hauptindikationsgruppe für die mobile Rehabilitation sind geriatrische Patienten; sie kommt aber auch bei der Versorgung neurologisch erkrankter Menschen und zur Betreuung Mehrfachbehinderter in Frage [...]. Die Voraussetzungen für eine mobile Rehabilitation sind erfüllt, wenn die möglichen Rehabilitationsziele in der häuslichen Umgebung eher/wahrscheinlicher zu erreichen sind oder bei Patientenwunsch unter der gebotenen Wirtschaftlichkeit (§ 12 SGB V) zu Hause gleichermaßen erreicht werden können.« (Schmidt, Thiele, Leibig, 2012, S. 245)

Wesentliches Merkmal ist: Der Patient fügt sich nicht in den institutionellen Rahmen einer ambulanten oder stationären Einrichtung, sondern das Team fügt sich in die Besonderheiten der sozialen und materiellen Situation des Patienten. Die zentralen Lebensumstände (vgl. ICF) können unmittelbar berücksichtigt werden (vgl. Schmidt-Ohlemann, Schweizer, 2008), denn das häusliche Setting, in dem die Rehabilitation stattfindet, hat die Wechselwirkung von gesundheitlichen Störungen mit den *umwelt- und personenbezogenen Kontextfaktoren* optimal im Blick. So lässt sich Gelerntes und Wiedererlerntes unmittelbar in die Lebenswirklichkeit übertragen, Fähigkeiten mit persönlichen Gegenständen oder Gegebenheiten trainieren und der individuellen Alltagsstruktur anpassen.

Leistungen in der vertragsärztlichen Versorgung

Leistungen zur rehabilitativen Nachsorge

Niedergelassene, autorisierte Fachärzte können ambulante physikalisch-medizinische Therapien und rehabilitative Interventionen verordnen sowie auch alle wichtigen diagnostischen Maßnahmen durchführen. Zur Sicherstellung eines dauerhaften Rehabilitationserfolges bei zeitlich begrenzten stationären oder ambulanten Heilverfahren wurden verschiedene (indikationsspezifische) Nachsorgeinterventionen entwickelt. Auch gehören Gruppentherapien (*Rehabilitationssport oder Funktionstraining*), die in ambulanten Einrichtungen oder bei Selbsthilfegruppen angesiedelt werden, dazu. Diesbezüglich bestehen spezielle Rahmenempfehlungen der Bundesarbeitsgemeinschaft für Rehabilitation (BAR)« (Gutenbrunner, 2007, S. 130).

Medizinisch-beruflich orientierte Rehabilitation (MBOR)

Moderne MBOR-Konzepte führen berufsorientierte Behandlungsmodule der Trainingstherapie und der Psychologie in multimodalen Programmen zusammen. Schwerpunkte bilden die Berufs- und Sozialberatung, berufsbezogene Gruppenangebote zur Konfliktbewältigung und Strategiefindung sowie das Arbeitsplatztraining. Der Arbeits- und Berufsbezug prägt den gesamten medizinischen Rehabilitationsprozess (vgl. Bethge, Schwarze, 2012, S. 18 f.).

Indikationsspezifische und fachübergreifende Rehabilitation

Ein weiteres wichtiges Gliederungsmerkmal ist die Ausrichtung der medizinischen Rehabilitation nach

- den klassischen klinischen Fächern der fachspezifischen/indikationsspezifischen Rehabilitation, z. B. orthopädisch, neurologisch, internistisch, oder vielmehr nach einer
- fächerübergreifenden Orientierung an bestimmten Funktionsdefiziten, z. B. der geriatrischen Rehabilitation.

Verzahnung der rehabilitativen Phasen und Leistungen

Die Vielfalt der vorgestellten Formen der medizinischen Rehabilitation zeigt, wie die medizinische Rehabilitation in Deutschland möglichst individuell durch Flexibilisierung der Behandlung und Leistungen mit verschiedenen zielgruppenspezifischen Konzepten (z. B. nach Geschlecht, Alter oder Muttersprache) einen ganzheitlichen Ansatz verfolgt.

Rehabilitation sollte sich also nicht als lineare Reihenfolge verstehen, so wie es uns durchaus – aus kritischer Betrachtung – das Sozialgesetzbuch vorgibt, sondern beginnt bspw. schon mit dem Eintritt eines Krankheitsereignisses im Krankenhaus im Rahmen der Frührehabilitation. Vielmehr eignet sich daher das Selbstverständnis einer vernetzten Gesundheitsversorgung mit ineinandergreifenden Leistungen.

Rehabilitation verfolgt immer einen ganzheitlichen Ansatz und ist Teil der medizinischen Versorgungskette, die von der Prävention und Vorsorge über die Akutbehandlung und die Rehabilitation bis hin zur Nachsorge (im Rahmen der Rehabilitation) reicht.

2 Arbeitsstrukturen in der medizinischen Rehabilitation

2.1 Steuerungsprozesse

Prozesse, die der Zielfindung, Planung und Behandlung in der medizinischen Rehabilitation dienen:

1. *Erstellung des Rehabilitationsplanes* vor oder zu Beginn der Behandlung durch den Rehabilitationsarzt mit Festlegung von Zielbereichen und Therapiebereichen, sowie Einschätzung des Potentials und der Dauer der Behandlung,
2. *Bereichsspezifisches Eingangsassessment* in den einzelnen Fach-bzw. Therapiebereichen auf den Ebenen der ICF (soweit möglich) und Festlegung der bereichsspezifischen Teilziele,
3. *Bereichsübergreifendes Eingangsassessment* (z. B. Geriatrisches Basisassessment) zur Analyse möglicher bisher nicht erfasster Aktivitäts- und Partizipationsstörungen und besonderer Belastungen,
4. *Vorstellung und Integration der Befunde und Informationen im gesamten Team* mit Überprüfung und Abstimmung der bereichsspezifischen (Teil-)Ziele und der bereichsübergreifenden (Global-)Ziele, sowie Überprüfung und *Abstimmung der Behandlungsinhalte,*
5. *Durchführung der Kernrehabilitation* mit therapeutischen Maßnahmen, Beratungen und Zwischenuntersuchungen, sowie Modifikation und *Anpassung von Therapieinhalten* in Abstimmung mit dem Arzt u. a. in den Fallkonferenzen und *Visiten*
6. *Zwischenbesprechungen* mit IST-Analyse der Therapieergebnisse, Grad der Zielerreichung und Zielmodifikation durch das gesamte Team, sowie Anpassung der Therapieinhalte, Klärung der Frage nach Hausbesuchen, Arbeitsplatzanalyse, Angehörigeneinbindung, Hilfmittelanpassung, häusliche Nachsorge etc.
7. *Abschlussbesprechung* mit Festlegung der Zielerreichung, Evaluation im Team und Planung (und Vorbereitung) der Nachsorge.
8. Am Ende der Rehabilitation erfolgt die *sozialmedizinische Beurteilung* in Form des Ärztlichen Entlassungsberichtes, der ggf. Grundlage für weitere soziale Weichenstellungen wie z. B. berufliche oder soziale Rehabilitationsmaßnahmen (s. u.) oder auch Rentenzahlungen ist.

2.2 Zielfindungsprozess

Um das *Rehabilitationsziel* zu gewährleisten, bedarf es frühzeitiger, ganzheitlicher, lückenloser, bedarfsgerechter, koordinierter Arbeit im *interdisziplinären Team* mit klaren Absprachen, strukturierten Abläufen und genauer Orientierung auf die Nachsorge. Die Prozesse basieren auf evidenzbasierten Konzepten, Techniken und Verfahren, die zur Zielerreichung beitragen sollen.

Der *Rehabilitationsprozess* setzt ein geplantes und zielgerichtetes Vorgehen voraus. Die Ziele müssen immer wieder überprüft und individuell spezifiziert werden.

In der Zielsetzung unter rehabilitativen Aspekten ist es wichtig, potenziell ungünstige Verhaltensweisen und Umweltfaktoren zu minimieren und die positiven Verhaltensfaktoren und individuellen Umweltfaktoren für die Behandlung bewußt zu nutzen. So kann eine zugrunde liegende Gesundheitsstörung oft nicht geheilt werden, dennoch kann die rehabilitative Behandlung die Beeinträchtigung reduzieren sowie die Versorgung effektiver und effizienter im Sinne des Betroffenen gestalten und darüber hinaus potenzielle Gesundheitsausgaben vermindern (vgl. Ewert, Cieza, Stucki, 2003, S. 12, 157–162).[6]

Behinderungen werden nicht mehr als Problem des einzelnen Menschen gesehen, sondern in Verbindung mit den biografischen, sozialen, kulturellen und materiellen Lebensbedingungen. Das heißt in der Zielsetzung dass Therapiemaßnahmen alltagsnah angesiedelt sein müssen und sich auf das persönliche Lebensumfeld und auf die soziale und/oder beruflichen Aktivitäten und Teilhabe des Betroffenen beziehen. Es gilt, die Schädigungen der Betroffenen immer so positiv wie möglich zu beeinflussen.

Die Zielstellungen sind auf ganz verschiedenen Ebenen angesiedelt:

- vollständige Wiederherstellung des ursprünglichen Niveaus der Aktivitäten/Teilhabe, d. h. Wiedereingliederung in das soziale Umfeld (*Restitutio ad integrum*)
- größtmögliche Wiederherstellung des Ausgangsniveaus der Aktivitäten/Teilhabe (*Restitutio ad optimum*) und fast völlige Wiedereingliederung in das soziale Umfeld
- Ersatzstrategien bzw. Nutzung verbliebener Funktionen oder Aktivitäten (*Kompensation*)
- Anpassung der Umweltbedingungen an die bestehenden Beeinträchtigungen der Aktivitäten oder der Teilhabe des Betroffenen (*Adaptation*)

6 Die folgenden Ausführungen konzentrieren sich vorwiegend auf die medizinische Rehabilitation, da Pflegende in der Rehabilitation hier vorrangig tätig sind.

Die aktive Beteiligung der Rehabilitanden an der Zielsetzung

Persönliche Ziele sind in Erzählungen eingebettet und lesen sich oftmals »zwischen den Zeilen«. Das Ziel »Ich möchte wieder gesund werden« hat für den Betroffenen eine subjektive Geschichte. Die Frage lautet immer auch: »Was bedeutet Gesundheit für Sie?« Fragebogen und Checklisten können nicht den Dialog ersetzen (Peter Frommelt 2007).

Nicht das Team hat das Lenkrad in der Hand, sondern der Rehabilitand, der aber Hilfe braucht, um wieder zu fahren!

Die aktive Beteiligung der Betroffenen (und Angehörigen) am Rehabilitationsprozess und an der Festlegung der Therapieziele entscheidet wesentlich über den Rehabilitationserfolg und ist in Deutschland gesetzlich vorgeschrieben (vgl. SGB IX). Die erarbeitete Zielsetzung wird letztendlich, in Abstimmung mit dem Rehabilitationsteam und dem Betroffenen, ärztlich festgelegt und basiert auf den Begrifflichkeiten der ICF.

Die aktive Rolle und Einbindung des Rehabilitanden in die Zielsetzung und Behandlung sind elementare Merkmale eines personenzentrierten, sprich individuellen Rehabilitationsprozesses.

2.3 Behandlungselemente

Während der medizinischen Rehabilitationsmaßnahmen finden u.a. physikalische Therapiemaßnahmen, psychologische Interventionen und Patientenschulungen statt. Schulungen und Vorträge sollen das Gesundheitsbewusstsein des Patienten stärken. Wesentliche Behandlungselemente und Therapieformen in der Rehabilitation sind:

- Ergotherapie
- Logopädie bzw. Sprachtherapie
- Medikamentöse Behandlung
- Verzahnung der Behandlungselemente
- Physiotherapie
- Rehabilitative bzw. therapeutische Pflege
- Physikalische Therapie
- Trainingstherapie

- Verhaltenstherapie
- Ernährungsberatung
- Sozialarbeit/Rehabilitationsberatung
- Neuropsychologie/Psychologie
- Patientenschulung
- Angehörigenanleitung

Darüber hinaus verfügen Einrichtungen über spezifische Behandlungselemente und -methoden, die je nach Schwerpunkt variieren.

2.4 Zusammenarbeit im Team

Um eine gute Behandlung der Patienten gewährleisten zu können, kommt dem *Informationsaustausch* und der *Kommunikation* zwischen den einzelnen Mitarbeitern im Rehabilitationsteam eine hohe Bedeutung zu. In regelmäßigen Teambesprechungen werden die Behandlungskonzepte im Hinblick auf die Rehabilitationsziele des Patienten abgestimmt, aktualisiert und angepasst. Dienstübergaben, Visiten und berufsspezifische Besprechungen dienen der Weitergabe wichtiger Patienteninformationen. Die Qualität der Kommunikation und die respektvolle Zusammenarbeit auf Augenhöhe ist ausschlaggebend für ein hohes Maß des individuellen Rehabilitationserfolges und der Zufriedenheit aller Beteiligten.

> »Funktionierende Teamarbeit setzt sich aus drei gleichwertigen Komponenten zusammen: Kommunikation, Verantwortung, Kooperation.« (Schmidt, Thiele, Leibig, 2012, S. 253)

2.5 Das Rehabilitationsteam

Die Teams in der Rehabilitation arbeiten eng und gut koordiniert zusammen.

Grundsätzlich gehören die folgenden Berufsangehörigen dazu: *Logopäden,* sie therapieren und diagnostizieren Sprach-, Sprech-, Stimm- und Schluckstörungen, fördern die Kommunikation, die Artikulation und Sprechmotorik, trainieren den facio-oralen Trakt.

Ärzte stellen die medizinische Versorgung z. B. durch Behandlungspflege, medikamentöse Therapie, Indikationsstellung und Diagnostik sicher und steuern den gesamten Rehabilitationsverlauf.

Physiotherapeuten arbeiten nach verschiedenen Konzepten und Therapiemethoden, um mit den Patienten deren bestmögliche normale Bewegungsfähigkeit anzubahnen, Ausdauer, Koordination und Kraft zu steigern, Schmerzen zu lindern, Sensibilität und Wahrnehmung zu fördern. Zunächst liegt der Schwerpunkt auf Anleitung und Korrektur, bei Beherrschung seitens der Patienten erfolgt Eigentraining. Passive Angebote sind Mobilisation, Traktion, Lagerung und Dehnung. Physiotherapie beinhaltet daher nicht nur physiotherapeutische Übungen, sondern auch die physikalische Therapie (vgl. Schmidt, Thiele, Leibig, 2012, S. 254).

Sport- und Bewegungstherapeuten bieten insbesondere orthopädisch, rheumatisch, traumatologisch Betroffenen oder Menschen mit kardiovaskulären Erkrankungen Training an.

Ergotherapeuten unterstützen und begleiten bei Einschränkungen bzw. Bedrohung der Handlungsfähigkeit des Menschen. Ziel ist, sie bei der Durchführung für sie bedeutungsvoller Betätigungen in den Berreichen Selbstversorgung, Produktivität und Freizeit in ihrer persönlichen Umwelt zu stärken.

Hierbei kommen spezifische Aktivitäten und Methoden u. a. zum Training von Basisfunktionen und Alltagskompetenzen, Maßnahmen zur Umweltanpassung und Beratung zum Einsatz (vgl. DVE, 08/2007).

Masseure und medizinische Bademeister behandeln mit Wärme- und Kälteanwendungen, Elektrotherapie, Massagen, Lymphdrainagen, medizinischen Bädern und Inhalationen.

Diätassistenten schulen Patienten und Angehörige bezüglich diätetischer Maßnahmen und der Ernährungsadaption.

Psychologen/Neuropsychologen diagnostizieren und behandeln Aufmerksamkeitsstörungen, Wahrnehmungsstörungen, Gedächtnisstörungen, Störungen der visuell-räumlichen Prozesse, Störungen der Handlungsplanung. Sie unterstützen Betroffene und Angehörige bei der Krankheitsverarbeitung, machen Angebote zur Stressbewältigung, zur Gesundheitsförderung, bieten Strategien zur Änderung der Lebensgewohnheiten, zum Abbau von Ängsten und Verhaltenstherapie an.

Klinische Sozialarbeiter entwickeln mit den Betroffenen Perspektiven der selbstbestimmten Lebensgestaltung (Teilhabe am Leben) nach der Rehabilitation, steuern entsprechende Prozesse und organisatorische Maßnahmen, empfehlen Beratungsstellungen und Selbsthilfegruppen.

Sozialpädagogen im Rahmen der *(Klinischen) Sozialarbeit* kümmern sich um die sozialrechtliche Beratung von Rehabilitanden und ihren Angehörigen, unterstützen bei Formalitäten hinsichtlich sozialrechtlicher Angelegenheiten und finanziellen Ansprüchen in den Bereichen Pflegeversicherung (SGB XI), Sozialhilfe (SGB XII), Krankengeld, Vorsorgevollmacht, Patientenverfügung und gesetzliche Betreuung.

Pflegeüberleitung und Entlassungsmanagement

Im Fall von Pflegebedürftigkeit zur Anleitung und Beratung von Angehörigen werden Fachkräfte für die Pflegeüberleitung, z. B. *Pflegeberater im*

Entlassungsmanagement tätig. Neben dem Mitarbeiter des Sozialdienstes übernehmen diese Experten je nach einrichtungsspezifischer Nachsorgekonzeption auch fallmanagementbezogene Aufgaben.

Mit Blick auf eine Entlassung wird bereits während des Aufenthalts Kontakt mit ambulanten Pflegeanbietern, stationären Einrichtungen und weiteren in das Versorgungssystem integrierten Personen/Institutionen aufgenommen, um einen reibungslosen Übergang vom Krankenhaus in die häusliche Umgebung sicherzustellen.

3 Die Pflegenden in der Rehabilitation

Die Pflegenden in der Rehabilitation bilden die zahlenmäßig größte Gruppe, und ihre Aufgaben sind mannigfaltig.

3.1 Anforderungen an die Pflegenden

Die in der Rehabilitation tätigen Pflegekräfte leisten innerhalb des therapeutischen Teams einen bedeutenden Beitrag, indem sie therapeutische, aktivierende, mobilisierende, stimulierende Pflege unter der individuellen Zielsetzung sicherstellen als *Hilfe zur Selbsthilfe* bei der Verbesserung der Alltagskompetenz der Patienten. Die erforderlichen Fähigkeiten werden durch indikationsspezifische Einarbeitungen und ergänzende Weiterbildungen erworben. Insbesondere die schwerstbetroffenen Frührehabilitanden bedürfen einer intensivierten Pflege. Die Einarbeitungsphasen auf Stationen mit Schwerstbetroffenen sind durchaus länger und umfassender als sonst in der Gesundheits- und Krankenpflege üblich.

In der mobilen, aufsuchenden Rehabilitation sind besonders Erfahrungen in der *geriatrischen Pflege* bzw. häuslichen Versorgung von Patienten und in der *Fallkoordination* sowie umfassende *Beratungskompetenzen* gefragt.

Im Heft 11 gibt die Bundesarbeitsgemeinschaft für medizinisch-berufliche Rehabilitationseinrichtungen (BAG mbReha Phase II; www.mbreha.de) Empfehlungen zu den Aufgaben- und Verantwortungsprofilen in der Rehabilitationspflege.

Zielsetzung des Aufgabenprofils für Gesundheits- und Krankenpflege:

- individuelle, fachgerechte Betreuung durch eigenverantwortliche Pflege
- aktivierende Rehabilitationspflege
- Mitgestaltung der Arbeitsabläufe
- Wahrnehmung von Verantwortung für die Abteilung und Patientenbetreuung
- aktive Mitwirkung bei Weiterentwicklung innerhalb der Klinik
- wirtschaftliche Verwendung betrieblicher Ressourcen
- Mitwirkung im Qualitätsmanagement
- Mithilfe bei der Ausbildung zur Gesundheits- und Krankenpflege

Allgemeine patientenbezogene Aufgaben:

- Patientenbeobachtung
- Ausführung ärztlicher Anordnungen und Assistenz bei ärztlichen Maßnahmen
- Pflege- und Sozialanamnese sowie individuelle Planung von Maßnahmen
- belastbare individuelle Pflegedokumentation
- Durchführung von Pflegemaßnahmen entsprechend der individuellen Planung, vorgegebener Standards oder Leitlinien; präventive Maßnahmen
- Aufnahme und Verlegung von Patienten
- Patientenentlassung

Aufgaben mit speziell rehabilitativen Inhalten:

- Förderung der Selbsthilfe, um bestmögliche Selbständigkeit und Lebensqualität zu erreichen
- fördernde Maßnahmen bei Störungen der Motorik oder Psychosomatik, bei der Selbstpflege, beim Sozialverhalten, bei der Umgebungsgestaltung und dem Gesundheitsverhalten
- Einsatz von und Anleitung im Umgang mit Hilfsmitteln
- Förderung der Patientensicherheit einschließlich Begleitung zu Therapie und Diagnostik
- Psycho-soziale Aktivierung im Stationsalltag und Befähigung zu Freizeitaktivitäten
- pflegerische Patientengespräche zur Informationsvermittlung und Bewältigungshilfe bis hin zur Sterbebegleitung
- Beratung und Anleitung von Angehörigen
- Teilnahme an regelmäßigen patientenbezogenen interdisziplinären Teambesprechungen oder Visiten zur Festlegung, Überprüfung und Korrektur von Rehabilitationszielen

(vgl. Schmidt, Thiele, Leibig, 2012, S. 25 f.)

3.2 Pflege in den verschiedenen Rehabilitationsphasen

Auf *Intensivstationen* und häufig auch noch in der *Frührehabilitation* steht die versorgende Pflege im Rahmen der Stabilisierung der vitalen Parameter und der Therapie der geschädigten Organsysteme im Vordergrund. In dieser Phase kann der Patient die Aktivitäten des täglichen Lebens nur sehr eingeschränkt selbst durchführen und ist in seiner Wahrnehmung und Kooperationsmöglichkeit stark beeinträchtigt. Hier spielt neben der therapeutische Pflege auch die Behandlungspflege eine wichtige Rolle, die den Gesundheitszustand stabilisiert und diagnostische und therapeutische Maßnahmen unterstützt, z. B. apparative Kontrolle der Kreislaufparameter und Vigilanzkontrolle, Infusionstherapie, Trachealkanülen-Management, Monitoring, Prophylaxen (Dekubitus, Pneumonieprophylaxe, Kontraktur etc.).

In der *weiterführenden Rehabilitation* (stationär und/oder ambulant) reduziert sich der Anteil der therapeutischen Pflege in dem Maße, wie sich die funktionelle Selbständigkeit des Patienten verbessert. Die noch vorhandenen Fähigkeiten des Patienten müssen unterstützt und gefördert werden. Dieses heißt auch für die Pflegenden, Aktivitäten nicht aus Zeitgründen zu übernehmen, die mit mehr Zeit und ggf. einer gewissen Unterstützung vom Betroffenen selber durchgeführt werden können. Die Pflege soll dabei helfen, den verfügbaren Handlungsspielraum zu verdeutlichen, und mithelfen, die alten Handlungsressourcen wiederzugewinnen.

In *späteren Phasen der Rehabilitation* und in der *Nachsorge* fällt der Pflege eine wesentliche Rolle zu bezüglich der Anleitung, Beratung und der Unterstützung bei den *Aktivitäten des täglichen Lebens, der Hilfsmittelversorgung und dem -handling, der Wohnumfeldgestaltung* etc. Während der Nachsorgephase müssen die rehabilitativen Grundprinzipien und Ziele fortgesetzt werden, um die Rehabilitationserfolge gegebenenfalls nachhaltig sicherzustellen.

Entlassungs- und Nachsorgeplanung

> »Entlassungsmanagement beinhaltet verschiedene qualitativ hochwertige Pflegeinterventionen und stellt damit einen Aufgabenschwerpunkt der Pflege in der Rehabilitation dar.« (Schmidt, Thiele, Leibig, 2012, S. 283 f.)

In der Rehabilitation gibt es neben bzw. basierend auf den Empfehlungen des Expertenstandards »Entlassungsmanagement in der Pflege« (2009) vom Deutschen Netzwerk für Qualitätsentwicklung in der Pflege (DNQP) spezielle Nachsorgekonzeptionen, deren Nutzen wissenschaftlich untersucht wurde.

Tab. 2: Beispiele für Inhalte und Interventionen individueller Entlassungs- und Nachsorgeplanungen

Inhalte und Interventionen	Beispiele
Beratung und Anleitung	Mikroanleitungen Pflegekurse nach SGB XI Kinaesthetics für pflegende Angehörige Informationsveranstaltungen

Tab. 2: Beispiele für Inhalte und Interventionen individueller Entlassungs- und Nachsorgeplanungen – Fortsetzung

Inhalte und Interventionen	Beispiele
Behindertengerechte Anpassung	Wohnraumanpassung Hilfsmittelversorgung Sicherheitstechnik, z. B. Hausnotruf
Ambulante Dienstleistungen	Pflegedienste Intensivpflegedienste HomeCare-Dienste Hauswirtschaftliche Hilfen Hospizdienste
Prävention von Neuerkrankungen und Folgeschäden	Präventive Hausbesuche Erkundungen und Erprobungen im häuslichen Wohnumfeld Heilmittelverordnung Haus- und fachärztliche Weiterversorgung
Sozialrechtliche Beratung	Klinische Sozialarbeit Pflegestufe oder vorläufige Pflegestufe Berufliche Wiedereingliederung Arbeitsplatzanpassung
Psychosoziale Unterstützung	Selbsthilfegruppen Helferkreise und Besuchsdienste Niederschwellige Beratungsangebote
Institutionelle Angebote	Tagespflege Kurzzeit- und Verhinderungspflege Betreutes Wohnen Seniorenwohngemeinschaften Pflegeheime

3.3 Klassifikation der therapeutischen Leistungen (KTL)

Basierend auf der vom Gesetzgeber geforderten Qualitätssicherung im Gesundheitswesen hat die Deutsche Rentenversicherung (DRV) eine Klassifikation therapeutischer Leistungen (KTL; ▸ **Tab. 3**) als einheitliches Codier- und Dokumentationsinstrument für die stationäre und ambulante medizinische Rehabilitation erarbeitet (www.deutsche-rentenversicherung.de). Die KTL nennt im Kapitel H »Reha-Pflege« folgende *aktivierend-therapeutische Pflegeinterventionen* (vgl. Schmidt, 2011/12, S. 162; Schmidt, Thiele, Leibig, 2012, S. 31).

Tab. 3: Aktivierend-therapeutische Pflegeinterventionen

H01	Anleitung zur Körperpflege
H02	Anleitung zum Ankleiden
H03	Patientenpflege im Überwachungszimmer
H04	Sauerstoffinsufflation
H05	Anleitung zur Sauerstoff-Langzeittherapie
H06	Anleitung zur Beatmungstherapie
H07	Pflegerische Leistungen bei psychischen Störungen
H08	Stationsablauf- und alltagsstrukturierte Gruppe
H09	Individuelle pflegerische Anleitung
H10	Individuelle pflegerische Anleitung bei neurologischen Funktionsstörungen
H11	Anleitung zur Verminderung von Beeinträchtigungen der Körperfunktionen
H12	Anleitung zum Umgang mit Inkontinenz
H13	Sauberkeitstraining bei Kindern und Jugendlichen
H14	Anleitung, Beratung und Unterstützung zum Umgang mit einem Stoma
H15	Externe Dermatotherapie
H16	Transdermale Anwendungen, Anleitung, Hilfestellung, Durchführung
H17	Wundmanagement
H18	Applikation von Spezialverbänden
H19	Anleitung zur passiven Bewegungstherapie

Katalog therapeutischer Pflege (KtP) in der Neurologischen Frührehabilitation

Die OPS 8-552 für neurologisch-neurochirurgische Frührehabilitation fordert die Erbringung einer definierten Menge an Therapieleistungen, unterteilt in sechs Therapiebereiche: Physiotherapie/Krankengymnastik, physikalische Therapie, Ergotherapie, Neuropsychologie, Logopädie/Facio-orale Therapie, therapeutische Pflege. Während die ersten fünf Therapiebereiche klar umrissene Teildisziplinen darstellen, ist die therapeutische Pflege nicht ausreichend definiert. Zwar sind im OPS-Schlüssel 8-552 mit Waschtraining, Anziehtraining, Esstraining, Kontinenztraining, Orientierungstraining, Schlucktraining, Tracheostoma-Management und isolierungspflichtige Maßnahmen einige Beispiele genannt. Eine genauere Begriffsbestimmung »pflegetherapeutischer Maßnahmen« ist im Katalog therapeutischer Pflege (KtP). Die Ergebnisse der neurologischen Frührehabilitation sind abhängig von ausreichend vorhandenen, qualitativ hochwertigen Einrichtungen (Wullen et al., 1996). Die neurologische Langzeittherapie ist mit hohem Personal- und Materialaufwand verbunden und folglich kostenintensiv. Aus diesen Gründen war es notwendig, eine genaue Definition der therapeutischen Pflege in die Beschreibung der OPS 8-552 zu integrieren. Die einrichtungsübergreifenden Arbeitskreise »Neurologische Kliniken in Bayern« und »Neurologische Kliniken in Thüringen« haben in Zusammenarbeit mit weiteren Kliniken einen Katalog der therapeutischen Pflege (KtP) in der neurologischen Frührehabilitation erarbeitet, welcher zur besseren Beschreibung der therapeutischen Pflege in die OPS 8-552 einfließt. Dabei wird die *therapeutische Pflege* genauer definiert, indem sie in 14 Hauptbereiche unterteilt wird: Körperpflege, Kontinenztraining, Toilettentraining, Ernährung, Lagerung und Mobilität, Bewegungsübungen, Training der kognitiven und emotionalen Fähigkeiten, situative Krisenintervention und Krankheitsbewältigung, Wahrnehmungstraining, Sprach- und Sprechtraining, Patienten- und Angehörigenberatung/-schulung, Trachealkanülen-Management, isolierungspflichtige Maßnahmen, Dokumentationszeiten (www.dimdi.de).

Andere Formen der Frührehabilitation, wie bspw.die geriatrische, verfügen über andere fachspezifische Kriterien und Kataloge der therapeutischen Pflege.

3.4 Fachweiterbildungen

Die erweiterten Kompetenzen dienen dazu, vor allem im interdisziplinären Rehabilitationsteam verantwortlich und eigenständig mitzuwirken, um die Rehabilitationsziele zu erreichen. Berufsbegleitende (Weiter-) Qualifikationen erhöhen die Gesamtqualität und die Effizienz der Rehabilitation. Rehabilitationsrelevante Fort- und Weiterbildungsmöglichkeiten für Pflegefachkräfte:

- Fachweiterbildung für Krankenpflege- und Altenpflegepersonen für Rehabilitation (DKG)
- Schwester AGNES u. a. (Modell »Gemeindeschwester«)
- Pflegeberater z. B. nach §§ 45 SGB XI, § 7a SGB V (Pflege- und Hilfeplanerstellung)
- Case Manager (z. B. nach DGCC)
- Weiterbildung Fachpflege neurologisch-neurochirurgische Frührehabilitation (DGNR)
- Fortbildung im Bereich spezieller Behandlungskonzepte (z. B. Basale Stimulation, Bobath, LIN, Affolter)
- Fachweiterbildung Pflege (u. a. Zercur Geriatrie)

3.5 Grundsätze der Pflege in der Rehabilitation

Rehabilitativ Pflegende arbeiten aktivierend, ressourcenorientiert, ganzheitlich, teamorientiert, kooperativ und bei Bedarf unterstützend oder auch kompensatorisch. Die Pflegenden sind in allen Phasen der Rehabilitation Teil des therapeutischen Teams, sie sind präsent und besetzen eine Schnittstellenfunktion (vgl. Schmidt, 2012, S. 24 ff.). Die Rehabilitationspflege ist idealer Ansprechpartner für die einzelnen Mitglieder des therapeutischen Teams sowie für Betroffene und Angehörige. Mit den ihnen zur Verfügung stehenden Mitteln tragen die Pflegenden zur Wiedereingliederung der Patienten in ihr familiäres, soziales und berufliches Umfeld bei.

Das Konzept der Rehabilitationspflege orientiert sich an der Ganzheitlichkeit des Menschen im biopsychosozialen Verständnis (vgl. ICF). Ziel ist es, die Patienten in ihren täglichen Aktivitäten zu fördern- immer mit der Frage im Blick: »Was hält den Menschen gesund?« und »Was bedeutet Gesundheit für ihn?«.

Konzeptionelle Ansätze der Pflege in der Rehabilitation

Pflege in der Rehabilitation setzt sich in erster Linie unter Anwendung fachspezifischer *Pflegekonzepte* und Methoden *das Ziel* den Patienten zu einer möglichst großen Selbständigkeit hinzuführen- gemäß dem Grundsatz der »Hilfe zur Selbsthilfe«. Handlungsprinzipien dabei sind:

- Begleitung dabei, mit seinen (verbliebenen) Fähigkeiten umzugehen
- Training alltagsrelevanter Fähigkeiten und Fertigkeiten
- Übernahme/Fortführung von Übungsinhalten z. B. aus der Ergo-/Physio- oder Sprachtherapie
- die Vermeidung des erlernten Nichtgebrauchs anleitend zu trainieren und zu festigen
- Teilhabe am gesellschaftlichen und beruflichen Leben zu ermöglichen
- Perspektiven zu verschaffen.

> »So lernt der Betroffene mit Hilfe der Pflegenden die Krankheit zu überwinden, mit Krankheitsfolgen umzugehen und eine Eigenmotivation zu entwickeln. Die Pflege fördert Fähigkeiten und Eigenverantwortung des betroffenen Menschen, z. B. über das Selbsthilfetraining, mit dem ein Maximum an Selbstständigkeit erzielt werden soll. Grundlegende pflegerische Tätigkeiten wie das Umlagern eines Patienten, das Aufsetzen und Aufstehen oder die Körperpflege werden zu einem Teil der Therapie, weil der Patient dazu angehalten wird, sich aktiv zu beteiligen. Dieses impliziert auch das Einbeziehen der Angehörigen, insbesondere, wenn zu erwarten ist, dass der Betroffene auch nach Abschluss der Rehabilitation weitere Unterstützung benötigen wird.« (Glaesener, 2007, S. 184)

Die Grundlage in der pflegerischen Arbeit entsteht durch den Aufbau einer Vertrauensbasis zu dem Patienten. Hier spielen allen voran *Empathie,* Akzeptanz und *Beziehungsarbeit* eine wesentliche Rolle.

Die Patienten sollen lernen, durch gezielte Vorgehensweise und methodische Ansätze ihre Krankheit zu akzeptieren, mit möglichen Folgen umzugehen, diese nach und nach zu überwinden oder Möglichkeiten zum Ausgleich zu entwickeln. Gewohnheiten des Patienten müssen dabei beachtet werden. Pflege handelt immer im Auftrag der Patienten: Was diese annehmen, ist entscheidend für die pflegerische Gestaltung.

Die Pflege passt sich fortlaufend an die Entwicklung der Fähigkeiten des Patienten an, immer mit dem Prinzip der »abnehmenden Betreuung und Versorgung bei zunehmender Eigenverantwortlichkeit« (Glaesener, 2007).

Aktivierung bedeutet in der Rehabilitation vor allem Mitarbeit und Mitgestaltung des Rehabilitationsprozesses durch den Betroffenen und seine Angehörigen.

Eine sorgsame und gründliche Vorbereitung der Patienten und ihrer Angehörigen auf pflegerische bzw. (pflege-)therapeutische Interventionen sowie auf die Lebenszeit nach der Rehabilitation sind unabdingbar.

»Die Rehabilitationspflege übernimmt damit eine dem konventionellen Pflegeverständnis des bedingungslosen Helfens partiell widersprechende Aufgabe: Eigenverantwortung wecken und einfordern, Unmündigkeit erkennen und entgegensteuern.« (Glaesener, 2007, S. 185)

Personenzentrierung in der Rehabilitation

Den Pflegenden ist sehr wohl bewusst, dass sie in persönliche und intime Aktivitäten eingreifen, die bislang überwiegend selbständig durch den Patienten ausgeführt wurden. Hierbei wird immer der individuelle Lebenshintergrund berücksichtigt: Wie wurde z. B. die Körperpflege durchgeführt? Wurden Hilfsmittel eingesetzt, wenn ja, welche? Welche Ziele hat der Patient? Was soll oder muss der Patient ggf. für die Rückkehr in seine gewohnte Umgebung wieder erlernen bzw. können? Welche Gewohnheiten sind zu beachten? (Quelle: Städtisches Klinikum Kiel, www.krankenhaus-kiel.de, Geriatrische Klinik). Ein klassisches Beispiel: Das Üben des Schneidens von Schnittchen zum Abendbrot auf dem Schneidebrett ist sinnlos, wenn der Betroffene am Ende äußert, dass seine Frau ihm schon immer abends das Brot zurechtgemacht hat.

Schnittstellen von Pflege und Therapie

Die einzelnen Berufsgruppen besitzen im therapeutischen Team unterschiedliche Kompetenzen. Etliche Tätigkeiten werden jedoch berufsübergreifend von Pflegenden und Therapeuten gemeinsam ausgeübt.

> »So bedeutet z. B. das »24-h-Management« nach dem Bobath-Konzept, das vor allem in der Rehabilitation nach Schlaganfall angewandt wird, dass alle mit dem Patienten durchgeführten Aktivitäten und alle von ihm selber durchgeführten Aktivitäten unter therapeutischen Gesichtspunkten stattfinden.
>
> Auch andere Konzepte aus dem therapeutischen Bereich wie das »Führen nach Affolter« können von der Pflege übernommen werden, selbstverständlich auch das Essen bei gestörtem Schluckakt entsprechend dem Konzept der Stimulierung des Schluckaktes mittels der facio-oralen Therapie. Dazu kommen spezifische Konzepte, die im Bereich der Pflege entwickelt worden sind, wie die »Basale Stimulation (nach Bienstein und Fröhlich).«

Dieser Ansatz der Zusammenarbeit hebt die Trennung zwischen Pflege und Therapie auf. Traditionell pflegerische Maßnahmen wie das Waschen und das Ankleiden sowie die Mobilisation des Patienten werden therapeutisch bedeutsam. (Glaesener, 2007, S. 182)

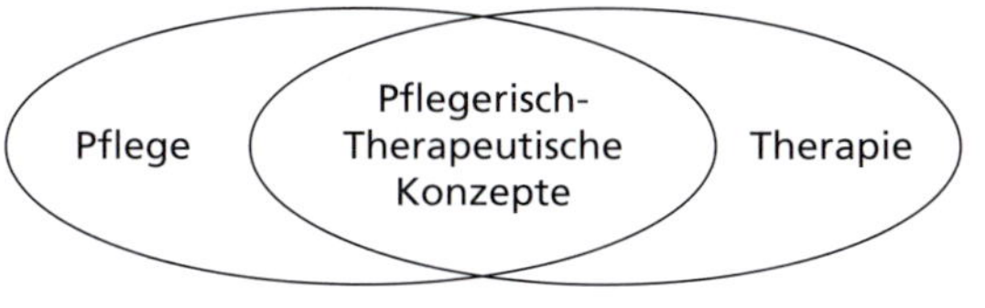

Abb. 5: Überschneidungsbereiche zwischen Therapie und Pflege

Umsetzung und Weiterführung therapeutischer Inhalte

Ein wesentliches Grundprinzip der Pflege in der Rehabilitation ist, dass die in den einzelnen Therapiebereichen erarbeiteten Fortschritte auch in den (Rehabilitations-)Alltag umgesetzt und damit therapeutische Inhalte nachhaltig gestaltet werden.

Sicherstellung der therapeutischen Erfolge im (Pflege-)Alltag

Um diesen Anspruch sicherzustellen, nehmen die zuständigen Pflegekräfte regelmäßig an interprofessionellen *Fallbesprechungen* und ärztlichen Visiten teil. Die in den Therapien geübten und wiedererlernten Fertigkeiten werden durch die Pflege im Patientenalltag schrittweise umgesetzt und weiter geübt. Die Festigung des Erlernten ist die Voraussetzung für den Betroffenen, sich mit seiner Krankheit oder Behinderung auseinandersetzen zu können, neue Perspektiven zu entwickeln und ggf. mit seinen Einschränkungen leben zu können.

Beobachtung als eine der Kernkompetenzen

Die Pflegenden erleben den Patienten zumindest in der stationären Rehabilitation im Tages- und Nachtverlauf und leisten so durch die mögliche Beobachtung des Patienten eine wichtige ergänzende Aufgabe für den verantwortlichen Arzt und die Therapeuten. Diese *Beobachtungen* erlauben häufig Rückschlüsse auf die Effizienz und auf die Angemessenheit der verschiedenen tagsüber durchgeführten Therapiemaßnahmen sowie auf Unter- oder Überforderung des Betroffenen. Auch potenzielle Differenzen zwischen *Fremd- und Eigenwahrnehmung* (z. B. mangelnde Krankheitseinsicht und resultierende Selbstgefährdung) lassen sich durch Pflegende einschätzen. Die Pflege wird so zum integralen und unverzichtbaren Bestandteil des Rehabilitationsteams (vgl. Glaesener, 2007, S. 185).

Die Einbindung der Angehörigen in den Rehabilitationsprozess

Pflegende in der Rehabilitation schulen und beraten die Angehörigen für die Übernahme von häuslich relevanten Pflegemaßnahmen und beziehen sie gegebenenfalls in die Vorbereitung der Patiententenentlassung in die nachstationäre Weiterversorgung ein. Eine Beratung und Anleitung findet z. B. durch die Vermittlung alltagsrelevanter Fähigkeiten und Tätigkeiten sowie in pflege- und betreuungsspezifischen Aspekten statt. So können Angehörige, nach entsprechender Anleitung, dazu beitragen, dass in der Rehabilitation erzielte Fortschritte auf Dauer gesichert werden und die Lebensqualität möglichst wieder zufriedenstellend für den Betroffenen erreicht wird.

Angehörige haben eine wichtige Vermittlerfunktion zwischen Pflegenden, Therapeuten und dem betroffenen Patienten. Sie sind wichtige Informationsträger in Bezug auf den gegebenenfalls nicht (mehr) aussagefähigen Rehabilitanden (Glaesener, 2007, S. 184).

Pflegeprozess in der Rehabilitation

Neben der *Informationssammlung* und dem *Pflegeassessment* erfordert es einer zusätzlichen sorgfältigen *Beobachtung* des Patienten, ggf. über 24 Stunden, im Behandlungsalltag. Hier können Differenzen zwischen Eigenwahrnehmung des Patienten und Fremdwahrnehmung durch die Pflegenden deutlich werden, welche dann in die individuelle *Pflegeplanung* des Patienten einfließen. Darin wird die gezielte Unterstützung bei der Bewältigung der täglichen Aktivitäten durch spezielle Trainingsabläufe möglichst gemeinsam mit dem Patienten festgelegt und genau beschrieben.

Der *Informationsaustausch* und die *Evaluation* zur etwaigen Anpassung von pflegerischen Maßnahmen findet u. a. durch die Pflegedokumentation, die täglichen Dienstübergaben, regelmäßige (übergreifende) Teamkonferenzen, Pflegevisiten, interne und externe Fort- und Weiterbildungsmöglichkeiten statt. Ziel sollte stets auch in der Rehabilitation sein, die pflegerischen Arbeitsabläufe zu verbessern und auf diesem Weg zur Behandlungsqualität beizutragen.

Assessmentverfahren in der Pflege mit dem Ziel, die Grenze zwischen Versorgungsbedarf und Aktivierung zu finden

Der Behandlungsfortschritt lässt sich bspw. durch folgende Verfahren kontinuierlich messen:

- Mittels *Barthel-Index* wird die funktionelle Selbständigkeit bei Patienten mit neuromuskulären und muskulär-skelettalen Störungen gemessen.
- Der *Erweiterte-Barthel-Index* (EBI) hilft bei der Beurteilung von kognitiven Funktionen und psycho-sozialen Interaktionen im Alltag.
- Der *Frühreha-Barthel-Index* setzt sich aus dem Barthel-Index sowie sieben frührehabilitationsadaptierten Items zusammen, um innerhalb der neurologischen Frührehabilitation eine differenzierte Einschätzung des Schweregrades der Schädigungen zu geben und den dadurch erhöhten Pflegeaufwand zu ermitteln.
- Der *Funktionelle Selbständigkeitsindex* (FIM) dient der Erfassung von funktionellen und kognitiven Beeinträchtigungen, zur Einstufung des Behinderungsgrades und zur Verlaufsdokumentation.
- Der *Short Form (36) Gesundheitsfragebogen (SF-36)* ist ein krankheitsunspezifisches Messinstrument zur Selbsteinschätzung der Funktionsfähigkeit und Erhebung der gesundheitsbezogenen Lebensqualität.
- Der *Body-Maß-Index* (BMI) dient der Erfassung des Ernährungszustands.
- Der *Nutri-Risk-Score* (NRS 2002) wird zur Anwendung durch die Leitlinie »Enterale Ernährung bei Schlaganfallpatienten« (2007) empfohlen.
- Das *Mini-Nutritional-Assessment* (MNA) dient der Erhebung von Essgewohnheiten.
- Zur Schmerzerfassung nimmt man die *Visuelle Analog-Skala* (VAS) und die *Numerische Rating-Skala* (NRS). Eine systematische Dokumentation der subjektiven Schmerzen sowie ergänzender physiologischer Parameter erfolgt im Schmerztagebuch.
- Der Fragebogen *EuroQol* (EQ5D) beschreibt subjektive Bewertungen von Gesundheitszuständen und Lebensqualität.
- Die *Häusliche-Pflege-Skala* (HPS) dient der Erfassung der subjektiven Belastung bei betreuenden oder pflegenden Angehörigen.

(vgl. BAR-Empfehlungen-Neuro-Phasen B+C-02.11.1995)

Therapeutische Pflegekonzepte

In der Rehabilitation sind für die therapeutische Pflege neurophysiologisch begründete Pflegekonzepte von Bedeutung. Beispielhaft für die Anwendung in der therapeutischen Pflege können folgende Konzepte genannt werden:

- Interaktionsmodell nach Affolter
- *FOTT – Facio-oraler Trakt Therapie*
- *Basale Stimulation in der Pflege*
- *Bobath*
- *LIN® – Lagerung in Neutralstellung*
- *Kinaesthetics*
- *Aktivitas®*
- *Selbsthilfetraining* (ist an sich kein Konzept, sondern ein Sammelbegriff für verschiedene Interventionen)

Die beispielhaft genannten Konzepte werden in den Falldarstellungen näher erläutert.

Ausschlaggebend ist es, unter Anwendung verschiedener Ansätze und Methoden personenzentriert, d. h. individuell sowie teamorientiert und empathisch zu arbeiten Teilhabe, Befähigung und die aktive Beteiligung des Rehabilitanden selbst stehen dabei stets im Fokus und steuern das pflegespezifische Handeln.

II Fälle

4 Aspekte medizinischer Rehabilitation eines Querschnittbetroffenen

4.1 Krankheitsgeschehen und Anamnese

Falldarstellung

Unser Patient Herr Immes ist 55 Jahre alt, verheiratet, hat eine erwachsene Tochter, ist von Beruf Sozialpädagoge und hat folgende Diagnosen: Die *Querschnittlähmung* ist Folge einer postoperativen Komplikation nach Bandscheibenvorfall, BWK 12, Revision wegen Liquorkissen. Myelopathie (Erkrankung des Rückenmarks), schlaffe Paraplegie (vollständige Lähmung zweier symmetrischer Extremitäten) Sub Th12, Rollstuhlabhängigkeit, komplette Hypästhesie (herabgesetzte Empfindung von Berührungsreizen) Becken & Beine für alle Qualitäten, neurogene Harnblasenentleerungsstörung, behandelt durch regelmäßigen Selbstkatheterismus, neurogene Stuhlinkontinenz, Z. n. Koxarthrose li. (degenerative Veränderung des Hüftgelenkes) mit TEP-Implantation versorgt, Revision & Debridement wg. Serom, Inlaywechsel, offene Reposition bei Diskonnektion Kopf/Schaft; erneute Serom-Entlastung bei Verdacht auf low-grade-infect, Schaffung einer Girdlestone-Situation (Bez. für den Zustand nach Entfernung einer infizierten Hüftendoprothese bei nicht möglichem Prothesenwechsel, wobei sich der Trochanter minor in der Hüftpfanne und der Trochanter major an der Beckenschaufel abstützt), art. Hypertonie, Gicht, Hypercholesterinämie, anamnest. Warme Strumaknoten, V.a. Thrombose li. Bein, Überlastungsreaktion bei Girdlestonehüfte li. Mit Serom. Allergie auf Diclofenac.

4.2 Zielsetzung

Das Rehabilitationsziel: Selbstbestimmtes Leben

> Das Ziel der medizinischen Rehabilitation ist die Selbständigkeit des Patienten. Die Rehabilitation beginnt mit dem Eintritt des Akutgeschehens und endet mit der sozialen und beruflichen Wiedereingliederung.

4.3 Allgemeines zur Querschnittlähmung

Der Neurochirurg Sir Ludwig Guttmann (1899–1980) gilt als Begründer der modernen Querschnittbehandlung. In Deutschland gibt es derzeit 23 Therapie-Zentren. Jährlich kommt es zu ca. 1800 Lähmungen, ca. 1200 Spezialbetten stehen zur Verfügung.

Die Ursachen für Querschnittlähmungen

• Verkehr:	32 %	ca. 570
• Erkrankungen:	31 %	ca. 560
• sonstige Unfälle:	13 %	ca. 230
• Arbeit:	12 %	ca. 210
• Sport:	7 %	ca. 125
• Tötung/Suizid:	5 %	ca. 90

(Quelle: Dr. Exner, Hamburg)

Der Ausfall motorischer und sensibler Funktionen führt zur Parese = unvollständige Lähmung, gekennzeichnet durch Bewegungseinschränkung und Störung der Wahrnehmung verschiedener Reize durch Sinnesrezeptoren und Sinnesorgane.

Querschnittlähmung

»Querschnittlähmung« im engeren Sinne ist das Resultat einer Schädigung des Rückenmarks mit Ausfall motorischer, sensibler und vegetativer Bahnen. »Querschnitt« im weiteren Sinne umfasst spinale Funktionsausfälle von der Transversalläsion bis zu Systemerkrankungen. Eine exakte medizinische Terminologie beschreibt den möglichen Lähmungsort, eine systematische Einteilung der verschiedenen Formen des Querschnitts wird von der Höhe der Schädigung im Rückenmark bestimmt:

- *Hemiparese/-plegie* ist die Lähmung einer Körperhälfte, z. B. aufgrund zentraler Blutungen oder halbseitiger Durchtrennung des Rückenmarks
- *Monoparese/-plegie* bedeutet Lähmung einer Extremität
- *Paraparese/-plegie* bezeichnet die Lähmung zweier symmetrischer Extremitäten
- *Tetraparese/-plegie* betrifft die Lähmung aller vier Extremitäten

Zentrale oder periphere Parese

Bedeutsam ist auch, ob eine zentrale oder periphere Lähmung vorliegt.

Eine zentrale Lähmung ist die Schädigung im ersten motorischen Neuron, dem Abschnitt von der Hirnrinde über Pyramidenbahn bis zu den motorischen Hirnnervenkernen des Rückenmarks. Unterhalb der Schädigung sind noch intakte Rückenmarkanteile vorhanden; die aber nicht mehr vom Hirn gesteuert werden können und somit eine spastische Lähmung auslösen.

Eine periphere Lähmung betrifft das zweite motorische Neuron- den Abschnitt von der Vorderhornzelle des Rückenmarks über periphere Nerven bis zur motorischen Endplatte im Muskel, eine schlaffe Lähmung ist die Folge.

4.4 Die Akutphase/Intensivphase

> Das Krankheitsbild »Querschnittlähmung« erfolgt in Phasen oder Stadien. Jede Rehabilitation beginnt mit der Aufnahme.

Akutphase/Intensivphase – spinaler Schock

Die Akutphase ist gekennzeichnet durch den *spinalen Schock*, wobei es zur Lähmung der Muskulatur mit Abnahme des Muskeltonus und Fehlen der Reflexe kommt. Der Patient ist physisch und psychisch gefährdet. Dauer ca. ein bis vier Wochen. Die medizinische Rehabilitation in dieser ersten Phase besteht aus lebenserhaltender *Intensivtherapie* und *Intensivpflege*. Die Behandlungsschwerpunkte betreffen

- die Ursachenproblematik (Traumata, Tumore, Gefäßprobleme),
- Beatmung,
- Kreislaufdysregulation,
- Ausscheidung,
- körperliches Neufinden,
- Abhängigkeit,
- Inkontinenz,
- Prognose/Perspektive.
- Es agieren mit dem Patienten wesentlich
- das Intensivteam,
- die Seelsorge,
- die Physiotherapie sowie
- die Ergotherapie.

Die Intensivphase findet in entsprechend ausgestatteten Einrichtungen statt.

Am Fallbeispiel

Herr Immes befand sich in einer speziellen Unfallklinik.

Eine Blasen- und Mastdarmlähmung gingen einher. Der Ausfall der Gefäß- und Kreislaufregulation, bedingt durch das Weiterstellen der Gefäße und damit der Versackung des Blutes in der Peripherie, führten zu einer gestörten Wärmeregulation, Fieber und gestörter Nierenfunktion. Der Sensibilitätsausfall barg die Gefahren von Hautschädigungen in sich.

4.5 Subakute Phase/Mobilisationsphase/ Medizinische Phase

Sie beginnt nach dem spinalen Schock mit

- dem Auftreten von Reflexen,
- Tonusanstieg,
- Blutdruckanstieg,
- Schweißausbrüchen,
- Gänsehaut.

Die Subakute Phase dauert ca. zwei Wochen und findet auf der Intermediate Care (IMC)/Normalstation statt.

Im Vordergrund steht die Konditionierung des Betroffenen:

- weitere Kreislaufstabilisierung,
- *Lagerungstherapie*
- Umstellung der Medikation,
- Behandlung der Spastik,
- ggf. Schlucktraining.

LIN® – Lagerung in Neutralstellung

Heidrun Pickenbrock, Physiotherapeutin, strebt mit dem von ihr entwickelten Konzept an, betroffenen Menschen durch Lagerung und Positionierung Halt und Stabilität für ihren Körper zu geben, Körperabschnitte physiologisch zu stellen, Bewegung zu erleichtern, Individualität zu gewährleisten. Ziele sind: Dekubitusprophylaxe, Förderung der Bequemlichkeit, Erleichterung von Bewegung, Entspannung und Ruhen, Normalisierung der Vitalparameter, Aktivierung der Eigenbewegung des Patienten.

Rehabilitationsteam

Es arbeiten mit dem Patienten wesentlich die Physiotherapeuten, die Ergotherapeuten, die Pflegenden, der Arzt und die Logopäden.

Therapie-/Rehabilitationsziele in der Subakuten Phase

Therapie-/Rehabilitationsziele in dieser Phase sind vor allem das Erreichen größtmöglicher Selbständigkeit, Eigenverantwortung, psychische und soziale Reintegration.

Möglichkeiten der Behandlung:

Behandlungsspektrum

- Stabilisierung der Vitalparameter
- Dekompression des Rückenmarks
- Stabilisierung der Wirbelsäule
- Vermeidung von Komplikationen
- Regulierung von Darm- und Blasenfunktion

4.6 Rehabilitationsphase

Die Rehabilitationsphase findet auf einer Normalstation statt und dauert bis zu sechs Monaten.

Es werden angeboten:

Therapiespektrum

- Selbsthilfetraining, Koordinationstraining (Ergotherapie)
- Somatische Stabilisierung (Arzt und Pflege)
- Umfeldgestaltung/Bewusstseinstraining (Informationsgruppen und Psychologen, Sozialpädagogen, Rehabilitationsberater)
- passive Bewegungstherapie (hierbei mobilisieren Physiotherapeuten mehrmals täglich alle Extremitäten und führen Atemübungen durch)
- Koordinationstraining, Transfertraining, Mobilisation (Physiotherapie)
- Schmerzbehandlung durch Dehnungsübungen und psychologische Therapien
- Dekubitusprophylaxe durch Druckentlastung
- Einsatz von Lagerungshilfsmitteln
- eigene Hautkontrolle mittels Spiegel
- Inkontinenzversorgung, Hautpflege, Reduzierung von Risikofaktoren, Wundbehandlung
- Kontrakturprophylaxe durch alltagsnahe Bewegungen aktiv und passiv sowie durch Lagerung
- Thromboseprophylaxe mittels passiven Durchbewegens
- Unterstützung des Kreislaufs durch Frühmobilisation
- Stehpult, Beine hochlagern, Beine ausstreichen, herzwärts waschen, Kompression der Beine, Heparinisierung
- Minderung der Spastizität
- Erlernen des Selbstkatheterismus zur Blasenregulierung
- Maßnahmen zur regelmäßigen Darmentleerung
- sowie Belastungserprobung zuhause (Patient und Angehörige)
- Hilfsmittelevaluation und Verordnung (Physiotherapie, Ergotherapie, Arzt, Pflege)

4.7 Nachsorgephase

> Die Nachsorge wird alle drei Monate durchgeführt und dauert bis zu zwei Jahre, nicht selten auch lebenslang!

Therapie- und Kontrollspektrum

- Kontrolle des physischen und psychischen Befindens
- Überprüfung der Hilfsmittel
- Behandlungsberatung
- Unterstützung im sozialen und beruflichen Umfeld
- »Urocheck«

4.8 Soziale Reintegrationsphase

- Pflegestufe
- Leistungen zur sozialen Teilhabe »Eingliederungshilfe«
- Sport
- berufliche Rehabilitation

4.9 Berufliche Reintegrationsphase

Die berufliche Reintegration betrifft ca. 20 % der Querschnittbetroffenen. Voraussetzung ist eine Arbeitsplatzanpassung, evtl. mit Umschulung bzw. Weiterbildung. Problematisch ist: Die Akzeptanz seitens der Arbeitgeber wird zumeist geringer, die psychischen Belastungen des Betroffenen steigen angesichts des zunehmenden Leistungsdrucks.

Psychische Verarbeitungsformen

Deshalb gilt besonderes Augenmerk den *psychischen Verarbeitungsformen,* denn abrupt wird aus einem »nichtbehinderten Menschen« ein »Behinderter«, was immer ein schwerer Schock ist. Wichtig zu beachten sind eine

- offene Aufklärung,
- umfassende Information und
- klare Ansagen von allen Beteiligten, einschließlich der Angehörigen (nach Strubreither, 1992; Königswieser, 1985; AUVA, 2006, S. 160).

Grundsätze in allen Rehabilitationsphasen

Prinzipiell sollten folgende Grundsätze in allen Phasen beachtet werden:

- Mitarbeiter und Angehörige vereinbaren eine gemeinsame und einheitliche Information/Kommunikation.
- Der Arzt übernimmt die Aufklärung, das Team folgt.
- Informationen werden direkt, ohne Umschweife und unmissverständlich gegeben, ggf. werden sie öfter wiederholt.
- Der Patient braucht Zeit und vielleicht beruhigende Medikamente. Berührungen aus dem Konzept der Basalen Stimulation® sind hilfreich, wenn sie vermitteln, dass echtes Verständnis vorliegt.
- Leugnen der Realität hilft in keiner Phase, auch wenn der Betroffene es zunächst für sich versucht.
- Aggressionen sind denkbar, der Mensch bäumt sich auf gegen das Widerfahrene, Depressionen können auftreten.

Die Bedeutung nahestehender Personen

»Grundsätzlich ist zu sagen, dass in dieser Phase nahestehende, geliebte Personen die besseren Dienste leisten können. Für Fremde ist die beste Möglichkeit: zuzuhören, Interesse und Verständnis zu zeigen. Diese Gespräche sind immer Grundsatzgespräche, die den eigentlichen Sinn des Lebens reflektieren« (AUVA, 2006, S. 161). Wenn die Realität, natürlich verbunden mit Trauer und Verlust, angenommen wird, sind Hilfen konkreter.

4.10 Die Aufgaben aller Beteiligten

Die Aufgaben des Arztes

Der Arzt gibt medizinische Informationen, über:

- Anatomie,
- Behandlungsmaßnahmen,
- Folgen der Verletzung,
- Komplikationen,
- Behandlungsfelder und
- die Notwendigkeit der Rehabilitation.

Der behandelnde Arzt ist zudem für die Medikation verantwortlich:

• Pantozol 40	Magenschutz
• Allopurinol 300	Cholesterinsenkung
• Spasmex 15	Spasmolytikum und wird angewandt bei Dranginkontinenz

• Neurontin 300	Antiepilleptikum
• Simvahexal 40	Lipidsenker
• Cymbalta 30	Behandlung von depressiven Erkrankungen
• Mictonorm 45	Harninkontinenz, Reizblase, Harndrang, Blasenfunktionsstörung, Blasenentzündung . . .
• Acimethin	Das Arzneimittel enthält den Wirkstoff L-Methionin und wird bei Harnwegsinfektionen eingesetzt
• Delix 5 plus	Blutdrucksenkend, Ausscheidung fördernd

Die Aufgaben der Physiotherapie in der Rehabilitation

Die Physiotherapeuten möchten mit dem Patienten Selbständigkeit und Unabhängigkeit erreichen. Krankengymnastik findet von Beginn an täglich statt:

- Transfertraining
- Training der Sitzbalance
- Rollstuhltraining

Bewegungstherapie nach Vojta

Spezielle Konzepte, wie die *Bewegungstherapie nach Vojta*, kommen zur Anwendung. Mit der so genannten *Reflexlokomotion*, oder *Reflexfortbewegung* hat Vojta eine Methode entwickelt, die elementare Bewegungsmuster auch bei Menschen mit geschädigtem Zentralnervensystem und Bewegungsapparat zumindest in Teilbereichen wieder zugänglich macht.

Die Aufgaben der Pflegenden

Neben den fachlichen Kompetenzen sind gerade Pflegende auch *sozial, ethisch* und *menschlich* gefragt, sie sind schließlich über lange Phasen zum Teil die engsten Kontaktpersonen. Die *Angehörigen* werden geschult, dürfen Fragen stellen und Rat einholen.

Spezielle pflegerische Interventionen bei Querschnittbetroffenen

Pflegerische Interventionen bei Querschnittbetroffenen; in der Frühphase:

- Intensivpflege zur Lebenserhaltung
- Überwachung der Vitalfunktionen und Sicherstellung der Grundbedürfnisse
- Und fortführend bei Stabilisierung:
- Information
- Aktivierung
- Schulung und Einsatz individueller Nachsorgekonzepte

Wesentlich: Lagerung von Beginn an!

Pflegerische Zielsetzung

Ziele in der Frühphase

Ziele in der Frühphase sind

- Schmerzfreiheit,
- Funktionen erhalten,
- Komplikationen vermeiden.

Zum Einsatz kommen in den Kliniken standardisierte elektromotorische Betten mit viergliedriger Liegefläche, einer mehrschichtigen Schaumstoffmatratze sowie Lagerungskissen (vgl. Schmidt, Thiele, Leibig, 2012, S. 221). »Die fachgerechte Lagerung ist eine der wichtigsten Grundlagen für einen komplikationslosen und erfolgreichen Rehabilitationsverlauf« (Österreichische Pflegezeitschrift 01/04, S. 17). Die Zeitabstände sind dreistündlich, und gerötete Körperstellen dürfen erst nach völligem Abklingen wieder belastet werden. Mittel der Wahl sind *30° Rückenschräglage rechts und links* und die *Rückenlage*. Zur Minderung der Streckspastik und bei Hautläsionen im Intimbereich empfiehlt sich eine *beingespreizte Lagerung*. *Die 135° Bauchschräglage* und bei guter Toleranz die *Bauchlage* sind ebenfalls gut geeignet.

Am Fallbeispiel

Die pflegerischen Ziele von Herrn Immes sind zunächst

- Selbständigkeit bei allen ATLs,
- beidhändiges Agieren vom Rollstuhl aus,
- sicheres Rollstuhlhandling, später dann:
- Bedienen eines adaptierten PKW sowie langfristig,
- Pflegeunabhängigkeit.

Spezielle Pflegemaßnahmen

Kontrakturprophylaxe

Kontraktur bedeutet: Dauerverkürzung eines Muskels, einer Sehne, Funktions- und Bewegungseinschränkung von Gelenken, Gelenksteife, Schrumpfung von Bändern. Es gibt Beuge- und Streckkontrakturen, Abduktions- und Adduktionskontrakturen. Besonders gefährdet sind die Gelenke im Schulterbereich, Ellenbogen und Finger, Hüfte, Knie, Sprunggelenk und Zehen. Kontrakturen sind erkennbar an der Fehlstellung der Gelenke, an den Schmerzen im Gelenk, Verhärtungen, mitunter Schwellungen.

Pflegende sind angehalten, täglich passive Bewegungsübungen mit dem betroffenen Patienten durchzuführen, bspw. bei der Körperpflege, entsprechend zu lagern/positionieren, beim An- und Auskleiden behilflich zu sein, beim Mobilisieren. Spitzfußprophylaxe durch Frühmobilisation ist unabdingbar, ebenso das Tragen fester Schuhe.

Thromboseprophylaxe

Thrombose ist eine lokalisierte Blutgerinnselbildung durch intravitale Blutgerinnung in Venen oder Arterien. Mobilisation so bald als möglich, Einsatz eines Stehbettes, Aufrichtrollstuhls, Hochlagern der Beine, Ausstreichen der Beine, Beine herzwärts waschen sowie die Kompression der unteren Extremitäten sind beste Prophylaxe. Der Langzeiteinsatz von angepassten Antithrombosestrümpfen ist zu empfehlen.

Dekubitusprophylaxe

Die Gefahr eines Druckgeschwüres ist bei Querschnittbetroffenen allgegenwärtig, und sie werden deshalb von Anfang an zu Prophylaxemaßnahmen angehalten. Obligat sind Positionieren und Lagern, Hautpflege, Ernährung. Der Patient muss das Problem verstehen, um seine Ressourcen zur Vorbeugung zu nutzen. So beginnt frühzeitig die Schulung mit entsprechender Aufklärung:

- Druckentlastung auch und besonders im Rollstuhl, z.B. durch Anheben des Gesäßes
- Einsatz von Lagerungshilfsmitteln (Kissen, Rollen, Handtücher), Lagerungsintervalle, individuelle Lagerung
- regelmäßige selbständige Hautkontrolle mittels Spiegel

Weitere Maßnahmen, die von den Pflegenden durchgeführt werden:

- Inkontinenzmanagement
- Hautpflege/Körperpflege
- und immer wieder: So früh wie möglich mobilisieren!
- Gefahren minimieren
- Wundbehandlung kleinster Defekte
- Narbenpflege bei Bedarf
- ausreichende Flüssigkeitszufuhr (mindestens 1,5 Liter am Tag)
- Vitamine und Mineralstoffe zuführen
- bei Bedarf hochkalorische, eiweißreiche Ernährung (Zusatznahrung)

Druckstellen vermeiden

Druckstellen sind vermeidbar, wenn das Risiko richtig eingeschätzt, wenn von Beginn an mobilisiert, wenn konsequent gelagert wird, der Patient motiviert ist und die Kommunikation zwischen Arzt, Patient und Pflege stimmt.

Hautreinigung und Hautpflege

Anmerkungen zur Hautreinigung und Hautpflege mit dem Ziel: widerstandsfähiges Gewebe:

Die Pflegemittel dürfen die Haut nicht austrocknen, sollten pH-neutral sein, die Poren nicht verschließen, ausschließlich Wasser-in-Öl-Emulsionen sollen zum Einsatz kommen. Wasserkontakt stellt stets eine Gefahr dar, Duschen sollte auf jeden Fall dem Baden vorgezogen werden. Waschzusätze sollten sehr sparsam verwendet, wenn dann Syndets oder am besten Zitronensaft oder Essig eingesetzt werden. Fette, Alkohol, Pasten und Puder gehören nicht zum Repertoire.

Anmerkungen zu urologischen Folgen:

Urologische Folgen – Intermittierender Katheterismus

In der Akutphase wird eine suprapubische Fistel durch die Bauchdecke gelegt. Ca. drei Wochen danach beginnt man mit dem Abklemmen des Katheters, um das normale Füllen und Entleeren der Blase zu erreichen. Der Patient wird zum ausreichenden Trinken angehalten. Nach etwa acht Wochen wird die Fistel entfernt. *Intermittierender Katheterismus* erfolgt zunächst durch das Pflegepersonal. Die Trinkmenge sollte jetzt so sein, dass die Ausscheidung in 24 Stunden bei ca. 1,5 Liter liegt.

Inzwischen erlernt Herr Immes das Selbstkatheterisieren:

Anleitung zur Katheterisierung:

Selbstkatheterisieren

1. Waschen Sie sich die Hände, und bereiten Sie den Katheter vor.
2. Finden Sie eine Stellung, die für Sie geeignet ist. Sitzen oder liegen Sie so entspannt wie möglich.
3. Ziehen Sie die Vorhaut zurück und heben Sie den Penis in Richtung Bauch. Dadurch wird die Harnröhre begradigt, was das Einführen des Katheters erleichtert.
4. Nicht zu stark drücken.
5. Halten Sie den Katheter leicht nach oben gebogen, damit der Harnfluss Sie nicht überraschen kann.
6. Führen Sie den Katheter in die Harnröhre ein, bis der Urin läuft.
7. Wenn der Harnfluss endet, ziehen Sie den Katheter etwas zurück, bis kein Urin mehr nachfließt. So haben Sie Sicherheit, dass die Blase restharnfrei ist.
8. Entsorgen Sie den Katheter, und waschen Sie Ihre Hände.

Darmmanagement (AUVA, 2006, S. 276)

- Aufklärung des Patienten/Selbstbestimmung
- Ziel: Darmentleerung erfolgt kontrolliert am geplanten Ort, zur geplanten Zeit
- Körperzeichen werden erkannt
- Hilfsmittel sind adäquat
- selbständige Verabreichung der Suppositorien
- Bewusster Umgang mit Laxantien

- Sicherheit durch inkontinenzfreie Zeiten/gesicherter Lebensrhythmus/ soziale Freiheit
- Konsistenzkontrolle
- intakte Haut
- Kenntnisse über Einfluss der Ernährung

Pflegerische Interventionen haben das Ziel, dass Herr Immes sich unabhängig und sicher im Hinblick auf das *Darmmanagement* fühlt. Er führt jeden zweiten Morgen ab und duscht anschließend.

Rollstuhltraining

Ein weiterer wichtiger Abschnitt während der Rehabilitation ist das *Rollstuhltraining*. Herr Immes bekam zunächst einen Rollstuhl von einem Fachmann angepasst (ein zweiter ist für die Nachsorge geplant) mit einem entsprechenden Sitzkissen.

Er hat mit Begleitung seines Sporttherapeuten eifrig gelernt, wie man vorwärts und rückwärts fährt, sich dreht, über Asphalt, Kies, Sand und Wiese fährt, wie man Stufen überwindet, abwärts fährt, kurzum: wie der Rollstuhl ein Teil des Körpers wird und dem Kopf gehorcht.

Vorbereitung der Nachsorge

Der Blick richtet sich nunmehr in Richtung *Nachsorge*.

Beispielfragen für eine *pflegerische Anamnese zur Einleitung der Nachsorge* im Hinblick auf die Nachsorge könnten sein:

- Zu Person und Lebensumfeld:
  - Was ist Ihnen im Leben besonders wichtig?
  - Was machen Sie gern?
  - Was hat Ihnen vor dem Ereignis besondere Freude gemacht?
  - Worauf sind Sie besonders stolz?
  - Was wollen Sie erreichen?
- Teilhabe und Aktivitäten:
  - Können Sie schon sagen, welche Tätigkeiten Sie besonders gern wieder tun möchten?
  - Sind Sie freizeitlich engagiert gewesen?
  - Glauben Sie, dass Sie da wieder aktiv werden?
  - Wie wichtig ist Ihnen das Autofahren?
- Körperliche Funktionen:
  - Wie geht es Ihnen aktuell körperlich?
  - Wie ausdauernd sind Sie im RS unterwegs?
  - Was bereitet Ihnen besondere Schwierigkeiten?
  - Wie gehen Sie mit den Einschränkungen um?
  - Haben Sie Schmerzen?
- Umweltbezogene Kontext-Faktoren:
  - Wo befindet sich Ihre Wohnung?

- Gibt es einen Aufzug?
- Welche Hilfsmittel stehen Ihnen zur Verfügung?
- Steht Ihnen Ihre Familie zur Seite?
- Treffen Sie Ihre Freunde und Bekannten weiter regelmäßig?
- Sind die Hilfsmittel und Medikamentenversorgung geregelt?
- Personenbezogene Kontext-Faktoren:
  - Mussten Sie schon Lebenskrisen meistern?
  - Denken Sie an die Rückkehr in Ihren Beruf?
  - Welche Ihrer Stärken haben Ihnen bisher geholfen?
  - Hatten Sie vor dem Ereignis Zeiten, in denen Sie sich sehr ausgelaugt und bedrückt fühlten?

(vgl. BAR- ICF-Praxisleitfaden-2, 2008, S. 24)

Für den Übergang in das heimische Umfeld ist es hier obligat, die Wohnbedingungen zu beleuchten, außerdem sind die Angehörigen wesentlicher Partner. Es bedeutet aber nicht, dass der Patient seinen privaten Lebensbereich völlig offenlegen muss. Er entscheidet, was er den Teammitgliedern mitteilt.

»In der teilhabeorientierten Rehabilitation sollten – soweit nötig und möglich – mit Zustimmung des Rehabilitanden dessen Angehörige zur besseren und nachhaltigen Erreichung des Rehabilitationszieles in den Rehabilitationsprozess einbezogen werden. Das Familienleben ist für die Mehrzahl der Rehabilitanden deren Lebensmittelpunkt. Die Angehörigen stellen in der Regel den wichtigsten Teil des sozialen Kontextes dar.« (BAR: ICF-Praxisleitfaden 2-2008)

Grundregeln bei Entlassung von Querschnittbetroffenen

Des Weiteren hat der Querschnittbetroffene einige *Grundregeln* nach der Entlassung aus der Rehabilitation zu beachten, diese vermitteln die Pflegenden ihm und seinen Angehörigen. Es sind u. a.:

- Voraussetzung hoher Eigeninitiative und Motivation
- Beachtung der erlernten *Hygienemaßnahmen*, wie sensible Hautpflege besonders im Intim- und Analbereich.
- *Druckvermeidung*, nicht zu lange im Rollstuhl sitzen, bzw. Druckentlastung durch regelmäßiges Aufstützen im Rollstuhl, Seitneigen, Rückenneigen, Sitzkissen. Nachts ist die Bauchlage als Schlaflage sehr empfehlenswert.

Regelmäßige Harnkontrollen

Alle drei bis vier Wochen sollten *Harnkontrollen* stattfinden (Harnstatus, pH-Wert, Eiweiß, Leukozyten, Erythrozyten und Sediment).

Aktivität fördern!

Aktivität bleibt das Nonplusultra: tägliches Stehen, selbständiges Durchbewegen der gelähmten Extremitäten, aktive Lebensführung durch reichlich Bewegung, Arbeit und Sport. Einmal jährlich empfiehlt sich ein Aufenthalt in einer Rehabilitationseinrichtung, um neue Therapien zu erfahren und erlernte zu stabilisieren sowie ärztlich durchgecheckt zu werden.

»Die allgemeine Lebenserwartung eines Rückenmarkverletzten ist – wenn er sich an die Regeln hält – gegenüber einem Nichtbehinderten nicht wesentlich herabgesetzt.« (AUVA, 2006, S. 157)

Die Aufgaben der Ergotherapie

Während der Rehabilitation mit Blick auf die Nachsorge trainieren Ergotherapeuten mit dem Betroffenen *Alltagskompetenz, Beweglichkeit, Ausdauer, Kraft*. Hilfsmittel werden angeboten und eingesetzt. Sie beüben das An- und Ausziehen, die Körperhygiene und ebenfalls die Transfertechnik und planen die Hilfsmittelversorgung für zuhause (z. B. das Anbringen von Haltegriffen und Rampen).

Therapeutischer Hausbesuch/Therapeutische Wochenendbeurlaubung

Wünschenswert ist hier ein *therapeutischer Hausbesuch*. Da gegenwärtig kaum Möglichkeiten dazu gegeben sind, ist die *Therapeutische Wochenendbeurlaubung* eine gute Alternative und zeigt einmal mehr die Multiprofessionalität.

Pflegeüberleitung im Rahmen des Entlassungsmanagements

Das Pflegeüberleitungskonzept, welches seit 1999 in der Fachklinik Herzogenaurach angewandt wird, wurde auch Herrn Immes zuteil. Seine Ehefrau und er nahmen am *Angehörigenseminar* teil. Beide erhielten *Pflege- und Therapiekurse*, ebenso wurde ein *Therapeutisches Wochenende* durchgeführt, welches *Rückmeldeberichte* seitens des begleitenden *ambulanten Dienstes* darüber aufwies, welche weiteren Maßnahmen im häuslichen Umfeld anstehen, um eine optimale Reintegration zu gewährleisten (vgl. Schmidt, Thiele, Leibig, 2012, S. 300).

Die Aufgaben des Sozialdienstes

Die *Rehabilitationsberatung bzw. der Sozialdienst* offeriert berufliche Maßnahmen der Rehabilitation, informiert über Gesetze, Fördermöglichkeiten, Lebensgestaltung. Angehörige und Patient beantragen und klären gemeinsam mit dem Sozialdienst soziale Maßnahmen, wie PKW-Adaptierung, Fahrtraining, ambulante Hilfsdienste, Finanzfragen, Hilfsmittel.

Die Sozialberatung unterstützt Patient und Angehörige bei den gesetzlichen Fragen und hilft durch den Antragsdschungel.

Die Aufgaben der Psychologen

Psychologen arbeiten intensiv mit dem Betroffenen. Leben mit Querschnitt bedeutet zunächst: Trauer, Erleben von Abhängigkeit, Hilflosigkeit, Passivität, Verlust des Körpergefühls, Angst, Minderung des Selbstwertgefühls. Leben mit Querschnitt bedeutet auch: Hilfen annehmen, Bedürfnisse äußern, mal unangenehm auffallen, Wertschätzung erfahren, Isolation suchen, Umgang mit Angehörigen, Freunden, Bekannten, Kollegen, Rückkehr in die Gemeinschaft (vgl. AUVA, 2006, S. 167), Psychologen begleiten, beraten und betreuen während der gesamten Rehabilitation.

Die Aufgaben der Sporttherapeuten

Sporttherapeuten üben Sicherheitstraining im Rollstuhl, der Rollstuhl wird schrittweise zum Teil des Körpers, muss so auch individuell passgenau sein. Sie verbessern Ausdauer, Geschicklichkeit und Koordination durch Konditionstraining und wecken Freude an Bewegung. Und: Sporttherapie ist insbesondere für jüngere Betroffene uneingeschränkt wichtig.

4.11 Rehabilitationsabschluss

»Und so hatten wir uns einmal im Kreis gedreht, und die Knospen sprangen an jedem Zweig auf, wurden zu Blättern und riefen der ganzen Welt die zeitlose Botschaft der Wiedergeburt und Neuschöpfung zu. Wie beruhigend war es, dass das Leben weiter ging, dass es immer Hoffnung gibt. In diesem besonderen Frühling waren wir uns dessen mehr bewusst, als je zuvor. Dieses Mal waren unsere Hoffnungen nicht vage, sondern sie richteten sich fest und voll Inbrunst auf die Zukunft. Die fünf langen Jahreszeiten unserer Trennung waren vorüber, und unser neues Leben begann.« (Waegner, 1981)

Gegenwart und Zukunft: Das Exoskelett

http://www.exoskelette.com/index.html

5 Teilstationäre geriatrische Rehabilitation nach Hüftfraktur

5.1 Krankheitsgeschehen und Anamnese

Falldarstellung

»Ich weiß nicht, wie lange ich auf dem Fußboden gelegen habe«, schildert Frau Weilert ihrer Bettnachbarin im Krankenhaus den Vorfall. »Mir schienen es endlose Stunden gewesen zu sein. Irgendwie bin ich mit meinem Stock an unserem Teppich hängengeblieben, und dann habe ich das Gleichgewicht verloren. Als endlich meine Tochter ins Haus kam, war ich wirklich erleichtert. Aber anstatt mir ruhig zuzureden, schimpft sie mit mir und meint, darauf hätte sie nur gewartet! Aber ich höre ja nicht auf sie. Meine Teppiche hätten nichts im Wohnzimmer zu suchen! Ach, das habe ich seit dem Tod meines Mannes nicht verdient!« In dem Moment geht die Tür auf, und ein Tross an Menschen mit weißen Kitteln erobert das Zimmer der beiden Damen. Es ist Visitenzeit. Frau Weilert ist umstellt, als der Oberarzt das Wort ergreift. »Liebe Frau Weilert, ich kann Ihnen mitteilen, dass wir Sie am Ende der Woche entlassen können!« Frau Weilert beginnt zu strahlen. »Allerdings sehe ich ihre direkte Rückkehr nach Hause als Risiko«, fährt der Arzt fort. Frau Weilert lässt sich nach hinten in ihr Kissen sinken. »Aber wieso denn das?«, fragt sie enttäuscht. Der Arzt erklärt, dass sie durch die Hüftfraktur bedingte Folgen, durch die Lungenentzündung und das lange Liegen in den letzten Wochen körperlich noch zu schwach sei, um den Anforderungen zuhause nachzukommen. Das Risiko für einen neuen Sturz sei zu hoch. Das Stationsteam ist der Meinung, dass sie in der Rehaklinik erst einmal wieder auf die Beine kommen sollte. Frau Weilert ist aufgeregt. »Das mache ich auf keinen Fall mit! Ich gehe nach Hause und möchte erst mit meiner Tochter alles besprechen!« Der Arzt reagiert besonnen. »Nun, Frau Weilert, das ist kein Problem. Überlegen Sie sich das gemeinsam mit ihrer Tochter. Wie gesagt, es geht um etwa drei Wochen, in denen Sie in den Genuss einer Rehabilitation kommen würden. Alternativ kann ich Ihnen auch die Tagesklinik vorschlagen. Meine Kollegin im Spätdienst wird Sie beide gerne über weitere Schritte informieren.« Der Tross verabschiedet sich und nimmt sich der Bettnachbarin an. Frau Weilert denkt nach, was sie nun machen soll. So hat sie sich das wirklich nicht gedacht! Auch hat sie mitgehört, wie ihre Tochter auf dem Flur gestern sagte, sie hoffe, dass andere Personen besser auf Sie einwirken können. Mit der Tagesklinik kann sie sich arrangieren, überlegt Frau Weilert später in Ruhe. »So kann ich zuhause übernachten und habe die Kontrolle, was im Haus passiert«, erklärt sie sich ihrer Bettnachbarin. »Wer weiß, was meine Tochter vorhat, am Ende lande ich noch im Heim!«

Einleitende Worte

Frau Weilert wird pflegebedürftig, nachdem sie zuhause gestürzt ist und sich eine *Oberschenkelhals-Fraktur* zuzog. Typisch ist im Fall von Frau Weilert, dass sie aufgrund ihrer altersbedingten Einschränkungen und Erkrankungen den Mobilitäts- und Selbständigkeitsgrad wie vor dem Sturzereignis nicht vollständig wiedererlangen wird. Die literarisch aufbereiteten Fallszenen zeigen, wie die geriatrische Rehabilitation unterstützt, alltagsrelevante Fähigkeiten weitmöglich wiederzuerlangen, um zuhause leben zu können.

Der Einblick in die Arbeit der Pflegefachkraft Maja in der Tagesklinik stellt Interventionen in der rehabilitativen Behandlung von Sturzpatienten, den Umgang mit Konflikten und die Rolle der Angehörigen im Rehabilitationsprozess vor.

Kompentenzen nach dem CanMedRoles-Modell (Frank 2005)

Neben der *Pflegeexpertin* liegt der Fallschwerpunkt auf der Rolle als *Vermittlerin* im hier ausführlich geschilderten Aufnahmeprozess. Die *Interprofessionelle Partnerin* und *Gesundheitsfürsprecherin* zeigt sich zum einen im Teamprozess und zum anderen im Umgang mit der Patientin und Angehörigen. Gegen Ende der Rehabilitation agiert die Pflegende Maja als *Managerin* hinsichtlich der Organisations- und Steuerungsarbeiten im Entlassungsprozess.

Zugang zur Rehabilitation

Frau Weilert hat sich durch den häuslichen Sturz eine rechtsseitige mediale Oberschenkelhals-Fraktur zugezogen. Es erfolgte eine Osteosynthese mit Femurkopfprothese. Der Krankenhausaufenthalt betrug vier Wochen, da der Verdacht auf eine Oberschenkelthrombose im rechten Bein bestand und Komplikationen in Form einer Linksherzdekompensation mit beidseitigen Pleuraergüssen und Stauungspneumonie die Entlassung verzögerten.

Aufgrund einer angeordneten Teilbelastung des operierten Beines erachtet der Operateur eine Rehabilitation als zwingend erforderlich. Um alltagsrelevante Fähigkeiten zu erhalten, ist Voraussetzung, dass die Hüftfunktionen wiederhergestellt und ein Fortschreiten der bestehenden Kniefunktionsdefizite verhindert werden.

Der Schenkelhalsbruch des alten Menschen ist lebensbedrohlich, weil er (ohne Operation) durch Folgekomplikationen der Immobilität (Pneumonie, Thromboembolie, Dekubitus, Frakturkrankheit) tödlich enden kann (Paetz, Benzinger-König, 2004, S. 505).

Haupt- und Nebendiagnosen

- mediale *Schenkelhalsfraktur* rechts, Osteosynthese mit Femurkopfprothese rechts
- Linksherzinsuffizienz NYHA II
- arterieller Hypertonus WHO II
- KHK, Z. n. ACVB 2001
- Z. n. Pneumonie links mit Pleuraergüssen bds.
- Z. n. anamn. LWK-Sinterungsfraktur bei Osteoporose
- M19.99 – degenerative Gelenkerkrankung (fortgeschrittene Kniegelenk-Arthrose)
- depressive Veränderungen
- I83.9 – Varikose

Rehabilitationsbedarf

Rolle der Pflegeexpertin und Vermittlerin

Am Fallbeispiel

Drei Tage vor der Entlassung aus dem Krankenhaus erhält Maja die Anmeldung der neuen Patienten zur Rehabilitation in der Tagesklinik. Frau Weilert ist laut *Überleitungsfax* und Telefonat mit der Stationspflegefachkraft nicht in der Lage, infolge der operativen, aber auch altersbedingten Einschränkungen und Komplikationen alleine zurechtzukommen. Sie wäre zu diesem Zeitpunkt zuhause überfordert. Der Verbleib in ihrem Lebensumfeld ist gefährdet. Ihre alltagsrelevanten Fähigkeiten sind vermindert. Der Rehabilitationsbedarf begründet sich aus diesen Feststellungen. Die Selbständigkeit von Frau Weilert soll durch rehabilitative Intervention weitmöglich wiederhergestellt werden.

Die Gefahr von Komplikationen wie Immobilität und/oder eine drohende bleibende Behinderung erhöht sich durch eine mehrdimensionale Beeinflussung von altersassoziierten Krankheiten und körperlichen wie auch psychosozialen Einschränkungen bei älteren Menschen. An diesem Punkt setzen rehabilitative Interventionen an mit dem Ziel, alltagsrelevante Fähigkeiten und die Selbspflegefähigkeit wiederzuerlangen.

Rehabilitationsfähigkeit

Infolge der Anpassung der kardialen Medikation ist Frau Weilert ausreichend belastbar, um an Therapien teilzunehmen. Es besteht kein akuter Handlungsbedarf mehr, und die Akutdiagnostik und -therapie sind weitgehend abgeschlossen. Die *Vitalparameter* sind stabil. Ihre Kreislaufstabilität und allgemeine Belastbarkeit erlauben eine mehrmals tägliche, aktive

Teilnahme an rehabilitativen Maßnahmen. Die Fraktur ist für die Therapien übungsstabil, und Frau Weilert stimmt der Rehabilitation zu.

Ausschlaggebend für die ambulante und teilstationäre Rehabilitation ist die Sicherstellung der häuslichen Versorgung!

Am Fallbeispiel
Die Tochter und ein ambulanter Pflegedienst stellen die notwendige Unterstützung von Frau Weilert in ihrem häuslichen Umfeld sicher.

Rehabilitationsprognose

Unter intensiver Therapie ist die Wiederherstellung der Gehfähigkeit zu erwarten. Die Pflegebedürftigkeit ließe sich damit reduzieren und bestenfalls aufheben. Die *Motivation* und der Wille zur Therapie ist nach Einschätzung des Arztes vorhanden, um das vorhandene Potenzial hinsichtlich eines Behandlungserfolges voll ausschöpfen zu können. Dieser hat im Rehabilitationsantrag eine günstige *Rehabilitationsprognose* formuliert. Während der Rehabilitation besteht die Möglichkeit, dass Frau Weilert ihre persönliche Lebensführung wieder aufnimmt, alltagsrelevante Fähigkeiten trainiert und Therapieinhalte zuhause unverzüglich umsetzt.

Neben funktionsbezogenen Voraussetzungen sind psychosoziale Aspekte wie Motivation und der Wille zur Mitarbeit ausschlaggebend, um Rehabilitationsleistungen in Anspruch nehmen zu können. Antriebs- oder auch Motivationsstörungen sind aber auch durchaus Gegenstand der Rehabilitation selbst!

Entlassung aus dem Akutkrankenhaus

Pflegeüberleitung

Die Krankenkasse bewilligt innerhalb von drei Tagen (dieser Zeitraum stellt die Versorgungskontinuität sicher) die vom Stationsarzt beantragte Maßnahme. Frau Weilert kann unverzüglich mit der Rehabilitation beginnen. Im Rahmen des geregelten Entlassungsverfahrens koordiniert der Sozialdienst zusammen mit dem Stationsteam die notwendigen Schritte, damit die (pflegerische) Überleitung nach Hause und Kommunikation zwischen Krankenhaus, Hausarzt, Häuslichkeit und Tagesklinik reibungslos verläuft. Die *Pflegeüberleitung* leitet während des Krankenhaus-Aufenthalts das Verfahren zur *Feststellung der Pflegebedürftigkeit (§ 18 (3) SGB X)* bei der zuständigen Pflegekasse ein.

Pflegerische Aufnahme

Assessment

»Assessment« heißt übersetzt: »Einschätzung«, »Beurteilung«.

Das Pflegerische Assessment ist im Kern ein gedanklicher Prozess, dessen Ergebnisse schriftlich festgehalten werden. Neben der *Informationssammlung* (s.u.) umfasst das Assessment grundsätzlich zwei Arbeitsschritte:

1. Systematisches Zusammentragen umfassender Informationen (► **Tab. 4**)
2. Feststellung und Einschätzung von Pflegeproblemen, individuellen Bedürfnissen und Ressourcen auf der Basis der zuvor zusammengetragenen Informationen (nach Korte-Pötters et al., 2007)

Tab. 4: Bestandteile der Informationssammlung (in Anlehnung an: Leicher, 2011, S. 8; Wingenfeld, Büscher, Gansweid, 2008; Korte-Pötters et al., 2007)

Systematische Aufnahme vom Gesundheitszustand, Gesundheitsverhalten, d. h. Probleme, Fähigkeiten, Funktionsstörungen, Pflegeerfordernisse, Gewohnheiten, Bedürfnisse und Wünsche, sowie Einflussfaktoren körperlicher, psychischer, sozialer und kultureller Art in den Bereichen:

- Mobilität und Beweglichkeit
- kognitive und kommunikative Fähigkeiten, Verhaltensweisen und psychische Problemlagen
- Selbstversorgung
- Umgang mit krankheits-/therapiebezogenen Anforderungen und Belastungen
- Gestaltung des Alltagslebens und soziale Kontakte
- außerhäusliche Aktivitäten und Haushaltsführung

Selbsteinschätzung des Patienten	*Fremdeinschätzung*	*Einschätzung durch Pflegefachkraft*
• Befragungen • Informationen, Aussagen • verbale und nonverbale Äußerungen • biografischer Hintergrund • persönliche Gegenstände, Kleidung etc.	• Pflegeüberleitungsbogen • Krankenhaus-, Arztberichte • (Pflege-)Gutachten • Angehörigeninformationen • Aussagen und Beobachtungen anderer Berufsgruppen (z. B. Arzt, Therapeuten)	• Wahrnehmung und Beobachtung • Risikoeinschätzung • Erhebungsinstrumente • körperliche Untersuchung • Hausbesuch • messbare Daten

Pflegefachliche Einschätzung: identifizieren, beschreiben und interpretieren der Informationen, Probleme und Ziele erkennen, individuellen Hilfebedarf, potenzielle Maßnahmen und Risiken filtern.

Am Fallbeispiel

Maja bereitet die Aufnahme von Frau Weilert vor, indem sie alle bisher vorhandenen Eingangsdaten in die einrichtungsinternen Formulare notiert und in der neu angelegten Patientenakte einheftet. So gehen keine Informationen verloren, und die Daten sind jederzeit für ihre Kollegen einsehbar.

Informationserfassung

Anschließend plant Maja das *Aufnahmegespräch*, welches wesentlicher Bestandteil der umfassenden *Informationserfassung* ihrer Patientin ist. Hierauf beruht die spätere Zielsetzung und Maßnahmenplanung (vgl. Horn, Wingenfeld, Gansweid, Fischer, NBA-F4, 2007).

Befundarten

Die anamnestischen Daten über Frau Weilert gewinnt Maja durch Anwendung einer Auswahl an verschiedenen *Befundarten* (▸ **Tab. 5**; vgl. Scheepers, Steding-Albrecht, Jehn, 2000, S. 104 ff.; Kussmaul, Vater, 2011, S. 17 f.).

Tab. 5: Befundarten zur Informationserfassung

Befragung
a) Unspezifische oder freie Befragung mit Notiz (»Waschzettel-Technik«) z. B. mit der Ausgangsfrage »Was ist das Hauptproblem des Betroffenen?«, »Welches Ziel hat der Betroffene?« *b) spezifische Befragung:* strukturiertes, gelenktes Gespräch durch Interview oder (standardisierter) Fragebogen
Beobachtungen und Wahrnehmungen: qualitative Bewertung im Bereich Sozialkommunikativer Kompetenzen und Handlungskompetenzen, z. B. bei Alltagsanforderungen. In den Beobachtungsverfahren wird nicht nur Funktionalität an sich, sondern auch das Erleben, die Motivation, psychosoziale Kompetenzen und auch die qualitativen Faktoren der Handlungen des Patienten beobachtet. Folgende Variationen sind möglich:
a) Freie Beobachtung: spontane Reaktion auf bestimmte Situationen, geleitet vom Verlauf der Tätigkeit; Vorteil: für Patienten erscheint die Situation »normal«, in der er sich und seine Fähigkeiten zeigen kann *b) Systematische und standardisierte Beobachtung:* arrangierte, gezielte und geplante Situation und dann normiert; Vorteil: durch Wiederholbarkeit der gleichen Situation findet objektiver Vergleich von Veränderungen im Handeln statt
Screening (»Durchsieben«): verhilft zu Infos über Patientenfähigkeiten; ist eine Art »Vortest« von Leistungen, Störungen werden durch Ausschlussverfahren deutlich, liefert Hinweise auf weiterführende Diagnostik
Medizinische Dokumentation: u. a. aus dem Krankenhausbericht, Gutachten

Tab. 5: Befundarten zur Informationserfassung – Fortsetzung

Assessment: Prozess zur multidimensionalen Gesamterfassung und Bewertung der gesundheitlichen Situation eines Patienten
Test: setzt diverse Hauptgütekriterien voraus
körperliche Untersuchung

Tab. 6: Rehabilitationsrelevante Diagnostikbereiche bei Patienten nach Hüftfraktur (Kladny, 2012, S. 175 f.)

• Sturzanamnese (z. B. synkopal, umgebungsbedingt)
• Angaben zur Allgemeinsituation, familiären Betreuung, Wohnungssituation und zu den Begleiterkrankungen
• Anamnese-Erhebung der Krankheitsgeschichte unter besonderer Berücksichtigung von Funktionseinschränkungen im Alltag und/oder im Beruf
• Beurteilung der Röntgenbefunde
• Aussagen zur postoperativen Mobilisierung und Belastbarkeit
• kardiopulmonale Belastbarkeit
• Schmerzstärke bzw. analgetische Einstellung
• ggf. Klärung der Frage einer Osteoporosetherapie
• psychosoziale Belastungsfaktoren
• körperliche Untersuchung (Stand und Gang, Ganganalyse, Gelenk- und Wirbelsäulenbeweglichkeit, Manuelle Medizin, Muskelkraft, Sensibilitätsstörungen, Trophik)
• Ergebnisse apparativer Untersuchung (z. B. Laboruntersuchungen, Posturografie, Röntgen, Knochendichtemessung (DXA))

Rolle der Vermittlerin Bezugspflege

Maja ist die *Bezugspflegekraft (Primary Nurse)* und Ansprechpartnerin für Frau Weilert im gesamten Rehabilitationsverlauf. Sie übernimmt als Vermittlerin und »lebendiger« Knotenpunkt die integrativen Funktionen im Rehabilitationsteam.

> Die Bezugspflege trägt zur ganzheitlichen und individuellen Pflege bei, bedeutet aber gleichzeitig für die Pflegenden ein hohes Maß an Verantwortung. Dem Patienten bietet sie ein hohes Maß an Kontinuität in der pflegerischen Betreuung. Der Patient hat von Anfang an eine feste Ansprechpartnerin. Diese kann ihm durch das aufgebaute Vertrauensverhältnis Sicherheit und Orientierung vermitteln.

Aufnahmegespräch

Die Gestaltung des *Aufnahmegesprächs* ist wichtig, da diese darüber entscheiden kann, wie sich Maja und ihre neue Patientin kennenlernen. Eine vertrauliche Atmosphäre erleichtert es, Wünsche, Rituale, Gewohnheiten bzw. Abneigungen zu erkennen, die für die pflegerische Zielsetzung und Planung von Bedeutung sind (▸ **Tab. 7**).

- Mitpatienten oder Kollegen sollten das Zimmer verlassen
- störende Einflüsse vermeiden wie Radio oder Fernseher
- Gespräch zu einem Zeitpunkt planen, wenn keine Therapien, Essenszeiten oder Untersuchungen stattfinden
- ruhigen Raum auswählen
- erklären, warum das Gespräch stattfindet, und Informationen sammeln
- nach der Vorstellung das Gespräch mit offenen Fragen beginnen
- Aussagen zusammenfassen, um sicherzustellen, alles verstanden zu haben
- zum Abschluss den Patienten fragen, ob noch was ergänzt werden soll
- Patient nach Wünschen und Bedürfnissen fragen
- über das weitere Vorgehen informieren

Tab. 7: Kriterien in der Gesprächsgestaltung (Scheepers, Steding-Albrecht, Jehn, 2000, S. 107)

Am Fallbeispiel

Nach gegenseitiger Vorstellung und der *Einwilligung zur Datenweitergabe* möchte Frau Weilert wissen, wo der Aufenthaltsraum ist, wer sie dahin fährt und wer über ihre Schmerzmedikamente entscheidet. Maja beantwortet geduldig alle Fragen und gewinnt schon in den ersten Minuten des Kennenlernens wichtige Erkenntnisse zum funktionellen Status und zur persönlichen Situation ihrer neuen Patientin.

Datenschutz

Für sie relevante Hintergrundinformationen und potenzielle Kernproblematiken aus der Perspektive von Frau Weilert filtert sie systematisch und routiniert aus dem scheinbar formlosen Eingangsgespräch.

Kernproblem systematisch erfassen

Am Fallbeispiel

Frau Weilert fasst schnell Vertrauen zu Maja und berichtet von ihren Sorgen um die mutmaßliche Heimplatzsuche ihrer Tochter. Sie ist seit zwei Jahren verwitwet und bewohnt allein das Einfamilienhaus. Die Tochter lebt nebenan und unterstutzte sie schon vor dem Sturz bei Einkäufen und Erledigungen. Ihre Katze nennt sie seit dem Tod ihres Mannes ihren einzigen Lebensinhalt.

Persönlicher Lebenshintergrund

Anhand wichtiger Lebenshintergrundinformationen lassen sich Maßnahmen individuell und bedarfsorientiert ausrichten. Werden Informationen über Angehörige einbezogen, ist zu bedenken, dass diese lebensgeschichtliche Ereignisse, Prägungen und Bedürfnisse meist anders einschätzen und beurteilen als der Patient selbst.

Maja beobachtet ihre Patientin ganz genau. Die gewonnenen Aspekte verhelfen ihr zu einer ersten pflegefachlichen Einschätzung. Alleine aus Mimik und Verhalten kann sie wichtige Informationen identifizieren. Beispielsweise hört sie heraus, dass ihr die Wahrung der Intimsphäre äußerst

Rolle der Pflegeexpertin

Wahrnehmen, Beobachten, Beurteilen

wichtig ist und sie keine männlichen Pflegepersonen zur Toilette begleiten dürfen. Maja notiert die wichtige Information, denn sie ist für die Dienstplangestaltung relevant.

Mobilität und Beweglichkeit

Bewegungsqualität

Frau Weilert leidet unter schmerzhaften Kniegelenkarthrosen. Das Bewegungsverhalten erscheint unphysiologisch. Frau Weilert bewegt sich durch den Sturz langsam, hinkend und ängstlich. Gleichgewichtsstörungen hätte sie auch schon vor dem Sturz gehabt.

Mobilitätsgrad

Gegenüber dem Zustand vor dem Sturzereignis ist die alltagsrelevante Gehstrecke verkürzt. Der Stand ist mit personeller Unterstützung kurze Zeit möglich. Spaziergänge und Treppengang sind nicht möglich. Der Transfer in den Rollstuhl aus dem Bett gelingt Frau Weilert nur mit Anstrengung und einer Hilfsperson. Im Rollstuhl ist sie für einige Meter mobil, indem sie mit den Füßen vorsichtig trippelt. Sie kann selbständig aus dem Rollstuhl aufstehen und sich mit den Armen am Tisch hochziehen. In Begleitung ist es Frau Weilert möglich, einige hinkende Schritte am Rollator zu laufen. Den Lagewechsel im Bett kann Frau Weilert alleine durchführen – wenn auch erschwert und mit viel Anstrengung. Das Aufstehen und Zubettgehen ist nur mit Unterstützung möglich. Frau Weilert setzt sich mit Hilfe an die Bettkante, kann dann aber frei sitzen und die Arme einsetzen.

Gelenkstabilität

Die Stabilität der Gelenke ist stark eingeschränkt und die hüft- und beinumgreifende Muskulatur (*Muskelatrophie*) wird aufgrund des langen Liegens und der Entlastung im operierten Bein zunehmend insuffizient, was die Belastungsausdauer reduziert. Die Kniestabilität droht sich rapide zu verschlechtern. Die (unbewusste) Entlastung des operierten Beines begünstigt die Abbauprozesse. Das linke Bein wird infolgedessen überlastet.

Bewegungsradius

Aus dem Gespräch schließt Maja, dass Frau Weilert kein »Bewegungsmensch« ist. Sie hat nie Sport in ihrer Freizeit gemacht. Der Bewegungsradius erweist sich als nicht sehr groß. Sie liebt es, zuhause zu sein.

Osteoporose

Osteoporotische Veränderungen erkennt Maja bei Frau Weilert allein schon durch eine für dieses Krankheitsbild typische Körperhaltung.

> Osteoporose ist eine systemische Skeletterkrankung mit der Neigung zu Frakturen. Die Erkrankung selbst verursacht zunächst keine Schmerzen oder funktionellen Einschränkungen. Typischerweise wird die Osteoporose nicht vordergründig rehabilitiert, sondern die Patienten kommen erst dann zur Rehabilitation, wenn Frakturen mit Knochenschäden eingetreten sind oder erhebliche Schmerzzustände bzw. immobilisationsbedingte Aktivitätseinschränkungen vorliegen (Kladny, 2012, S. 182).

Sturzangst

Frau Weilert hat seit dem Vorfall Angst vor einem neuen Sturz und traut sich nichts mehr zu. Maja will ein *Sturzassessment* zur Klärung der Sturzursache durchführen und einem *Post-Fall-Syndrom* (gezielt durch Maßnahmen zur Sturzprophylaxe) vorbeugen.

Die Sturzangst ist eine typische Folge solcher Hüftfrakturen, die operativ bedingte Mobilitätseinschränkungen nur noch mehr erhöhen. Das Vertrauen in die eigene Mobilität geht verloren (DNQP, 2013, S. 20). Durch Zusammenspiel physischer und/oder psychischer Sturzfolgen kann Bewegung vermeidendes Verhalten schließlich zu einer Einschränkung des Bewegungsradius und schlimmstenfalls zur sozialen Isolation führen.

Rolle der Interprofessionellen Partnerin

Bisher ist Frau Weilert mit ihrem Gehstock im Haus gelaufen. Laut Tochter ist die Mutter mit dem Stock an dem Teppich hängengeblieben. Maja setzt sich mit der Ergotherapeutin und dem ambulanten Pflegedienst in Verbindung.

Kompensationsstrategien und Adaptionsverfahren

Den Einsatz von Kompensationsstrategien und adaptierten Hilfen muss sie zusammen mit der Ergotherapeutin analysieren, planen und den Nutzen genauestens abwägen, so dass sich im Fall von funktionellen Fortschritten diverse Hilfsmittel wieder abbauen lassen.

Eine Unter- und Überversorgung gilt es abzuwägen. Kompensationsstrategien in Form der Hilfsmittel dürfen keine *Sekundärschäden* verursachen oder weitere Lernprozesse bzw. das Wiedererlernen von Funktionen verhindern, wie z. B. die zu lange Versorgung mit dem Rollstuhl oder auch eine zu frühe Versorgung mit einer Gehhilfe.

Kognitive und kommunikative (psychosoziale) Fähigkeiten

Rolle der Pflegeexpertin

Frau Weilert ist zeitlich, örtlich und persönlich orientiert. Allerdings erscheint sie in hektischen Situationen überfordert, bekommt Atemnot, sobald mehrere aufeinanderfolgende Handlungsschritte (z. B. beim Transfer) erforderlich sind.

Selbsteinschätzung

Frau Weilert kennt durchaus ihre eigenen Belastungsgrenzen und legt in der Regel Pausen zum »Verschnaufen« ein.

Konzentration

Die Konzentration von Frau Weilert lässt merklich im Gesprächsverlauf nach. »Irgendetwas stimmt da nicht«, denkt Maja und tippt auf die Auswirkungen zentral wirkender Medikamente. Sie muss unbedingt die Stimmigkeit der Medikamente prüfen und sich mit ihren Kollegen besprechen.

Krankheits- und pflegebezogene Erfordernisse

Schmerzerhebung

Frau Weilert äußert Schmerzen, aber Maja kann die konkrete Schmerzursache im Aufnahmegespräch nicht sicherstellen. Sie befragt ihre Patientin zwar zur Schmerzstärke, -lokalisation und -qualität (*Schmerzanamnese)*, aber die Angaben von ihrer Patientin sind zu diffus. Maja prüft auch diesbezüglich die verordneten Medikamente und will Rücksprache mit dem leitenden Arzt halten. Letztendlich entscheidet er über Modifikationen. Wichtig ist, dass Frau Weilert in den Behandlungen schmerzfrei wird.

Die Analgesie bzw. Schmerztherapie ist eine wichtige Aufgabe in der Rehabilitation, denn Schmerzen behindern die Behandlung. Durch Schmerzen wird die Bewegungsqualität beeinflusst und das vorhandene Bewegungspotenzial nicht ausgeschöpft. Eine ausführliche Erhebung (Schmerzassessment) ist wichtig, um dem entgegenzuwirken (vgl. Herbert, 2012, S. 149).

Medikamentöse Therapie

Frau Weilert ist vom Krankenhaus aus medikamentös eingestellt worden. Da sie die angeordneten Medikamente zum Frühstück einnehmen muss, klärt Maja vorab, wer die Medikamente weiterverordnet, bestellt und verabreicht. Es ist eine Überwachung der Einnahme notwendig, da Frau Weilert dies oft vergisst.

»Nach den von Bull und Jervis (1997) referierten Ergebnissen einer qualitativen Studie stellt der Umgang mit den Anforderungen der *Medikation* für Patienten und Angehörige eine der größten Probleme in der Übergangsphase und einen bedeutenden Anlass für frühe Rehospitalisierungen dar. Mangelnde Information, Unsicherheit und fehlende Routine, geringe Eigenmotivation und Kommunikationsprobleme spielen in diesem Zusammenhang eine Rolle. Komplikationen im Zusammenhang mit der Medikamenteneinnahme, eine Unterschätzung der Bedeutung von Krankheitssymptomen und mangelnde Adaption sind regelmäßige Begleiterscheinungen in der poststationären Phase und mit erhöhten Risiken verbunden.« (DNQP, 2009, S. 51)

Thrombosegefahr

Im Überleitungsfax findet Maja keine Angaben zur Fortführung der Heparingabe. Sie hält Rücksprache mit dem leitenden Arzt, ob das Heparin zur Blutverdünnung als *Thromboseprophylaxe* weitergegeben werden soll.

Maja weiß, dass eine erneute *Thrombose* für Frau Weilert lebensgefährlich ist. Schon im Krankenhaus ist die Heparingabe erfolgt.

»Patienten mit (Knie- und) Hüftendprothesen gelten unmittelbar als Hochrisikopatienten für die Entwicklung einer postoperativen Thrombose. Nach den aktuell geltenden S3-Leitlinien für die Thromboseprophylaxe ist bei *Hüftendoprothesen* mindestens eine Thromboseprophylaxe über 28–35 Tage durchzuführen. Individuell muss bei besonderen Risikokonstellationen, wie im Falle von Multimorbidität, die Dauer der Thromboseprophylaxe verlängert, gar langfristig durchgeführt werden. Sie wird üblicherweise mit niedermolekularem Heparin durchgeführt, orale Medikamente wurden zugelassen. Medizinische Thromboseprophylaxestrümpfe und die Mobilisierung des Patienten ergänzen die medikamentösen Maßnahmen zur Thromboseprophylaxe.« (Kladny, 2012, S. 179)

Hautbeschaffenheit

Der Narbenbereich am linken Oberschenkel ist noch etwas geschwollen, jedoch gut verheilt. Eine Wundversorgung der OP-Narbe erscheint nach Einschätzung von Maja nicht notwendig. Das Nahtmaterial wurde bereits im Krankenhaus gezogen. Sie will die Narbe weiterhin überwachen.

Selbstversorgung

Am Fallbeispiel

Maja fordert Frau Weilert auf, selbst einzuschätzen, was aus ihrer Sicht derzeit problematisch ist und was ihr bei den alltäglichen Verrichtungen vor und nach dem Sturz zuhause schwerfällt.

Rolle der Interprofessionellen Partnerin

Der Einsatz z. B. von Checklisten spiegelt zunächst nur grobe Erkenntnisse zum Selbständigkeitsstatus wider. Umso wichtiger ist es, alltägliche Verrichtungen innerhalb der Situation selbst zu beobachten. Daher ist die Anamnese in Form einer Handlungsanalyse nicht nach dem *Aufnahmegespräch* abgeschlossen. Nur im Laufe der ersten Tage gelingt es, ein realistisches Bild über die Fähigkeiten der Patienten zu erheben.

Am Waschbecken sitzend kann Frau Weilert ihr Gesicht, ihren Oberkörper und die Arme selbständig waschen und sich selbst eincremen. Das Haar waschen, Kämmen und Fönen fällt ihr schwer. Sie ist bereits vor dem Sturz wöchentlich zum Frisör gefahren und will die Haare auch wieder dort pflegen lassen. Die Intimwäsche kann sie im Stand und mit Halt am Waschbecken selbständig durchführen. Es bedarf einer Hilfsperson, die hinter ihr steht, da die Sturzgefahr zu groß ist. Den Rücken muss ihr die Pflegekraft oder Tochter waschen. An die Beine kommt Frau Weilert nur sehr mühselig bis zu den Knien. Sie kann die Fußpflege nicht selbst durchführen und ihre Beine nur im oberen Drittel eincremen. Beim An- und Auskleiden benötigt Frau Weilert Unterstützung. Unter Hilfestellung und mit Hilfsmitteln (Schuhanzieher, Schuhe mit Klettverschluss) kann sie einen Teil selbst übernehmen. Den Toilettengang führt Frau Weilert selbständig durch, wenn eine Person sie beim Transfer unterstützt. Sie möchte, dass die Pflegekraft draußen während der Verrichtung wartet. Nachts muss die Tochter von Frau Weilert helfen.

Haushaltsführung

Frau Weilert kann die täglichen Mahlzeiten nicht selbst zubereiten. Derzeit ist eine angemessene *Haushaltsführung* nicht möglich. Vorübergehend hat die Tochter ihre Arbeitszeit eingeschränkt, um ihre Mutter zu unterstützen. Da sie berufstätig bleiben möchte, aber ihre Mutter gut versorgt wissen will, organisiert sie eine Hauswirtschaftshilfe.

Leben in sozialen Beziehungen

Lebenssituation, Kommunikation und Emotion

Ein geordnetes Gespräch ist möglich, jedoch von starkem *Selbstmitleid* durch weinerliches Verhalten (*Larmoyanz*) geprägt. Ihre Äußerungen zeugen von einer labilen Verfassung. Ihre Familie ignoriere sie, weil sie das ewige Jammern nicht mehr hören kann. Sie äußert existenzielle Ängste dahingehend, dass die Tochter einen Heimplatz für sie plane und diesen »heimlich« organisiere. Zum Zeitpunkt des Sturzes stünden beide nicht in gutem Kontakt. Frau Weilert kann selbst gar nicht mehr sagen, warum das Verhältnis so kühl geworden ist. Sie möchte ihrer Tochter auf keinen Fall zur Last fallen und scheint in einem Zwiespalt zu sein. Sie ginge nur in ein Heim, um ihrer Tochter die Pflege zuhause zu ersparen. Frau Weilert fängt im Gespräch immer wieder an zu weinen.

Rolle der Vermittlerin und Gesundheitsfürsprecherin

Am Fallbeispiel

Maja beruhigt sie und erklärt ihr, dass sie die Rehabilitationszeit nutzen soll, um so viel wie möglich zu üben. Frau Weilert solle sich ein Ziel überlegen, welches sie bis zum Ende der Behandlungswochen erreichen will. Daraufhin erklärt sie, dass sie weniger Schmerzen haben will. Die Atemnot stört sie sehr und behindert sie in der Fortbewegung sowie in den täglichen Verrichtungen. Ihr Ziel ist es, zuhause alleine leben zu können. Die Lebensfreude ist durch die Trauer um den Ehemann gedämmt, aber der bessere Kontakt zu ihrer Tochter und die Gewissheit, zuhause bleiben zu können, gäben ihr neue Kraft und Halt.

Analyse der Wohnraumverhältnisse

Maja zieht zur späteren Nachsorge- und Entlassungsvorbereitung einen *Hausbesuch* in Erwägung. Mit der »pflegetherapeutischen Brille« lassen sich vor Ort wichtige Anhaltspunkte für die Maßnahmenplanung und Behandlung erheben, die Patienten und Angehörige nicht erkennen. Zudem ist der Austausch im häuslichen Umfeld in der Regel effektiver. Sie will den Hausbesuch im Team vorschlagen. Der Rehabilitationsarzt entscheidet über die Durchführung. Die Kostenübernahme muss vorab geklärt werden, denn leider sind Hausbesuche von der Tagesklinik aus nicht mehr vorgesehen.

Zur Bewertung der umweltbezogenen Einflüsse des Patienten ist ein Hausbesuch das einzig aussagekräftige Mittel! Besonders hilfreich ist es, vorab eine Checkliste mit den nötigen Erhebungspunkten anzufertigen. Wird ein Hausbesuch nicht selbst durchgeführt, bietet sich die Zusammenarbeit ggf. mit einem ambulanten Pflegedienst oder Therapeuten an.

• Handlungsanalyse und Informationsgewinnung (das Patientenhandeln ist in der häuslichen Umgebung anders als im klinischen oder wohnortnahen Setting)
• Analyse der Umweltfaktoren, die maßgeblich Handlungen beeinflussen
• Eintauchen in die Lebensgeschichte des Klienten, um realistische Ziele und Therapieansätze finden zu können
• Kennenlernen von subjektivem Erleben des Klienten in seinen Werten, Rollen, Gewohnheiten (wichtig für Einschätzung und Zielsetzung)
• Informationssammlung von Klienten, die verbal eingeschränkt sind
• Eine gute Vertrauensbasis für das pflegerische Handeln schaffen (die Pflegekraft ist »Gast«, und der Austausch erfolgt partnerschaftlich und auf »Augenhöhe«)
• Die Umfeldanalyse erfolgt bereits auf dem Weg zur Häuslichkeit: sie erfasst die räumliche Lage, öffentlichen Verkehrsmittel, Erreichbarkeit von Geschäften, den Zustand der Gehwege und das Nachbarschaftsumfeld

Tab. 8: Vorteile des (therapeutischen) Hausbesuches (vgl. Habermann, Kolster, 2002, S. 529 ff.)

Einschätzung und Interpretation der Pflegeinformationen

Rolle der Vermittlerin

Maja verbindet nach ihren Erhebungen die medizinische Diagnose mit der ihr nun bekannten Lebenswelt von Frau Weilert. Besonders berücksichtigt sie hierbei die Wechselwirkungen untereinander, die eine »Abwärtsspirale« im Sinne einer Verschlechterung des Allgemeinzustands und der Alltagskompetenz begünstigen.

Geriatrischer Patient

Ganz eindeutig handelt es sich bei Frau Weilert um eine *geriatrische Patientin* (siehe untenstehende Definition).

Multimorbidität

Ein geriatrischer Patient ist definiert

- durch die »Geriatrietypische Multimorbidität« (sobald mindestens zwei Diagnosen aus zwei verschiedenen Syndromkomplexen, gemäß der Deutschen Kodierrichtlinien und des Kodierleitfadens Geriatrie, ordnungsgemäß verschlüsselt werden können, besteht eine geriatrietypische Multimorbidität; Hanussek, Ried, Langhans, von Essen, 2012, S. 667),
- durch höheres Lebensalter (überwiegend 70 Jahre oder älter)
- oder durch »Alter 80+« (»oldest old«) aufgrund der alterstypisch erhöhten Vulnerabilität, z. B. des Auftretens von Komplikationen und Folgeerkrankungen, der Gefahr der Chronifizierung
- sowie des erhöhten Risikos eines Verlustes der Autonomie mit Verschlechterung des Selbsthilfestatus im Alltag (Geriatriekonzept Nds., 2012, S. 16).

Geriatrietypische Syndrome

Geriatrietypische Syndrome:

- Immobilität, Sturzneigung (Sturzsyndrom) und Schwindel
- kognitive Defizite, Depression, Angststörung
- Inkontinenz (Harninkontinenz, selten Stuhlinkontinenz)
- Dekubitalulcera
- Fehl- und Mangelernährung
- Störungen im Flüssigkeits- und Elektrolythaushalt
- Chronische Schmerzen
- Sensibilitätsstörungen
- herabgesetzte körperliche Belastbarkeit/Gebrechlichkeit
- starke Sehbehinderung, ausgeprägte Schwerhörigkeit
- rezidivierende Infektionen, verminderte Immunkompetenz

Weitere bedeutende Einflussfaktoren sind:

- *Mehrfachmedikation* bzw. Medikationsprobleme, iatrogene Schäden
- Allgemeines Komplikationsrisiko
- herabgesetzte Medikamententoleranz
- häufige Krankenhausbehandlung (Drehtüreffekt) (vgl. Geriatriekonzept Nds., 2012, S. 16/17)

Typische Organdiagnosen bei Alterspatienten

Rehabilitationsrelevante Krankheitsfolgezustände ergeben sich v. a. bei:

- Schlaganfall
- Morbus Parkinson/Parkinson-Syndrom
- operativ und nicht operativ versorgten Frakturen oder Totalendoprothesen
- Erkrankungen des Stütz- und Bewegungsapparates
- Osteoporose mit oder ohne Frakturen
- Amputationen
- Herzerkrankung akuter und chronischer Lungenerkrankung

> »Geriatrische Patienten zeichnen sich somit neben dem höheren Lebensalter durch eine jeweils individuell zu betrachtende Problemkonstellation aus, wobei die physiologischen Veränderungen des gealterten Organismus eine fundamentale Rolle spielen, z. B. bezüglich veränderter Zusammensetzung von Muskelmasse, Anteil von Körperfett und Wasser. Dies hat Auswirkungen auf die Homöostase, die Stoffwechselprozesse, die Arzneimittelwirkungen und deren Interaktionen. Ein älterer Patient wird daher immer dann zu einem geriatrischen Patienten, wenn Erkrankungen mit Schädigungen (impairment) einhergehen, aus denen Fähigkeitsstörungen (functioning) und soziale Beeinträchtigung (participation) resultieren. Mit anderen Worten, bei Erkrankung drohen stets Verlust von Alltagskompetenz und Selbständigkeit im sozioökonomischen Kontext. Der ältere Patient weist darüber hinaus als weitere ihn kennzeichnende Eigenschaften eine oft unspezifische oder fehlende typische Symptomatik und einen protrahierten Krankheitsverlauf mit verzögerter Rekonvaleszenz auf.« (Geriatriekonzept Nds., 2012, S. 17)

Sturzanalyse und Erhebung der Risikofaktoren

> Sturzrisikofaktoren werden in personenbezogene, medikamentenbezogene und umgebungsbezogene Faktoren unterteilt. Es bedarf darüber hinaus immer einer individuellen pflegefachlichen Einschätzung (DNQP, 2013, S. 14).

Der Grund, warum es zum Sturz kam, liegt in den Gleichgewichtsstörungen, denen altersbedingte, körperliche Beschwerden zugrunde liegen. Grundsätzlich ist der Teppich Mitverursacher, allerdings nicht vorrangig. Maja weiß, dass die Teppiche schon seit Jahren im Wohnzimmer liegen und Frau Weilert dessen Eigenschaft als potenzielle Stolpergefahr verinnerlicht hat. Sie geht seit Jahrzehnten über diese und hat gelernt, beim Laufen dort nicht hängenzubleiben.

Sturzereignisse sind bei kranken und älteren Menschen nicht völlig überraschend und nehmen mit dem Alter und altersassoziierten Erkrankungen zu. Stürze sind meist multifaktoriell bedingt, d. h. sie entstehen aus dem Zusammenspiel von mehreren Faktoren. Diese können über mehrere Mechanismen dazu führen, dass es in einer bestimmten Situation zu einem Sturz kommt (DNQP, 2013, S. 61). Ein Sturz, d. h. Verlust der Balance oder einer stabilen Körperposition, entsteht durch ein Missverhältnis zwischen den einwirkenden Reizen (komplexe, parallel verlaufende psychomotorische Abläufe), aus der äußeren oder inneren Umgebung und den Fähigkeiten der betroffenen Person, adäquat auf diese Reize zu reagieren. Sowohl die sensorische Wahrnehmung einer Lageveränderung als auch die motorische Reaktionsfähigkeit zur Sturzverhinderung unterliegen einer kontinuierlichen Verschlechterung im Alter (vgl. Dorner, in: Schmidt et al., 2012, S. 54 ff., 241).

Medikamenteneinfluss

Im Gegensatz dazu lässt Maja der Medikamenteneinfluss auf ihre Patientin keine Ruhe. Sie ist sich sicher, dass in ihm ein Mitverursacher der Gleichgewichtsstörungen und Konzentrationseinbußen liegt. Maja wartet die Teambesprechung ab. Vielleicht liegen den Therapeuten nähere Erkenntnisse vor.

> Als am häufigsten im Zusammenhang mit Stürzen beschriebene Medikamente werden Antihypertensiva und psychotrope Medikamente (Antidepressiva, Sedativa, angstlösend wirkende Medikamente) sowie die *Anzahl* der eingenommenen Medikamente genannt (DNQP, 2013, S. 14).

Zusammenfassung

Maja erkennt, dass die funktionalen Beeinträchtigungen in der Mobilität den Aktivitätsgrad, die psychosoziale Verfassung und ihre Handlungsfähigkeit negativ beeinflussen. Kurz gesagt: Die Alltagskompetenz von Frau Weilert ist bedroht und vermindert, also die Fähigkeit, sich in ihrem persönlichen Umfeld selbständig zu versorgen. Sollte Frau Weilert nicht zügig mobiler werden und ihre funktionellen Fähigkeiten wiedergewinnen, besteht Gefahr, dass sich das *Selbstpflegedefizit* verstärkt und sich die Abhängigkeit von fremder Hilfe im Alltag manifestiert.

Die Funktionsbeeinträchtigungen, die mit Schmerzen verbunden sind, und die personelle Abhängigkeit äußern sich in ihrer emotionalen Verfassung. Der Wille zur Verbesserung der Selbständigkeit ist vorhanden, aber durch persönliche Konflikte und (Verlust-)Ängste aufgrund erdachter Szenarien der Heimunterbringung völlig überlagert. Frau Weilert realisiert nicht, dass die Tochter keine Absichten dahingehend pflegt. Die Angst vor einem neuen Sturz und die Schmerzsymptomatik verstärken ihre Unsicherheit in der Mobilität und Bewegung.

Die Trauer um ihren Ehemann erschwert Frau Weilert, eine neue Lebensperspektive für sich zu entwickeln. Der Versuch, mit dem Verlust umzugehen, zeigt sich, indem sie Vertrautes bewahren will und nichts verändern möchte. Mit den Teppichen verbindet sie Erinnerungen an den gemeinsamen Kauf, für den das Ehepaar in den 70er Jahren lange gespart hat. Die Tochter sieht den Zweck der Teppiche rein pragmatisch und will diese beseitigen. Sie drängt sich, zwar in guter Absicht, aber ungefragt in die Privatsphäre der Mutter. Gleichzeitig ärgert sie sich, weil ihre Mutter »nichts annimmt« und sich stur stellt.

Prognose

Sollten sich die *Grundmobilität* und der Aktivitätsgrad stabilisieren und die Schmerzen reduzieren, würde Frau Weilert auch emotional bestärkt. Die unterschwelligen Konflikte vergrößern sich, je mehr Mutter und Tochter ihre Probleme miteinander unausgesprochen lassen. Würde Frau Weilert wieder an Eigenständigkeit gewinnen, sollten sich durch eine Aussprache Lösungen finden lassen. Denn eindeutig ist, nachdem Maja mit Mutter und Tochter getrennt gesprochen hat, dass sich beide Harmonie in der Familie wünschen.

5.2 Rehabilitationsplanung im Team

Initiale Teambesprechung

Rolle der Interprofessionellen Partnerin

Alle Berufsgruppen gleichen ihre bereichsspezifischen Erhebungen ab. Im Weiteren erfolgt in enger interdisziplinärer Zusammenarbeit des Behandlungsteams eine patientenzentrierte Diagnostik und Therapie auf der Basis des *geriatrischen Assessments*.

Geriatrisches Assessment

Das geriatrische Assessment stellt ein zusätzliches diagnostisches Verfahren in der Geriatrie in Ergänzung zu ausführlicher Anamnese und körperlicher Untersuchung dar. Das Assessment beinhaltet die umfassende Beurteilung des Patienten hinsichtlich seiner Krankheitsgeschichte, seines körperlichen, geistigen und seelischen Gesundheitszustands, der geriatrietypischen Risiken, seiner alltagsfähigen Funktionen und des Mobilitätsgrades. Zudem erfasst das Reha-Team erhaltende oder mögliche Fähigkeiten zur Bewältigung des täglichen Lebens unter Berücksichtigung familiärer Ressourcen sowie der Wohn- und Lebenssituation und -perspektive (vgl. Geriatriekonzept Nds., 2012, S. 22). Die Erhebungen werden standardisiert, d. h. einheitlich durchgeführt. Zu unterscheiden ist ein *geriatrisches Screening* (Basis-Assessment) von dem allgemeinen umfassenden *geriatrischen Assessment* (vgl. Dorner, in: Schmidt et al., 2012, S. 237 f.). Das *geriatrische Assessment* (einschl. Screening) umfasst:

- soziale Situation (ökonomische und soziale Lebensbedingungen)
- Selbsthilfefähigkeit (Alltagskompetenz)
- Ernährung
- körperliche Funktionen (Mobilität, Muskelkraft und Gleichgewicht, Sturzrisiko)
- kognitive Funktionen (Kognition)
- emotionale Funktionen (Stimmungslage)

Bedarfsorientiert erfolgen weitere Verfahren zur Diagnostik von z. B.:

- Schmerz
- Kontinenz
- Dysphagie
- Dysphasie und Aphasie
- Kau- und Schluckstörung
- Sturzkrankheit
- degenerativen Erkrankungen

Alle in der Geriatrie tätigen Berufsgruppen tragen zu diesem Prozess bei.

> »Aus dem Behandlungsziel leiten sich die Teilziele für die einzelnen Professionen des geriatrischen Teams ab. Neben der Befunderhebung mittels Anamnese und Untersuchung bietet das Assessment mittels standardisierter Testverfahren Erkenntnisse, mit denen neben der Ausgangssituation zu Beginn der Behandlung auch Veränderungen im Rahmen von Verlaufskontrollen während der Behandlung erfasst werden können. Damit kann zu unterschiedlichen Zeitpunkten der Behandlung überprüft werden, ob und in welchem Umfang Rehabilitationspotenziale vorhanden sind, ob sich Ziele ändern, wo verborgene Ressourcen des Patienten liegen und wie diese entwickelt und genutzt werden können. (Geriatriekonzept Nds., 2012, S. 23)

Zielsetzung

Rolle der Interprofessionellen Partnerin

Schon mit der Aufnahme des Patienten in einer Akutgeriatrie oder Rehabilitationsabteilung setzt eine ganzheitliche, modular aufgebaute Befunderhebung ein. An ihr sind ärztliche, pflegerische, psychosoziale und therapeutische Berufsgruppen beteiligt. Auf Basis der Ergebnisse des Assessments wird ein individueller Behandlungsplan mit Formulierung eines Behandlungsziels erstellt. Der prämorbide Status sowie explizite Wünsche des Patienten, ggf. auch seiner Angehörigen, finden hierbei – im Rahmen individueller Möglichkeiten des Patienten – Berücksichtigung. Denn selbst wenn Maja und die anderen Berufsgruppen notwendige Erfordernisse erkennen, muss das Team den persönlichen Lebensstil und damit zusammenhängende Zielerwartungen von Frau Weilert selbst respektieren. Nur in Interaktion kann das Team hinsichtlich medizinischer Notwendigkeiten auf ihre Patientin eingehen, Zufriedenheit und Kooperation erwirken und personenzentriert handeln.

Es gibt eine enorm große Bandbreite an Auffassungen von Normalität und Selbständigkeit. Die Hierarchisierung der Ziele und Gewichtung der Behandlungsinhalte hängt neben der Prognose (muss immer realistisch, erreichbar und überprüfbar sein) vom Patienten selbst, von dessen sozialem Umfeld und Wünschen ab. Die Ziele müssen kurzfristige wie auch langfristige Entwicklungsmöglichkeiten aufzeigen und die Aufenthaltsdauer im Setting berücksichtigen. Gegebenenfalls sind weiterführende Maßnahmen (z. B. Pflege, Heilmittel oder Alltagshilfen) einzuleiten.

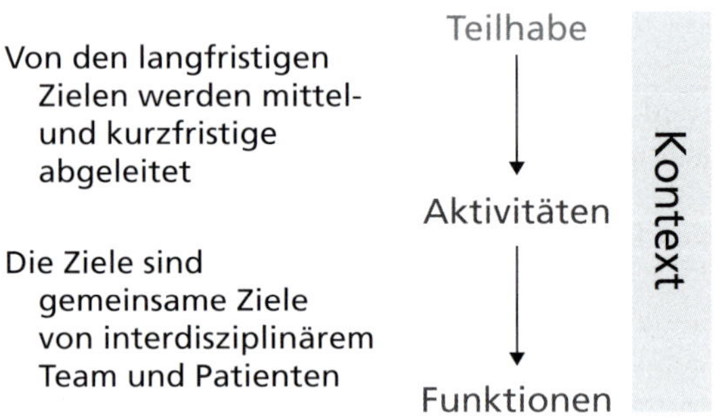

Abb. 6: Zielsetzung unter Einbeziehung der ICF nach dem Top-Down-Prinzip (Frommelt, 2007)

Das Rehabilitationsziel definiert das Team anhand der bereichsspezifischen Erkenntnisse und diesbezüglichen Fragestellungen auf Grundlage der ICF (International Classification of Functioning, Disability and Health) zusammen mit Patient und Angehörigen.

Vorrangig in der Behandlung von Frau Weilert sind die Wiederherstellung der Mobilität sowie alltagsrelevanter Fähigkeiten, damit sie ihre eigene Lebensführung wieder aufnehmen kann. Erfolge werden nur erreichbar, wenn die funktionellen Defizite gezielt behandelt und Komorbiditäten ausreichend berücksichtigt werden (Dorner, in: Schmidt et al., 2012, S. 238; ▸ **Tab. 9**).

> Das übergeordnete *Ziel der geriatrischen Rehabilitation* ist immer alltagsbezogen und strebt immer den Erhalt oder die Wiederherstellung der Mobilität und Selbständigkeit und damit die funktionale Gesundheit, Teilhabe und Lebensqualität des älteren Menschen an.

Tab. 9: Ziel- und Behandlungsübersicht (vgl. Kladny, Schmidt et al., 2012, S. 175; Dorner, Schmidt et al., 2012, S. 239)

Patientenziele: »zuhause leben können«, »selbständiger werden«	
Somatische Maßnahmen	**Funktionale Maßnahmen (Aktivitäten)**
• Schmerzreduktion, Anpassung der Schmerztherapie • Erweiterung der kardialen Belastungsgrenze und physiologischen Ausdauer • Gleichgewichtsverbesserung • tärkung der Muskulatur in den unteren Extremitäten • Mitbehandlung des Lymphödems • Muskelkräftigung • Verbesserung des Bewegungsausmaßes • vollständige Belastung des linken Beines • Abklärung der Sturzursache (Ausschluss bzw. Behandlung entsprechender Krankheitsbilder)	• Verbesserung der motorischen Grundeigenschaften • Gangbild • Erweiterung des Gangvermögens • Stand- und Gangsicherheit • Treppensteigen • ADL-Training • Transfer Bett/(Roll-)Stuhl/Rollator • Toilettengang • Körperpflege und Körperwäsche • An/-Ausziehen • Haushaltsführung
Psychosoziale Maßnahmen	**Edukative Maßnahmen**
• Stabilisierung der psychischen Verfassung und Selbstmanagement • Stimmungsaufhellung, Perspektiventwicklung • Unterstützung in der Trauerbewältigung durch Gespräche • Bereitschaft zur Wohnraumanpassung und Hilfsmitteleinsatz • Kontaktförderung • Unterstützung in der Konfliktbewältigung • Sicherung der Nachsorge und Hilfsmittel	• Anleitung in der Sturz- und Luxationsprophylaxe • Vermittlung der Bedeutung von Risikofaktoren und Modifikation des Risikoverhaltens • Beseitigung potenzieller Sturzrisiken • Beratung hinsichtlich der Wohnumfeldgestaltung • Anleitung im Gebrauch der Hilfsmittel • Information, Beratung und Anleitung der Angehörigen (u. a. Pflegetätigkeiten, Prophylaxen)

Die *Teambesprechung* stellt sicher, dass die bereichsspezifischen Ziele und Maßnahmen aufeinander abgestimmt sind und während der Rehabilitation keine Zielkollisionen auftauchen. Sonst kann es durchaus passieren, dass Kollegen gegenläufige Interventionen einleiten, ohne dass der Patient es will, oder bspw. die Ergotherapeutin das Toilettentraining durchführt, obwohl es die Aufgabe von Maja als Pflegefachkraft wäre. Durch die Absprache im Team weiß Maja, welche Aufgaben und Interventionen sie als Pflegekraft durchführen und begleiten muss. Jede Berufsgruppe trägt auf diesem Weg dazu bei, die Rehabilitation ganzheitlich zu gestalten.

> Ziele und Maßnahmen der anderen Berufsgruppen müssen bekannt sein, um einheitlich dem Patienten gegenüber zu handeln. Eine gute Zusammenarbeit und eine gemeinsame Zielsetzung sind die Voraussetzung für das Wohl des Patienten und eine effektive Rehabilitationsbehandlung (Egert, Hauck, Zippel, 2012).

Pflegeplanung

Rolle der Vermittlerin

Maja strukturiert ihre pflegespezifischen Handlungsschritte. Es lassen sich sicherlich nicht alle Pflegeerfordernisse im Detail erfassen. Aber die Planung verdeutlicht notwendige Pflegeerfordernisse und damit Handlungsschritte, die im rehabilitativen Kontext stehen. Sie bietet eine umfassende Grundlage und Richtschnur, damit alle am Pflegeprozess beteiligten Kollegen einheitlich gegenüber Frau Weilert handeln, entsprechend auf Situationen reagieren können und so dem Erreichen des Rehaziels dienen.

5.3 Rehabilitationsverlauf

Allgemeiner Behandlungsablauf

Frau Weilert wird in den nächsten drei Wochen wochentags morgens gegen sieben Uhr von einem Fahrdienst abgeholt. In der Tagesklinik erhält sie den Therapieplan und etwaige Anpassungen. In der Regel genießt sie eine Therapiezeit von täglich mindestens vier bis maximal sechs Stunden an fünf Tagen in der Woche. Die Intensität erhöht sich im Laufe der Behandlung, sobald sie belastbarer ist. Zwischen den Therapien erfolgen das Mittagessen und medizinische Ruhephasen.

In den ersten Tagen wird Frau Weilert von einer Pflegeassistenz zu den Therapien und Untersuchungen begleitet, denn sie kann noch nicht ohne Unterstützung am Rollator laufen und muss teilweise auch noch im Rollstuhl gefahren werden.

Nach Abschluss der Tagestherapie wird Frau Weilert zurück nach Hause gefahren. Sie ist angehalten, die Therapieinhalte in ihren persönlichen Lebensalltag zu übertragen und zu festigen.

Diagnostische und therapieabhängige Pflege

Rolle der Gesundheitsfürsprecherin und Interprofessionellen Partnerin

Funktionstherapeutische Aufgaben und Methoden

Nach dem Frühstück und vor den Therapiezeiten führt Maja täglich bei allen Patienten pflegerische Routineaufgaben wie z. B. *Vitalzeichenkontrollen* durch. Nicht immer ist dies unbedingt eine spannende Aufgabe. Dennoch sind die regelmäßigen Analysen wichtig, da sie Hinweise auf körperliche Veränderungen geben können. Auch behandlungspflegerische Maßnahmen (u. a. *Wundversorgung, Kompressionstherapie)* sowie ablaufbezogene Aufgaben stehen auf der Tagesordnung. Hierzu zählen Dokumentation, Prüfung der Lagerbestände und Pflegehilfsmittel, Vorbereitung der Pflegeübergaben, Absprachen, Teilnahme an Qualitätszirkeln oder Fortbildungsmaßnahmen.

Am Fallbeispiel

Kompressionstherapie

Nach der ersten Woche beobachtet Maja einen Rückgang der Beinödeme und eine bessere Beweglichkeit in den Sprunggelenken. Die Lymphdrainage und die morgendlichen Therapieeinheiten zu Bewegungsförderung scheinen zu wirken.

Trotzdem schwillt das linke Bein regelmäßig nach Mittag an. Maja weiß durch die Tochter, dass Frau Weilert zuhause am liebsten in ihrem Sessel vor dem Fernseher sitzt. Sie hält Rücksprache mit der Kollegin vom ambulanten Pflegedienst, die das bestätigt. Diese will mit dem Hausarzt bezüglich der Verordnung medizinischer Thrombosestrümpfe Kontakt aufnehmen, fragt sich aber, warum dies nicht längst veranlasst ist.

Schmerzmanagement

Das *Schmerzmanagement* fällt auch in ihren Aufgabenbereich. Sie muss sich an die ärztlichen Anordnungen und *internen Pflegestandards* halten, wobei sie Empfehlungen zur Behandlung aussprechen kann. Wenn sie bspw. Verhaltensänderungen oder Nebenwirkungen beobachtet, kommuniziert sie diese an den Arzt.

Grundmobilisierende Maßnahmen

Die *Gangschulung* ist Schwerpunkt der *Physiotherapie*, um die Gangsicherheit mit und ohne Hilfsmittel wiederzugewinnen. Sie beginnt mit kleinen Trainingseinheiten, zunächst in Form von Basisübungen zur besseren Standfähigkeit und um die Beinmuskulatur zu stärken. Vorab erfolgen die Mobilisation der Knie- und Sprunggelenke und ein intensives Gleichgewichtstraining.

Statt sturzgefährdete Personen an der Bewegung zu hindern, sollte man vielmehr für eine sichere Bewegung und Mobilität sorgen, denn Bewegungsmangel bewirkt genau das Gegenteil. Die Betroffenen Personen verlieren immer mehr an Kraft- und Balancegefühl, und ein Sturz wird immer wahrscheinlicher. Eine Reduktion der Sturzgefahr ist eher durch die Erhaltung und Wiederherstellung einer größtmöglichen, sicheren Mobilität zu erreichen (DNQP Sturz, 2013, S. 26).

Gruppenangebote

Zur Konditionierung der Übungsinhalte und um ihre kardiale Belastungsausdauer zu erweitern, nimmt Frau Weilert an der Kreislaufgymnastik im Sitzen teil. Darüber hinaus soll sie durch Spaß an der rhythmischen Bewegung zu Musik ihre Bewegungssicherheit wiedergewinnen.

Musikuntermalte Angebote besitzen einen auffordernden Charakter und eignen sich äußerst gut zur Aktivierung (z. B. Bewegungsgruppen).

Parallel wird Frau Weilert ein physiologisches Bewegungsverhalten vermittelt. Auch Gangeinheiten im Therapiegarten in Form von Geländetraining auf unterschiedlichen Untergründen sowie das Treppensteigen gehören dazu.

Grundsätzlich sind immer die Vorgaben des Operateurs zur Belastbarkeit der *Osteosynthese* zu berücksichtigen. Sie reichen von mehrwöchiger Teil- bis hin zur sofortigen Vollbelastung nach Maßgabe der Beschwerden und richten sich nach Art des Implantats, der Verankerung (zementfrei/zementiert), dem Zugang, der Festigkeit des Knochens und des Bandapparats sowie nicht zuletzt auch nach der Einstellung des Operateurs (Schmidt et al., 2012, S. 178 f.).

Physikalische Therapie

Frau Weilert erhält Massagen, um durch Stimulation der Haut und Muskulatur ihre Körperwahrnehmung und sensomotorischen Fähigkeiten zu verbessern.

Luxationsprophylaxe

Bei einer implantierten Hüftendoprothese besteht das Risiko einer Luxation, weshalb hinsichtlich der Bewegung und Mobilisation strenge Limitationen beachtet werden müssen und ein umsichtiges Vorgehen erforderlich ist. Das Bewegungsverhalten nach Anordnung des Chirurgen muss in Tätigkeiten überprüft und »falsche Bewegung« korrigiert werden.

Am Fallbeispiel

Frau Weilert wird von den Therapeuten in den ersten Tagen über die Verhaltensmaßnahmen und richtige Bewegungsmuster zur Verhinderung einer Hüftluxation aufgeklärt (▶ **Tab. 10**). An dieser Stelle greift die Pflege mit den therapeutischen Inhalten ineinander, indem Maja darauf achtet, wie Frau Weilert ihre Bewegungen durchführt. Sie beobachtet, dass Frau Weilert zunehmend außerhalb der Therapien auf die richtige Haltung Rücksicht nimmt. Hier wird deutlich, wie Frau Weilert die Behandlungsmaßnahmen verinnerlicht und sich physiologische Bewegungsmuster automatisieren. Nur das Sitzen mit überkreuzten Beinen kann Frau Weilert einfach nicht ausschalten. Maja schaut sie nur noch an und ruft »Frau Weilert!«. Diese grinst und ändert schleunigst ihre Beinhaltung.

Tab. 10: Grundprinzipien in der Luxationsprophylaxe (vgl. Paetz, Benzinger-König, 2004, S. 519; Kladny, Schmidt et al., 2012, S. 187)

- das Hüftgelenk nicht mehr als 90 Grad flektieren
- das Bein immer in einer leichten Abduktion positionieren
- eine Adduktion streng vermeiden
- abhängig vom Zugang sind Innen- und Außenrotation bei Lagerung sowie der Mobilisation verboten
- Da es leicht zu Verwechslungen kommt oder Unsicherheit entsteht, wenn Patienten miteinander kommunizieren, sollten Rotationsbewegungen, egal in welche Richtung, generell vermieden werden. Diese Vorgabe gilt in den ersten drei Monaten nach der Operation
- Beine dürfen beim Sitzen oder Liegen nicht überkreuzt werden
- Sitzen über längere Zeit ist anfangs untersagt
- Sitzflächen sollten erhöht werden, dies gilt besonders für die Toiletten. Hier ist der Einsatz einer Toilettensitzerhöhung angezeigt

Hilfsmittelabklärung

Rolle der Managerin

Schrittweise fordert Maja ihre Patientin auf, den Rollator zu nutzen. Frau Weilert realisiert bald erste Erfolge. Sie wird nun geradezu ehrgeizig. Maja bleibt vorerst dabei und unterstützt dort, wo es nötig ist. An dieser Stelle wird deutlich, wie die Pflege die Therapieinhalte fortführt.

> So wenig Hilfsmittel wie möglich, so viel wie nötig!

Den Rollator hat Frau Weilert sofort als Alternative zum Gehstock akzeptiert. Dieser bewirkt eine sehr viel aufrechtere und damit physiologische Körperhaltung und ist eine völlig andere als bei dem einseitigen Gang mit dem Stock. Die Körperlast ist nun auf beide Beine verteilt, und Frau Weilert kann sich mit ihren Armen beim Gehen abstützen. Das Gleichgewicht kann Frau Weilert sehr viel besser halten und »austarieren«.

Zusätzliche *Hilfsmittel* sind von Maja veranlasst und werden von der Tochter organisiert (Hüftprotektor, Badewannen-Drehsitz, Toilettensitzerhöhung mit Armlehnen, Anziehhilfe). Bei der Versorgung mit Hilfsmitteln muss Maja grundsätzlich darauf achten, dass eine Unter- bzw. Überversorgung vermieden wird.

Veränderungen der Wohnraumverhältnisse

Rolle der Gesundheitsfürsprecherin und Vermittlerin

Frau Weilert versteht zunächst nicht, dass sie spätestens nach der Hüftoperation die potenziellen Sturzquellen zuhause eliminieren sollte. Wenn sie zuhause wohnen bleiben möchte, so schlussfolgert Maja, erscheint dieser Wunsch nur durch Veränderungen im Wohnumfeld und andere Hilfsmittel längerfristig realistisch. Erst dann sei gewährleistet, dass die erneuten Sturz- und Verletzungsrisiken minimiert sind. Erstaunlicherweise kann Maja Frau Weilert gegenüber erfolgreicher argumentieren als die Tochter.

Veränderungen und *Adaptionen* sind nur dann sinnvoll, wenn der Patient (und Angehörige) diese annehmen und akzeptieren kann. Daher müssen Entscheidungen hinsichtlich der Gestaltung des Wohnraumes bzw. Wohnumgebung sowie in Mobilitätsfragen am besten im gemeinsamen Dialog stattfinden (*partizipatorische Entscheidungsfindung).* Eine professionelle, objektive Beratung unterstützt die Eigenverantwortlichkeit und Entscheidungsfähigkeit bezüglich des gesundheitsbezogenen Handelns der Patientin oft sehr viel effektiver als Angehörige es tun, da keine persönlichen Präferenzen und emotionalen Abhängigkeiten bestehen (DNQP Sturz, 2013, S. 28).

Sein Problem – mein Problem?

Bezüglich des »Teppichproblems« stellt sich Maja die Frage, ob er aus präventiven Gründen beseitigt werden müsste oder ob es wichtiger ist, dass Frau Weilert ihr vertrautes Umfeld behält und damit persönliche, liebgewonnene Erinnerungen gewahrt werden.

Frau Weilert lässt sich auf einen »Deal« ein: Sie ist bereit, ihre geliebten Teppichläufer vom Wohnzimmer in das alte Arbeitszimmer ihres Ehemannes zu verlegen. Maja erklärt, dass sie so nicht regelmäßig Gefahr läuft, an diesen hängen zu bleiben, weil sie das Zimmer seltener betritt. Gleichzeitig kann sie ihre Erinnerungsstücke im Haus behalten.

»Werden bestehende oder potenzielle Pflegeprobleme definiert, ist folgende Frage von Bedeutung: ›Wer hat eigentlich das Problem?‹. Nicht selten sieht ausschließlich die Pflegeperson ein Problem mit gewissen Umständen und Tatsachen in der Pflegebeziehung, die für den Pflegeempfänger aber überhaupt kein Problem darstellen.« (Kussmaul, Vater, 2011, S. 20)

Hier ist Professionalität seitens der Pflegekraft gefragt, die Situation objektiv zu betrachten und gegenüber dem Pflegeempfänger die Bedeutung des Problems lösungsorientiert zu klären.

Förderung der Selbsthilfe und Alltagskompetenz

Rolle der Gesundheitsfürsprecherin und Interprofessionellen Partnerin

Selbsthilfetraining

Im Rahmen des Selbsthilfetrainings setzt Maja den Schwerpunkt auf das Training der eigenständigen Toilettengänge. Die Ergo- und Physiotherapeuten integrieren alle anderen Verrichtungen in ihre Behandlungen. Die Arbeitsteilung ist insofern sinnvoll, da ein simuliertes »Trockentraining« selbstverständlich in den Therapiesequenzen nicht realistisch ist.

Die Pflegekraft motiviert den Patienten, mit dessen Unterstützung lebenspraktische Aktivitäten wieder zu erlernen und einzuüben. Die Pflegeprofession greift die Arbeit der Therapeuten auf, setzt diese im interdisziplinären Behandlungskonzept fort. Die therapeutische Pflege gleicht damit einem Beziehungsprozess mit zielgerichteten und aktivierend-trainierenden Maßnahmen in Interaktion mit dem Patienten (BV Geriatrie).

Ressourcengestützte Aktivierung

Frau Weilert wird von allen Teammitgliedern stetig aufgefordert, sämtliche Verrichtungen selbständig durchzuführen – ganz unter dem Motto: *Fordern, aber nicht überfordern!* Maja unterstützt nur, wenn sie erkennt, dass Frau Weilert tatsächlich nicht alleine zurechtkommt. Dieses Verhalten ist anfangs gar nicht so einfach im Berufsalltag. Oft ist die Hilfe »mal eben nebenbei« schneller erledigt, bequemer und weniger zeitintensiv als die *Aktivierung*. Maja muss sich in Geduld üben, ihrer Patientin nichts »abzunehmen«. Gelingt dies, ist es umso schöner, zu sehen, wie Frau Weilert Fortschritte macht und nicht hilfesuchend nach »Schwester Maja« verlangt. Auch die Pflegekraft des ambulanten Pflegedienstes fordert Frau Weilert auf, ihre wiedergewonnenen Fähigkeiten zuhause einzusetzen.

Partizipative Strategien

Rolle der Gesundheitsfürsprecherin

Kontaktförderung

Beim Mittagessen hilft Frau Weilert ihren Mitpatienten, die schwerer betroffen sind, und bringt für ihre Sitznachbarin die Getränke mit. Zunächst ärgert sie sich über den »schlechten Service«. Daraufhin erklärt Maja, dass sie die Situation beim Essen als Training verstehen solle. Der schlechte Service diene alleine dem Zweck, ihr die Möglichkeit zum Üben ihrer wiedererworbenen Fertigkeiten zu geben. Daraufhin hinterfragt Frau Weilert die fehlende Hilfe nicht mehr. Bald entsteht ein guter Kontakt zu ihrer Sitznachbarin. Bewusst lässt Maja die Frauen »allein«. Mittlerweile schwelgen beide Damen, in ihren Ruhesesseln liegend, jeden Mittag in ihren Kindheitserinnerungen der gemeinsamen Heimatstadt Lüneburg und sind völlig auf sich bedacht. Maja ist zufrieden mit der Entwicklung und hofft, dass der Kontakt auch später nach der Reha noch anhalten wird. Das wäre ein toller Krankheitsgewinn!

Selfcare-Angebote

Sogenannte *Selfcare-Angebote* in Form von Ruhe bzw. zum Austausch mit anderen Patienten im Aufenthaltsraum unter Anwesenheit einer Pflegekraft sind bewusst initiiert. Pflegetherapeutisch gesehen spielen genau diese sozialen Interaktionen bei der Kontaktförderung eine wichtige Rolle. In diesen Momenten lassen sich Fragen, Probleme oder Lösungsmöglichkeiten von den Patienten untereinander und außerhalb der »offiziellen« Therapie ansprechen.

5.4 Evaluation des Rehabilitationsverlaufs

Bedeutung der Sturzprävention und Mobilitätsförderung

Im Laufe der zweiten Woche wird Frau Weilert zunehmend »lebendiger« und zeigt Zuversicht. Die Mobilitätssteigerung wirkt sich positiv auf ihre Stimmung aus. Den Toilettengang führt sie mittlerweile selbst durch. Maja stellt mit ihren Kollegen fest, dass Frau Weilert eine aufrechtere und damit bessere Körperhaltung beim Laufen einnimmt.

Bei Patienten, die im Rahmen eines Sturzes eine Fraktur erlitten haben, steht neben der Abklärung der Sturzursache und einer adäquaten Schmerztherapie das Erlernen der Gangsicherheit und die Mobilitätsförderung im Vordergrund. Häufig sind diese Patienten ausgesprochen verunsichert, ziehen sich von der normalen Mobilität zurück (Rückzugstendenzen), aus Angst, einen erneuten Sturz zu erleiden. Ein Sturz hat nicht selten psychische Folgen auf das Alltagsleben. Hier ist durch Minderung der psychischen Folgen, begleitet von unterstützenden Gesprächen, intensiv einzuwirken (vgl. DNQP Sturz, 2013).

> Teambesprechungen, Visiten oder Übergaben sind Elemente zur Qualitätssicherung und tragen wesentlich zum Behandlungserfolg bei.

Rolle der Interprofessionellen Partnerin

Teambesprechungen und Visiten

Regelmäßig erfolgen *Teambesprechungen* und Visiten. Das Team evaluiert Therapiefortschritte, ob Rehabilitationsziele gültig bleiben oder durch aktuelle Ereignisse modifiziert werden müssen. Um den Rehabilitationsverlauf beurteilen zu können, stellt sich das Team folgende Fragen:

- Werden vorhandene Probleme gelöst, d. h. positiv beeinflusst?
- Wird in den vorhandenen Ressourcen unterstützt?
- Werden die Ziele erreicht?
- Werden die Therapieerfolge zuhause um- bzw. eingesetzt?

Pflegevisite

Die *Pflegevisite* ist ein Instrument zur Qualitätssicherung, dient der Erfolgskontrolle und dem Austausch sowie der Hilfestellung bezüglich:

- Reflektion der Prozessqualität (zur Bewertung des Pflegeverlaufs),
- Feststellung der Ergebnisqualität (durch Bewertung der durchgeführten Pflegemaßnahmen und Bewertung der Pflegeziele),
- Erfassung der Strukturqualität (Bewertung der Organisation) und
- gegenseitigen Austausch und der Hilfestellung.

Rolle der Pflegeexpertin und Vermittlerin

Prognose durch Pflegekraft

Als Bezugspflegekraft obliegt Maja die Aufgabe, einzuschätzen, ob ihre Patientin weiterhin *Rehabilitationspotenzial* besitzt. Wäre dies nicht der Fall, z. B. durch Rückfallerkrankungen oder fehlende *Motivation,* kann der Reha-Arzt die Rehabilitation abbrechen. Die Fortführung der Behandlung wäre nicht mehr erfolgversprechend. Bei Frau Weilert bleibt die Prognose positiv.

Anpassung der Pflegemaßnahmen

Anpassung der Pflegemaßnahmen Maja überprüft ihre Pflegeplanung standardgemäß jeden Mittwoch oder passt diese an, sobald sie einen veränderten Handlungsbedarf sieht. Sie fixiert die Besprechungsergebnisse in der Patientenakte. Durch die Pflegedokumentation ist es den Kollegen möglich, sich auf neue Situationen vorzubereiten und modifizierte Maßnahmen nachzuvollziehen. Denn nicht immer lassen sich alle Aspekte in den täglichen Übergaben ansprechen.

Pflegedokumentation

> Die Dokumentationen allgemein-pflegerischer wie auch rehabilitativer Pflegemaßnahmen spiegeln sich im Pflegeprozess wider und machen individuelle Pflege für alle am Rehabilitationsprozess beteiligten Fachleute transparent und später für Fragen nachprüfbar (vgl. AG mb-Reha).

Aber auch *nicht alles* kann dokumentiert werden. Kommunikation untereinander besitzt immer noch oberste Priorität! Miteinander zu sprechen und einheitlich zu handeln ist immer noch der beste Weg, zusammenzuarbeiten, steigert die Behandlungseffektivität und fördert darüber hinaus den Zusammenhalt.

Anpassung der Medikamente

Am Fallbeispiel

Als der Medikamentenplan vom leitenden Arzt in der letzten Visite angepasst wird, teilt Maja dies der Tochter mit. Sie informiert die Tochter darüber, dass sich ein Wochendosett für die Medikamenteneinnahme zuhause eignet. In diesem Fall werden die Tabletten nur wöchentlich vom Pflegedienst gestellt.

Rolle der Vermittlerin

> Die Integration der Angehörigen bzw. anderer Bezugspersonen ist in der Rehabilitation äußerst wichtig.

Integration und Rolle der Angehörigen oder Bezugsperson

Das personelle Umfeld des Betroffenen und der unmittelbar betroffenen Personen muss im Behandlungsprozess unbedingt berücksichtigt werden. Dabei gehört zu den ersten Maßnahmen die Kontaktaufnahme zu den

Angehörigen. Besonders wichtig ist dies bei eingeschränkt anamnesefähigen Patienten, bei denen das psychosoziale Umfeld häufig rasch geklärt werden muss, um eine adäquate Zielplanung zu ermöglichen.

Im Laufe eines *Pflegetages* wird die Tochter von Maja fachkundig in die Organisation der Hilfsmittel, Veränderungen im Bad und die erforderlichen Pflegeerfordernisse, vor allem nachts, eingewiesen. Hierbei bleiben Zeit und Raum, um über die persönliche Situation zu sprechen. Die Tochter hat hohen Gesprächsbedarf, der sich auf die eigene Lebenssituation und neue Anforderungen und Belastungen in der neuen Rolle als pflegende Angehörige bezieht. Für Maja sind diese Gespräche eine der schönsten Aufgaben. Sie ist stolz, wenn sie konstruktiv in Bewältigungsprozessen unterstützen kann, sie trotz ihres jungen Alters ernst genommen wird und ihre ganze Erfahrung zum Tragen kommt!

Rolle der Gesundheitsfürsprecherin

> Sogenannte *Tür-und-Angel-Gespräche,* aber auch fest vereinbarte Beratungstermine seitens der Pflegenden sind wichtig und zeugen von Professionalität, wenn sie gezielt eingesetzt werden.

»Tür-und-Angel-Gespräche« sowie feste Gesprächstermine dienen der informellen und persönlichen Beratung, die pflegende Angehörige oft in ihrer neuen Rolle benötigen. Diese Gespräche gestalten sich am besten in offener, vertrauter Atmosphäre mit der inneren Bereitschaft, zuzuhören.

Maja erklärt der Tochter, dass sie ihrer Mutter nicht alle Verrichtungen und Tätigkeiten abnehmen darf. Im Gegenteil: Sie muss ihre Mutter immer wieder auffordern, Handlungen selbst durchzuführen. In diesem Fall wird sie gemäß dem Motto *»Hilfe zur Selbsthilfe«* zur Co-*Therapeutin.* Das ist für sie gar nicht so einfach, denn im Gegensatz zu Maja, die als Expertin anerkannt wird, muss die Tochter sich von der Tochterrolle abgrenzen und lernen, gegenüber ihrer Mutter sachlich und trotzdem einfühlsam zu argumentieren.

Maja beachtet, dass die Tochter sich selbst nicht überfordert, sondern schrittweise auf die neue Rolle vorbereitet wird. Sie übernimmt zwar gerne die Pflege für ihre Mutter, aber es ist wichtig, dass sie nicht psychisch (und physisch) in Selbstaufgabe endet. Wie auch Maja, die professionellen Abstand halten kann, muss die Tochter diese Fähigkeit lernen, um ihr eigenes Leben nicht zu vernachlässigen. Sie muss abwägen, welche Art Unterstützung sie leisten will, was überhaupt zu leisten ist oder langfristig nachteilig für alle Beteiligten wäre.

Da sich beim Pflegetag ein Großteil relevanter Pflegeinhalte klären lässt und die Pflegekraft des ambulanten Pflegedienstes mit Maja gut zusammenarbeitet, verzichtet sie auf den Hausbesuch.

5.5 Rehabilitationsabschluss

Entlassungsvorbereitung und Nachsorge

Rolle der Managerin

Initiales Assessment

Maja koordiniert zusammen mit dem Sozialdienst die (pflegerische) Entlassung, welche schon zu Beginn der Rehabilitation besprochen wurde (*initiales Assessment;* vgl. DNQP, 2009, S. 29). Neben der gezielten Information, Anleitung und Beratung von Frau Weilert und ihrer Tochter hinsichtlich grundlegender Kenntnisse über Risiken und Möglichkeiten zum angemessenen Umgang mit pflege- oder krankheitsbezogenen Problemen nach der Rehabilitation leitet sie rechtzeitig die Fortführung der Physiotherapie und Lymphdrainage ein und stellt damit die nahtlose Weiterbehandlung sicher. Frau Weilert ist einverstanden. Der Pflegedienst ist seit dem Akutaufenthalt involviert. Diesbezüglich besteht ein umfassender Informationsaustausch. Maja geht davon aus, dass sich durch das initiierte Hilfenetzwerk die gesamte Situation zuhause stabilisieren wird.

Eine umfassende Entlassungsplanung beginnt bereits bei der Patientenaufnahme und zieht sich durch den gesamten Rehabilitationsprozess. Beteiligt sind alle Berufsgruppen, die in ihrem jeweiligen Verantwortungsbereich agieren. Die entscheidende Koordinationsfunktion hat in der Regel eine Pflegefachkraft inne, die u. a. den Informationsfluss über die Zuständigkeitsgrenzen und Versorgungssektoren sicherstellt (ebd., S. 6).

Beurteilung des Rehabilitationserfolgs

Rolle der Interprofessionellen Partnerin

Teambesprechung

Das Reha-Team bilanziert einige Tage vor Ende den Rehabilitationsverlauf und zieht auch die Ergebnisse aus dem *geriatrischen Assessment* heran.

Mobilitätsgrad

Maja und der leitende Arzt führen mit Frau Weilert ein Abschlussgespräch. Frau Weilert kann mittlerweile alleine laufen und sich ohne Hilfe auf Wohnungsebene mit ihrem Rollator bewegen. Ihr Gangbild ist noch leicht hinkend, und die schmerzhaften Kniegelenkbeschwerden erweisen sich als problematisch. Durch vorsichtige Mobilisation der Kniegelenke sind die Beschwerden in diesem Bereich zumindest gelindert. Die Vorgaben zur Luxationsprophylaxe setzt sie gewissenhaft um. Ihre Sturzangst ist nicht mehr so ausgeprägt im Vergleich zum Anfang der Rehabilitation. Sie hat ihre Gangsicherheit größtenteils wiedergewonnen. Der Rollstuhl kommt nur für größere Strecken in Begleitung zum Einsatz.

Durch den Bau einer kleinen Rampe kann Frau Weilert die Stufe an der Haustür mit dem Rollator überwinden und ein paar Schritte vor ihrem Haus oder zu ihrer Tochter gehen. Hieran wird sichtbar, wie sich durch eine kleine Änderung zur Überwindung der Haustürstufe der Lebensradius, d. h. die Teilhabe vergrößert.

Selbstpflegekomptenz

Frau Weilert führt die tägliche Körperhygiene mittlerweile selbst durch. Das Duschen erfolgt einmal wöchentlich mit Unterstützung des Pflegedienstes. Das An- und Ausziehen der Kleidung erfordert Zeit, aber Frau Weilert besteht darauf, sich selbst herzurichten. Nur die kürzlich angepassten Medizinischen Thromboseprophylaxestrümpfe zieht der Pflegedienst morgens an und abends bis auf weiteres aus.

Lebensaktivitäten

Insgesamt zeigt sich die Patientin äußerst vorsichtig in den alltäglichen Handlungen und nimmt sich viel Zeit. Diese Ruhe strapaziert manchmal die Geduld der anwesenden Familienangehörigen, doch Frau Weilert betont dann selbstbewusst, dass man ihr das »in der Reha so beigebracht« hat.

Selbstversorgung und Tagesstruktur

Frau Weilert ist so weit mobil, dass sie kleine Tätigkeiten in der Küche durchführt und das Essen auf Rädern, welches täglich geliefert wird, selbst zubereitet. Ihre Tochter unterstützt sie in den Einkäufen und Erledigungen wie die Begleitung zum Friseur. Eine Hauswirtschaftshilfe ist organisiert.

Hausnotruf

Durch einen *Hausnotrufknopf* kann Frau Weilert im Falle eines Sturzes oder bei Vorfällen anderer Art sofort Hilfe rufen. Sie fühlt sich sehr viel sicherer.

Hüftprotektor

Ein Versäumnis durch Maja wird beim *Hüftprotektor* ersichtlich: Frau Weilert hat später die Polster im Hüftprotektor entfernt und zieht diesen in der Form morgens über die Unterhose an, im Glauben, dass der Protektor seine Funktion erfüllt. Auf Nachfrage der ambulanten Pflegekraft seien die Polster »zu hart«, und sie fühle sich damit so dick. Den Protektor vollständig wegzulassen käme für sie aber auch nicht in Frage. Die Pflegekraft kann das Fehlverhalten nicht mehr korrigieren. Maja ging davon aus, dass der Gebrauch selbstredend sei, und hatte eine genaue Anleitung in der Rehabilitation als unnötig empfunden.

Psychosoziales Befinden

Frau Weilert ist Erleichterung anzusehen. Ihre depressive Verstimmung und die Angst, nicht zuhause zurechtzukommen, haben sich durch die erhöhte Mobilität und durch das Spüren von Unterstützung reduziert. Die neuen Kontakte während des Rehabilitations-Aufenthalts vermitteln ihr das Gefühl von Zusammenhalt und Verständnis.

Sozialmedizinische Beurteilung

Rolle der Vermittlerin

Maja erläutert Frau Weilert am Ende, dass der Arzt einen Abschlussbericht verfasst. Dieser dient für ihren Hausarzt und dem Pflegedienst zur Information der diagnostischen Ergebnisse, der durchgeführten Behandlungen und deren Ergebnisse und als Quelle, welche Maßnahmen weiterempfohlen werden. Auch eine aktuelle medikamentöse Therapie empfiehlt der leitende Arzt.

Zufriedenheit und Lebensqualität

Es gibt Tage, an denen Frau Weilert nach wie vor unter Schmerzen leidet, die aber durch eine verbesserte Medikamenteneinstellung nur punktuell anhalten. Der Grad an *Lebensqualität* hat sich ihrer Aussage nach erhöht. Restdefizite in der Mobilität und in der kardialen Ausdauer bestehen, aber sie kommt mit Unterstützung gut zuhause zurecht. Insgesamt hat sich Frau Weilert die »Reha« ganz anders und vor allem anstrengender vorgestellt, »viel mehr sportliche Aktivitäten«, erzählt sie. Maja notiert die Aussagen in einen Fragebogen, der zur internen Qualitätssicherung dient. Frau Weilert erklärt, dass sie insgesamt mit dem Ergebnis der ambulanten Rehabilitation zufrieden ist, hofft aber, dass beide sich nicht so schnell wiedersehen!

6 Ein komplizierter Fall in der Neurologischen Rehabilitation nach Stammhirninfarkt

6.1 Krankheitsgeschehen und Anamnese

Hermann Salomo beschreibt schonungslos die Höhen und Tiefen seiner Erkrankung. Bei vollem Bewusstsein fühlte er sich im eigenen Körper gefangen. Er nahm seine Umwelt wahr, konnte aber nicht reagieren.

Der *Stammhirninfarkt* wurde wissenschaftlich fundiert beschrieben, aber selten sind Aufzeichnungen von Betroffenen, ihre Sicht der Erkrankung, ihre Gefühle und Erlebnisse dargestellt.

Falldarstellung

»Jeder Mensch hat sein individuelles Umfeld und seine Mitmenschen. Das Umfeld muss nach der Krankheit angepasst werden. Die Mitmenschen werden, je näher sie dem Kranken stehen, in den Sog der Änderungen hineingezogen.« (Salomo, 1995, S. 2)

»Bei Schwestern und Pflegern spürt man ihre Berufung. Was Therapeuten mühselig aufgebaut hatten, führten manche Schwestern und Pfleger mit nur flacher Fachkompetenz nicht weiter, manchmal kam es dadurch sogar zu Rückschritten.« (ebd.)

Der Stammhirninfarkt

Der Hirninfarkt bezeichnet einen Gewebeuntergang infolge von Mangeldurchblutung des Hirngewebes. Vorboten können sein: Kopfschmerzen, Schwindel, minutenlange Ungeschicklichkeit einer Hand oder eines Beines, kurzzeitige Sprachstörungen, flüchtiges Erblinden auf einem Auge. Hirninfarkte treten plötzlich auf. Bei großen Infarkten des Stammhirns kommt es zu beidseitigen Hirnnervenausfällen und zur Lähmung aller vier Extremitäten, schwere Bewusstseinsstörungen bis hin zum Koma können auftreten sowie Atemstörungen.

Große Hirnstamminfarkte sind unmittelbar lebensbedrohlich, intensivmedizinische Überwachung ist obligat.

Ursachen:

- Embolien aus dem Herzen und den großen hirnversorgenden Arterie
- hämodynamisch bedingt durch zu geringe Durchblutung der großen Hirnarterien
- arterielle Hypertonie führt über Jahre zur Verengung der kleinen Hirnarterien (Haupt, Jochheim, Gouzoulis-Mayfrank, 2009)

Vorzeichen

Am Fallbeispiel

»Wie jeden Morgen stand ich um 06:30 Uhr auf, um zu joggen. ... An diesem Morgen waren mir jedoch alle Glieder so schwer, als ob ich Schwerstarbeit geleistet hätte. ... Dann ging ich jedoch wieder ins Bett und hoffte, daß sich die Schwäche legt. Um 08:30 Uhr stand ich auf und teilte meiner Frau mit, daß mir nicht ganz gut sei. Meine Frau gab mir eine Aspirintablette. Ich wollte zu meinem Bett zurück, mußte mich jedoch vorher übergeben. ... Meine Frau hatte meinen Blutdruck gemessen, der 280 anzeigte. Sie rief daraufhin den ärztlichen Notdienst. Der Arzt kam und vermutete eine Unpässlichkeit, verabreichte mir ein Bluthochdruck senkendes Mittel und verschrieb ein Medikament gegen das Übergeben. ... Nach einem kurzen Schlaf mußte ich mich wieder übergeben. Auf dem Gang zur Toilette versagten mir fast die Beine.«

Da der Blutdruck unverändert hoch war, wurde erneut der Notarzt gerufen, die Ehefrau bestand auf eine Überweisung in die Klinik. Der Krankentransport erschien nach ca. einer halben Stunde, Herr S. Konnte nicht mehr selbständig gehen. In der Klinik war man unschlüssig, in welche Abteilung die Einweisung erfolgen sollte. Die Entscheidung fiel für die Neurologie, ein Bett auf dem Gang.

Ärztliche Untersuchungen sowie ein CCT fanden statt. Der Blutdruck wurde engmaschig kontrolliert und medikamentös eingestellt. »Meine Hände wurden pelzig. Meine Sprache wurde verwaschen. Ich klagte über Durst. Eine Schwester reichte mir ein Getränk, dabei verschluckte ich mich so heftig, dass ich kein Getränk mehr annehmen konnte. Die mir anschließend servierten Brote konnte ich nicht mehr essen. Die Hände versuchte ich dauernd zu bewegen und hoffte dadurch den pelzigen Zustand zu mindern.« (Salomo, 1995, S. 25 f.)

Die Weiterbehandlung erfolgte auf der Intensivstation (*Stroke Unit*).

Das neurologische Phasenmodell

Wird in der medizinischen Akutbehandlung, entsprechend dem neurologischen Phasenmodell ist dies die Phase A, vordergründig durch Diagnostik, Therapie und Intensivpflege darum gerungen, ein Fortschreiten der cerebralen Schädigung aufzuhalten, weitere Komplikationen zu verhindern und eine zügige Rehabilitation einzuleiten, beginnt mit der Frührehabilitation (Phase B) die eigentliche Rehabilitation. Wobei die Grenzen zwischen Akutbehandlung und Frührehabilitation fließend sind (vgl. Schupp, 2012, S. 20). »Basale Rehabilitationsleistungen, wie aktivierende Pflegeinterventionen, z. B. Bewegungsförderung und Frühmobilisation, sollten daher bereits in dieser frühen Phase beginnen« (ebd.).

Während der Phase B, in welcher sich bewusstseinsgetrübte, -gestörte Patienten mit vegetativen Schwankungen und ausgeprägten motorischen Einschränkungen sowie mangelnder oder gar keiner Kooperationsfähigkeit befinden, zielt die Pflege und Therapie auf die Förderung des Bewusstseins, Basislegung für Kooperation, Mobilisation unter steter medizinischer Aufsicht.

> »Im Rahmen der BAR-Empfehlungen zur Phase B von 1995 wird eine Therapiedichte von vier bis sechs Stunden aktivierende Pflege einschließlich notwendiger intensiv- und überwachungspflegerischer Leistungen erwartet, mit interdisziplinärer funktioneller Therapie von mehreren Stunden und mehrfach täglicher Visite.« (ebd.)

Kriterien für die neurologisch-neurochirurgische Frührehabilitation sind:

- Bestehen einer stationären Akutbehandlungsbedürftigkeit
- Vorhandensein eines Frührehabilitationsteams unter Leitung eines Facharztes für Neurologie, Neurochirurgie, physikalische und rehabilitative Medizin
- standardisiertes Frührehabilitations-Assessment zur Erfassung der funktionellen Selbständigkeit mittels Messinstrumenten wie z. B. Barthel-Index
- wöchentliche Fallbesprechungen im multiprofessionellen Team
- aktivierend-therapeutische Pflege durch besonders geschultes Personal
- Therapien: Physiotherapie, physikalische Therapie, Ergotherapie, Neuropsychologie, Logopädie, Schlucktherapie sowie therapeutische Pflege

In der weiterführenden Rehabilitation, Phase C, weist der Patient noch grundlegende Defizite in seiner Alltagskompetenz auf und benötigt somit noch aktivierende Pflege. Er ist überwiegend bewusstseinsklar und zu Therapie und Pflege bereit. Begleiterkrankungen sind medizinisch kontrolliert, die Mobilisation ist gut möglich. Die Ziele dieser Phase sind Stärkung und Förderung der Alltagskompetenz, Reduzierung bzw. Verhinderung von Pflegebedürftigkeit, familiäre Wiedereingliederung.

Während der Anschlussheilbehandlung, Phase D, ist die Genesung fortgeschritten. Der Patient vermag auf Zimmerebene selbständig zu agieren, evtl. mit Hilfsmitteln, er ist kooperativ und aktiver Mitgestalter bei den Therapien. Diese Behandlungsphase zielt auf Wiederbefähigung zur eigenständigen Lebensführung, Stabilisierung der Leistungsfähigkeit sowie Reduktion krankheitsbedingter Behinderungen (Schmidt, Thiele, Leibig, 2012, S. 21)

In der Phase E werden neurologisch erkrankte Menschen ambulant versorgt und medizinisch-beruflich wieder eingegliedert.

Die Phase F, als zustandserhaltende Dauerpflege, findet in speziellen Pflegeeinrichtungen statt. Die Ziele sind Vermeidung von Komplikationen und Folgeschäden, Stabilisierung des erreichten Zustands.

Die Phase G beinhaltet betreutes und begleitetes Wohnen, wobei der neurologisch erkrankte Patient die Möglichkeit bekommen soll, innerhalb von Patientengruppen in speziellen Nachsorgeeinrichtungen durch Therapie-, Beratungs-, Betreuungs- und Pflegeangebote seine Rückkehr in den Alltag zu trainieren.

Das neurologische Phasenmodell soll helfen, Patienten in die für sie geeignete rehabilitative Maßnahme überzuleiten. Die Stroke Units orientieren sich daran.

Die Akutversorgung auf den Stroke Units, die Orientierung am Phasenmodell, die Etablierung von Überleitungskonzepten, die DRG-Einführung und nicht zuletzt die Zunahme des Lebensalters und der Multimorbidität der Patienten haben in den letzten Jahren zu weitreichenden Veränderungen in der neurologischen Pflege, Medizin und Therapie geführt.

> »Akutmedizinische Pflege mit Anteilen aus der Intensivpflege, aktivierend-therapeutische Pflegeinterventionen mit dem Fokus auf die alltagsnahe Mobilisation und basale Bedürfnisse sowie anleitende, beratende, nachsorgende und präventive Konzepte haben den Schwerpunkt übernommen.« (Schmidt, Thiele, Leibig, 2012, S. 24)

Stroke Unit

Seit etwa einem Jahrzehnt gibt es in Deutschland Stroke-Unit-Stationen, welche auf die Akutbehandlung von Schlaganfallbetroffenen spezialisiert sind. Die Basis dieser Entwicklung bildet das Modell der Kommission »Stroke Units« der Deutschen Gesellschaft für Neurologie (DGN). Es sind Akutstationen, bestehend aus vier bis acht Betten, welche über alle Möglichkeiten der Apparatemedizin verfügen, eine ärztliche, pflegerische und therapeutische Versorgung über 24 Stunden sowie erforderliche diagnostische Maßnahmen bis hin zur Angiografie und lokalen Lyse gewährleisten. Eine Verlegung auf die Intensivstation im Hause ist ebenso möglich wie gefäßchirurgische bzw. neurochirurgische Eingriffe. Betroffene Patienten verbleiben ein bis drei Tage auf der Stroke Unit und werden anschließend auf geeignete Stationen oder direkt in die Rehabilitation weitergeleitet. Einige Kliniken bieten das Konzept der integrierten Schlaganfallversorgung, wobei Akutbehandlung und Rehabilitation im selben Hause angeboten werden.

6.2 Intensivstation

Herr Salomo verbrachte eine wechselvolle Zeit auf der *Intensivstation.* Sein Zustand hatte sich erneut verschlechtert, es kam zum vollständigen Ausfall der Motorik bei Erhalt der Sensorik. Es war wesentlich in dieser Phase, dass passive Bewegungen der Gliedmaßen durchgeführt und Lagerungsintervalle angeboten wurden. Eine Pneumonie, wahrscheinlich als Folge der Schluckstörung, kam hinzu, eine MRSA-Besiedelung folgte, Sauerstoffgabe wurde erforderlich, Infusionstherapie und Antibiotikagabe. 20 Tage nach dem Akutgeschehen wurde eine Tracheotomie durchgeführt.

Am Fallbeispiel

»Ab diesem Zeitpunkt war ich wieder voll bei Bewusstsein. Da ich nicht sprechen konnte, jedoch mit den Augenlidern ja oder nein ausdrücken konnte, fertigte mein Sohn ein großes Plakat mit dem Morsealphabet an. Auf der Rückseite klebte er aus den Zeitschriften für Modelleisenbahnen Lokomotiven auf. Morgens habe ich jede Kleinigkeit dieser Bilder aufgenommen. Es war für mich eine sehr wichtige Beschäftigung. Es war zwischen meiner Frau und den Schwestern vereinbart, dass ab Mittag das Morsealphabet für mich sichtbar wurde. Ich legte mir zurecht, was ich sagen wollte und übte die einzelnen Wörter nach dem Morsealphabet.« (Salomo, 1995, S. 28)

Zwei Wochen später konnte Herr Salomo die linke Hand etwas drücken und weitere zwei Tage später die rechte Hand. Der Ehefrau wurden die Befunde der Kernspintomografie mitgeteilt, eine drastische Situation, denn die totale Pflegeabhängigkeit wurde offeriert.

6.3 Normalstation

Auf der *Normalstation* nach Entfernung der Trachealkanüle wurden die ersten Schluckversuche mit Blaubeerjoghurt unternommen, weil nur geringe Funktionen der Hände und Arme möglich waren, musste das Essen eingegeben werden. Medikamente gab man über eine nasogastrale Sonde. Sprach- und Schlucktraining wurden forciert. Die Physiotherapeuten begannen mit dem Stehtraining. Transfers wurden mittels Rutschbrett durchgeführt.

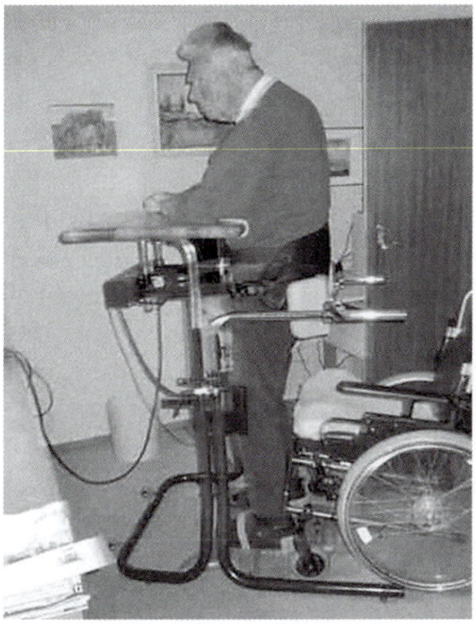

Abb. 7: Stehbrett

Am Fallbeispiel

»Von den Krankengymnastinnen erfuhr ich bei ihren täglichen Übungen mit mir zum ersten Mal über eine Gymnastik nach Bobath. Mit den Übungen nach dieser Lehre werden Personen mit Gehirnerkrankungen erfolgreich behandelt.« (Salomo, 1995, S. 36)

Die Ergotherapeutin aktivierte Hände und Arme und veranlasste das Umsetzen in einen Rollstuhl. Das Sitzen im Rollstuhl war anfangs unglaublich anstrengend.

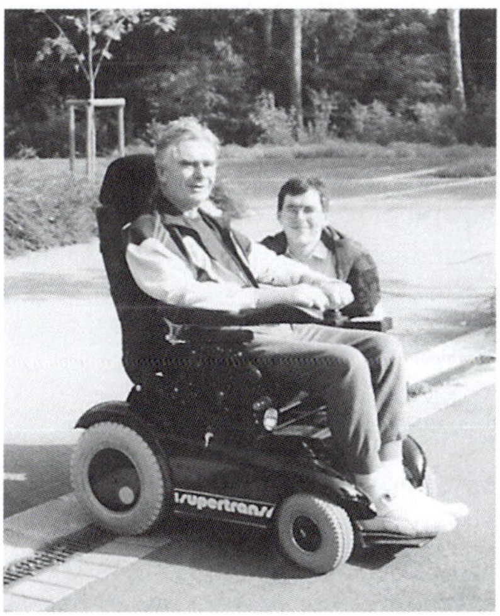

Abb. 8: Im Rollstuhl

6.4 Rehabilitation

Aufgaben der Pflege

Ein Pfleger der zukünftigen Station nahm den Patienten und seine Ehefrau an der Pforte in Empfang und führte sie in das zukünftige Zimmer, das Bett musste verlängert werden. Die Notwendigkeit der Bettgitter wurde vermerkt. Für das nächtliche Wasserlassen wurde das Anlegen eines Urinalkondoms vereinbart. Das Umsetzen mittels Drehscheibe über den Stand wurde besprochen. Die Patientenklingel musste nachts so befestigt und platziert werden, dass ein Melden möglich war. Gemeinsam wurde ein Fragebogen ausgefüllt bezüglich Essenswünschen.

Am Fallbeispiel

»Das Pflegepersonal bestand aus vielen frisch Ausgebildeten. [...] Obgleich durch meine Behinderung die Pflegekapazität zu eng war, bemühten sich alle auf die Belange der Patienten einzugehen. Es dauerte zwar eine gewisse Zeit, bis man sich eingelebt hatte. Ich habe versucht alle Handgriffe zu verfolgen, zu vergleichen und gegebenenfalls auf Lücken hinzuweisen. Später entwickelte sich der Vorteil, dass im Schwerpunkt nur noch einige Kernkräfte für mich maßgebend waren.« (Salomo, 1995, S. 72)

Bezugsperson

Einmal mehr zeigte sich die Wichtigkeit, Bezugspersonen zu haben.

Am Fallbeispiel

»Sehr sicher fühlte ich mich, als ich erfuhr, dass Schwester Andrea mich hauptsächlich betreute. Sie konnte mich alleine über die Drehscheibe umsetzen. Sie hatte außerdem eine sehr vertrauenserweckende Art, so dass ich schnell eine persönliche Bindung zu ihr fand. Sie begleitete mich auch zu meinen Therapeutinnen der Krankengymnastik, um hier weitere Hebelkniffe für mein Umsetzen zu erfahren.« (ebd., S. 76 f.)

Gemäß eines Therapieplanes wurden die Patienten durch Service-Assistenten zu den jeweiligen Therapien gebracht und abgeholt.

Aufgaben der Therapie

Ergotherapie und Krankengymnastik bzw. Physiotherapie, Logopädie

Während der Rehabilitation wurde zweimal täglich *Krankengymnastik* durchgeführt und *Ergotherapie* angeboten: Standing, Bewegungsbad mittels Badebett, Hilfsmittelversorgung (Rollstuhl). Die Therapeuten veranlassten die Anpassung eines geländegängigen Elektrorollstuhls und ließen eine Steuerung für die linke Hand sowie eine *Tetragabel* einbauen.

Ein intensives Training war erforderlich, um den Rollstuhl beherrschen zu lernen.

Am Fallbeispiel

»Mit dem Logopäden begann ich regelmäßig meine Arbeit. Es musste zunächst mein entscheidender Fehler abgestellt werden, meine Sprache in meiner alten Geschwindigkeit durchzuführen. Ich musste begreifen, dass die Vokale und Konsonanten bei meiner Teillähmung der Mundpartie neu gebildet werden müssen. Dabei musste ich lernen, Silben zu bilden und dann sie weiter zu Wörtern und Sätzen auf einem Atemzug zu bilden. Außerdem wurden mir entscheidende Hinweise gegeben, wie mein Schlucken bei der Speisenaufnahme verbessert werden kann.« (ebd., S. 45)

Sporttherapie

Unter Anleitung von Sporttherapeuten erfolgte behindertengerechter Sport, was zugleich das Selbstwertgefühl der Betroffenen stärkte. Bogenschießen, Ballspiele, Tischtennis förderten Geschicklichkeit und Konzentration.

Am Fallbeispiel

»Durch ein Krafttraining wurde die Muskelbildung der gesunden Körperpartien gefördert. Rollstuhlfahrer sollten mit dieser Ausbildung ihren Rollstuhl ausdauernd bewegen können. Im Schwimmbecken wurde das Gleichgewicht stabilisiert. Im Wasserauftrieb wurden Bewegungsansätze beobachtet, gefördert und an andere Therapeuten zur Intensivierung weitergegeben.« (ebd., S. 46)

Durch das *Training des Facio-oralen Traktes* hatte sich das Schlucken verbessert, und auch die Sprache wurde deutlicher.

Die Krankengymnasten arbeiteten vermehrt im Beinbereich und versuchten, die Bewegungen anzubavhnen. In der Ergotherapie unter Einbeziehung der Angehörigen versuchte man, Arme und Hände zu aktivieren.

Am Fallbeispiel

»Dabei wurde ein Helparm eingesetzt. Die Arme wurden durch schnüre hochgehalten, die über einen Galgen geführt wurden. Gewichte am anderen Ende der Schnüre glichen das Gewicht der Arme aus. Es wurde dadurch ermoglicht, mit meinen Händen so zu arbeiten, dass ich grobe Zeichnungen machen und sogar einige Wörter schreiben konnte. Mit dieser Vorrichtung konnte ich sogar in die Fertigkeit der Seidenmalerei eingeführt werden.« (ebd., S. 47)

Hilfsmittel

Verschiedene Umsetztechniken wurden ausprobiert, und es erwies sich dabei eine Drehscheibe als charmantes Hilfsmittel, wobei der Transfer über den Stand erfolgte.

Am Fallbeispiel

»Als es kälter wurde, erfand meine Frau nach und nach geeignetere Kleidung. Sie nähte Spezialhandschuhe, versah meine Kleidung mit Reißverschlüssen, mein Anorak wurde an der Hinternaht beidseitig versteppt und aufgetrennt. Mit dem eingenähten Reißverschluss am Rücken konnte der Anorak zweigeteilt werden. So konnte ich von vorne dieses Kleidungsstück mühelos anziehen.« (ebd., S. 51)

Ein spezielles Computerprogramm ermöglicht es Herrn Salomo, zwar langsam, aber eben selbständig zu schreiben.

Am Fallbeispiel

Sozialarbeit

»Die Sozialarbeiter der Klinik waren sehr wichtig, besonders zur Vorbereitung für das zukünftige Leben nach der Entlassung. Gemeinsam mit den Angehörigen diskutierten sie, wie das Umfeld geändert werden muss und welche Hilfsmittel geeignet sind.« (ebd., S.51)

Weiterführende Rehabilitation

Nach der Entlassung aus der Rehabilitation entschied sich Herr Salomo, zur Weiterversorgung in eine Tagesklinik für neurologisch Kranke zu gehen. Hier wurden die erworbenen Fertigkeiten weiter trainiert und fortgeführt.

6.5 Neurologische Rehabilitationspflege

Die Pflege in der Rehabilitation ist, wie bereits beschrieben, in erster Linie eine aktivierende Pflege, welche die Patienten so selbständig und unabhängig von fremder Hilfe trainieren soll, wie es im Einzelfall möglich ist.

Pflegerisches Aufgabenfeld

Aufgaben der Pflege

Einige patientenbezogene Aufgaben der Pflegenden sind:

- Prävention
- Förderung
- Patientenedukation
- Angehörigenanleitung
- Patientenbeobachtung
- Ausführung ärztlicher Anordnungen und Assistenz bei ärztlichen Maßnahmen
- Pflege- und Sozialanamnese
- individuelle Maßnahme-Planung
- Pflegedokumentation

- Durchführung von Pflege entsprechend geplanter Maßnahmen, vorgegebener Standards oder Leitlinien
- Aufnahme und Verlegung von Patienten
- Entlassungsmanagement

Hinzu kommen spezielle rehabilitative Angebote, wie:

- Förderung der Selbsthilfe, um größtmögliche Selbständigkeit und Lebensqualität zu erlangen
- bewegungsfördernde Maßnahmen
- Einsatz und Schulung zum Gebrauch von Hilfsmitteln
- Gewährleistung der Patientensicherheit (Sturzprophylaxe)
- psycho-soziale Aktivierung
- Gespräche
- Sterbebegleitung
- Beratung und Anleitung von Angehörigen
- Teilnahme an Teambesprechungen
- und dergleichen mehr (ebd., S. 27)

Allgemeine Grundzüge der aktivierenden Pflege am Beispiel Schlaganfall

Pflege sollte sich immer an den Erfordernissen des Einzelnen orientieren.

Pflege und Therapie nach Apoplex sollten zielführend auf einem einheitlichen Konzept (z. B. *Bobath*) beruhen. Aktivierung, Ressourcenorientierung, pflegerische Maßnahmen zur Selbständigkeit und Eigenverantwortlichkeit kombiniert mit grundlegenden pflegerischen Tätigkeiten wie dem Positionieren eines Patienten, dem Aufsetzen und Aufstehen oder der Körperpflege werden zu einem Teil der Therapie. Der Betroffene muss eigenverantwortlich mithelfen, seine Handlungsressourcen auszunutzen.

Pflege nach einem einheitlichen Konzept ist Teil der Behandlung

Hilfe zur Selbsthilfe

Unmittelbar nach der lebensbedrohenden Situation wird der Schwerpunkt der Behandlung auf Frühmobilisation und dem Beginn des Trainings zur Selbsthilfe beruhen. Die Lebensaktivitäten wie Atmung, Essen und Trinken, Ausscheidung, Ruhen und Schlafen, Bewegung, Selbstpflege, sich kleiden, sich beschäftigen, kommunizieren, die Bewältigung von Angst, Schmerz und Trauer, fordern und fördern die Aufmerksamkeit des Patienten.

Folgen eines Schlaganfalls

Entsprechend des Ausmaßes der Schädigung im Gehirn sind die Krankheitszeichen eines Patienten ausgeprägt:

- partieller oder totaler Verlust der Bewegungsfähigkeit der Extremitäten durch eine zunächst schlaffe motorische Lähmung mit Erlöschen der physiologischen Reflexe, die sich meistens auf eine Körperhälfte beschränkt – Hemiplegie
- unvollständige Lähmung oder Schwäche einzelner Muskeln oder Muskelgruppen. Hemiparese
- Störungen des Körpergefühls durch sensorische Ausfälle
- bei Schädigung des Sprachzentrums kann eine Sprachstörung oder auch ein Sprachverlust auftreten
- bei der Lähmung der Gesichtsmuskulatur kommt es zu einem Herabhängen des Mundwinkels, Speichelfluss und einer Fazialisparese
- möglich ist auch eine Hypoglossusparese und eine Störung des Schluckreflexes
- das Gesichtsfeld auf der gelähmten Seite kann eingeschränkt sein; es kommt zu Halbseitenblindheit und einer Störung der räumlichen Orientierung
- eine weitere Folge sind Harn- und Stuhlinkontinenz, zu Anfang ggf. Harnverhalt

Was erlebt der Betroffene?

- unterschiedliche Wahrnehmung beider Körperhälften
- Körpersymmetrie und körperliches Gleichgewicht sind gestört
- Sprachstörung beeinträchtigt Kontakt zur Umwelt, wobei das geistige Vermögen nicht gestört ist.
- Rückzug vom gewohntem Umfeld ist vorprogrammiert.
- Angst vor Wiederholung und vor der Bewältigung und Auseinandersetzung mit der Schädigung.
- Schmerzen
- Depression

Prognose

Nur wenn der Betroffene aktiv mitarbeitet, wird die erstaunliche Regenerationsfähigkeit des Gehirns aktiviert.

Sofort eingeleitete Therapie bringt häufig Besserung, wenn der Betroffene mitarbeitet und *Eigeninitiative* zeigt. Je früher Mitarbeit gefordert wird, desto eher muss sich der Patient mit seinen Schädigungen auseinandersetzen. Durch die Mitarbeit des Patienten werden wesentliche Informationsreize an das Gehirn gesandt und die Regenerationsfähigkeit desselben initiiert. Je mehr Reize das Gehirn erreichen, desto eher können motorische Reaktionen als neue Verhaltensmuster gelernt werden.

Multiprofessionelle Behandlung

Das gesamte multiprofessionelle Team muss sich beteiligen. Deshalb ist ein einheitliches konzeptionelles Vorgehen, an das sich alle Beteiligten einer Therapie (Angehörige, Patient, Ärzte, Therapeuten, Pflegekräfte u. a.) halten, von besonderer Bedeutung (vgl.: http:www.medizininfo.de/¬pflege/konzepte/beispiel.shtml).

6.6 Therapiekonzepte in der Neurologischen Rehabilitation

Bobath-Konzept

Das *Bobath-Konzept* ist ein multidisziplinärer rehabilitativer Ansatz in Therapie und Pflege von Patienten mit Erkrankungen des zentralen Nervensystems. Im angloamerikanischen Sprachraum wird das Konzept auch als *Neuro-Developmental Treatment* (NDT) bezeichnet. Es wurde seit 1943 von der Physiotherapeutin Berta Bobath und ihrem Ehemann, dem Neurologen und Kinderarzt Karel Bobath, entwickelt.

Das Konzept wird von Physiotherapeuten, Ergotherapeuten, Logopäden und Pflegekräften angewendet. Eingesetzt wird das Bobath-Konzept in der Behandlung von Säuglingen, Kindern und Erwachsenen mit zerebralen Bewegungsstörungen, sensomotorischen Störungen und neuromuskulären Erkrankungen wie Schlaganfall, Multipler Sklerose, intracerebraler Blutung, Schädel-Hirn-Trauma, Erkrankungen des Rückenmarks, Enzephalitis, Hirntumoren, Morbus Parkinson und peripheren Nervenschädigungen.

Perfetti-Konzept

Fachrichtung: Neurologisches Behandlungsverfahren; hauptsächlich für erwachsene Patienten mit neurologischen Ausfallerscheinungen.

Das Konzept der »Kognitiv Therapeutischen Übungen« wurde von Prof. Carlo Perfetti (Italien) für Hemiplegiepatienten bzw. für Patienten mit neurologischen Erkrankungen entwickelt.

Das Therapiekonzept besagt, dass man alle Fähigkeiten des Menschen (wie Bewegung, Wahrnehmung und geistige Leistungen) nicht isoliert betrachten darf. Sie sollten eine funktionelle Einheit darstellen und einen Erkenntnisprozess (= Kognition) ermöglichen.

Nur über eine funktionierende Wahrnehmung erhält das ZNS Informationen vom Körper und der Umwelt, die es für die Planung und

Ausführung der Bewegung benötigt. Für die Bewegung spielt daher die Wahrnehmung eine große Rolle. Bei der Rehabilitation muss die Neugestaltung des Systems zuerst im ZNS erfolgen, wobei »Rehabilitation« als ein Lernprozess unter pathologischen (= krankhaften) Bedingungen verstanden werden kann.

Indem ihre Aufmerksamkeit auf bestimmte Elemente (z. B. Perfetti-Stäbchen, Perfetti-Tabellone) gelenkt wird, sollen Patienten gezielt lernen, ihre Wahrnehmungsfähigkeiten einzusetzen, um krankhafte Verhaltensweisen (zum Beispiel muskulären Widerstand gegen passive Bewegungen) zu kontrollieren.

Castillo-Morales-Konzept

Ziel: Erweiterung der Kommunikationsmöglichkeiten, Wahrnehmungsentwicklung, Verbesserung des Aufrichtens und der Bewegung, Aktivierung der orofazialen Funktionen, Förderung der Selbständigkeit.

Chirotherapie

Manuelle Medizin mit definierten schonenden Handgriffen, um Störungen der Bewegung von Gelenken und WS zu behandeln.

Computergestützte Therapie

Kognition, Sprache, visuelles Training, kognitives Hirnleistungstraining.

Cranio-Sacral-Therapie

Manuelle Therapie zur Behandlung des Bewegungsapparates durch Druck im Schädelbereich, WS und Kreuzbein.

Doman-Therapie

Nicht beschädigte Hirnbereiche werden durch intensive Reizzuführung von außen umprogrammiert, um Funktionen geschädigter Bereiche zu übernehmen.

Elektrotherapie

Therapeutische Anwendung von elektrischem Strom.

EMG-gesteuerte Elektrostimulation

Wiedererlernen verlorengegangener Bewegungsabläufe in gelähmten Extremitäten.

E-Technik-Hanke-Konzept

Extrakorporale Stoßwellentherapie, Funktionelles Alltagstraining, Funktionelle Bewegungslehre, Feldenkrais, Forced-Use-Therapie (das weniger betroffene KT wird an der Bewegung gehindert, um den Gebrauch des mehr betroffenen zu forcieren).

FOTT bei Schlaganfall Betroffenen und Demenzerkrankten

Die Facio-Orale Trakt Therapie (F.O.T.T.) wurde in den 80er Jahren von der britischen Bobath-Dozentin und Sprachtherapeutin Kay Coombes entwickelt. In ihrem Therapieansatz verknüpfte sie Wissen aus der Sprachtherapie mit Methoden des Bobath und weiteren bekannten Konzepten wie bspw. der Basalen Stimulation zur Unterstützung bei der Pflege hilfebedürftiger Menschen mit Problemen beim Atmen, Trinken und Essen.

Propriozeptive neuromuskuläre Fazilitation (PNF)

Bahnung und Verbesserung komplexer Bewegungsabläufe durch Förderung der funktionellen Einheit von Nerv und Muskel durch äußere und innere Reize.

Als weitere Konzepte seien genannt:

- Psychomotorische Ganzheitstherapie
- Psychotherapie
- Quigong
- Reflexzonentherapie
- Robot-assistierte Armrehabilitation
- Romanov-Therapie
- Rota-Therapie u. v. m.

Die genannten *Therapiekonzepte* sind beispielhaft, nicht alle wurden benannt, und sie werden auch nicht in jeder Rehabilitationseinrichtung angeboten.

7 Die ambulante pflegespezifische Nachsorge nach Apoplex

7.1 Krankheitsgeschehen und Anamnese

Falldarstellung

Jenny kommt gerade zur Tür herein, als ihr Chef sie schon im Flur begrüßt: »Guten Morgen! Unser lieber Herr Ahlers ist wieder aufgetaucht!«, ruft er. Sie kennt den Patienten gut. Die Pflege von ihm wurde nach seinem Krankenhausaufenthalt bisher nicht wieder aufgenommen. Keiner ihrer Kollegen im ambulanten Pflegedienst wusste, wie es ihm geht. Ihr Chef berichtet, dass Herr Ahlers nach seinem Schlaganfall drei Wochen im Krankenhaus lag und im Anschluss in die geriatrische Rehabilitationsklinik verlegt wurde. »Die Entlassung nach Hause ist durch die Pflegeüberleitung erfolgt, ohne uns zu informieren!«, ärgert er sich. »Nach seinem Hausbesuch fand der Hausarzt Herrn Ahlers in einem äußerst schlechten Zustand vor. Herr Ahlers sei nun bettlägerig und hat zwei Dekubitus sowie eine MRSA-Infektion aus dem Krankenhaus mitgebracht. Er ist bereits seit zehn Tagen wieder zuhause und keiner hätte den Hausarzt über die problematische Situation informiert. Im Gegenteil: Es wurden Verordnungen und Rezepte über die Arzthelferin der Praxis angefordert, die ein Vielfaches der vorher bestehenden pflegerischen Leistungen und notwendigen Hilfsmittel übersteigen. Der Hausarzt ging davon aus, dass es sich um unseren Pflegedienst handelt und wir im Kontakt mit seiner Arzthelferin standen!«, wundert sich der Chef über dieses Missverständnis. Jetzt erfuhr er von der Ehefrau, dass sich ein anderer Pflegedienst bei der Entlassung nach Hause eingeschaltet hat. Sie selbst ist völlig überfordert mit allem und wurde überrumpelt, als ihr Mann mit dem Krankentransport nach Hause kam, ohne Vorankündigung abends plötzlich eine fremde Pflegekraft vor der Tür stand und meinte: »Wir sind jetzt der neue Pflegedienst! Laut ihm wollen die Leute bei ihm zuhause eine Intensivstation einrichten! Etliche Geräte und Hilfsmittel wurden letzte Woche abgefordert. Er möchte, dass wir Herrn Ahlers weiterversorgen, und hat uns mit dem Einverständnis von Familie Ahlers den Pflegeauftrag wieder erteilt.« »Ich schaue mir das Ganze heute noch an«, ruft Jenny aus der Teeküche. Sie lehnt sich später im Bürostuhl zurück, stärkt sich mit ihrem Kaffee und greift zum Telefonhörer.

Einleitende Sätze

Herr Ahlers erlitt einen *Apoplex* und wird aufgrund komplexer Zustände vollständig immobil. Unter schwierigen Aufnahmebedingungen nimmt die Pflegefachkraft des ambulanten Pflegdienstes, sie heißt Jenny, den Patienten Herrn Ahlers auf. Die Ausgangssituation: Schriftliche Berichte stimmen nicht mit der realen Pflegesituation überein, und der tatsächliche Pflegebedarf bzw. bedarfsgerechte Interventionen sind nicht abgeklärt und vollkompensatorisch ausgerichtet. Der Behandlungserfolg verliert sich im häuslichen Umfeld, die Nachsorge wurde nicht sichergestellt. Herr Ahlers macht innerhalb kürzester Zeit funktionelle Rückschritte und wird bettlägerig.

Kernkompentenzen nach dem CanMedRoles-Modell

Die Pflegende Jenny beweist durch ihr differenziertes Rollenverständnis Fachkompetenz auf verschiedensten Ebenen und erweist sich als Professionelles Vorbild auch für Außenstehende wie Ärzte, Therapeuten und das soziale Umfeld.

Der Fall zeigt, wie ambulant Pflegende im rehabilitativen Kontext arbeiten und dem Patienten unter dem Ziel der Teilhabe den Verbleib im häuslichen Umfeld ermöglichen. Der Handlungsschwerpunkt konzentriert sich neben der Rolle als *Pflegeexpertin* auf das pflegerische *Fallmanagement*, auf den Aufbau eines Hilfenetzwerkes (*Vermittlerin* und *Managerin*) und auf die Verzahnung fachübergreifender Leistungen (*Interprofessionelle Partnerin*). In der Zusammenarbeit mit den Therapeuten zeigt sich auch, wie Jenny durchaus ihre Kompetenzgrenzen erkennt und andere Berufsgruppen zur fachlichen Einschätzung hinzuzieht (*Professionelles Vorbild*). Als *Lernende* eignet sie sich regelmäßig neu erworbenes Wissen in Form von Fachfortbildungen an. Zu der rehabilitativen *Nachsorge* zählt mitunter die Information, Schulung und Beratung von Herrn Ahlers selbst und seiner pflegenden Ehefrau Die Pflegefachkraft agiert als *Gesundheitsfürsprecherin* und *Anwältin* des Patienten und seiner Ehefrau, die ohne externe Unterstützung keine Perspektive zuhause haben.

Zugang zur ambulanten Pflege

Rolle der Managerin und Einflussfaktoren in der Einsatzplanung

Am Fallbeispiel

Jenny vereinbart mit Frau Ahlers einen Hausbesuch. Den Vormittag will sie im Büro nutzen, um die Aufnahmevorbereitungen durchzuführen. Sie schaut in der Dienst- und Tourenplanung, wie die aktuellen Kapazitäten sind und wie die Pflegeeinsätze bei Herrn Ahlers zeitlich passen. Sie geht davon aus, dass er mindestens zwei- bis dreimal täglich angefahren werden muss, und nimmt ihn erst einmal in der »Auffangtour« bei sich im Frühdienst auf.

Sobald ein neuer Patient aufgenommen wird, gilt es zuerst, die Pflegeeinsätze logistisch zu planen. Meist muss unverzüglich gehandelt werden, und der erste Pflegeeinsatz findet nicht selten noch am gleichen Tag statt. Die Aufnahmeflexibilität des Pflegedienstes ist zum örtlichen Aushängeschild geworden und spricht für Kundenorientierung, bedeutet aber gleichzeitig eine adäquate Planung. Die MRSA-Infektion ist eine zusätzliche logistische Herausforderung.

Die Einsatzplanung ist das »Herzstück« in der ambulanten Pflege. Hierbei liegt die Kunst darin, verkehrsbedingte Gegebenheiten, Entfernung der Patientenwohnungen, Personalkapazität gemäß der Arbeitsverträge, gesetzlich geforderte Qualifikationen der Mitarbeiter, pflegerische und medizinische Notwendigkeiten sowie Wunschzeiten zum Erhalt der Tagesstruktur des Patienten in Einklang zu bringen, und darin, pünktlich zu sein!

Schweigepflicht und Datenschutz

Am Fallbeispiel

Jenny kann den Hausarzt nicht sofort erreichen, um nähere Auskünfte zu erhalten. Die Arzthelferin am Telefon erklärt sich bereit, den ärztlichen Entlassungsbrief aus der Rehabilitationsklinik sowie den aktuellen Medikamentenplan von Herrn Ahlers zügig zu faxen.

Die Arzthelferin ist nach § 203 StGB an die *Schweigepflicht* gebunden und darf grundsätzlich keine Patientendaten herausgeben. Es sei denn es erfolgt eine ausdrückliche Entbindung der Schweigepflicht, z. B. durch Einverständnis mittels Unterschrift des Patienten oder durch sogenanntes *schlüssiges Handeln* (Kauffmann, 2006, S. 122). Die Entbindung von der Schweigepflicht ist möglich, wenn

- der Patient zustimmt und/oder einwilligt, dass Tatsachen weitergegeben werden können,
- eine mutmaßliche Einwilligung vorliegt (man nimmt an, dass der Patient eingewilligt hätte),
- ein Notstand, d. h. eine Ausnahmesituation vorliegt,
- gesetzliche Vorschriften die Weitergabe der Tatsache erfordern.

Anlegen der Patientenakte

Am Fallbeispiel

Jenny bereitet nach dem Telefonat standardgemäß eine neue Patientenakte vor, in der sie neben den vorhandenen Daten aus dem Pflegezeitraum vor dem Krankenhausaufenthalt weitere Dokumente zur Wiederaufnahme ergänzt.

Grunderkrankungen und Ereignisse

Rolle der Pflegeexpertin

Anschließend liest Jenny sich den aus der Hausarztpraxis gefaxten *Entlassungsbericht* aus der geriatrischen Rehabilitation durch.

Haupt- und Nebendiagnosen

- multiple, kleinere lacunäre Defekte im rechtsseitigen Stammgangliengebiet, passagere Schwäche im linken Bein und Schwindel
- ischämische Herzerkrankung
- chronisch venöse Insuffizienz mit Ulcus cruris links
- Z. n. nach Prostaektomie
- degeneratives LWS-Syndrom, Z. n. Wirbelsäulen-OP, Verdacht auf Schraubenlockerung
- hochfieberhafter Harnwegsinfekt (Nachweis von MRSA)

Interpretation der Datenlage

Rolle der Vermittlerin

Am Fallbeispiel

»Seltsam«, zweifelt Jenny, »der Zustand von Herrn Ahlers muss sich dramatisch verschlechtert haben. Laut Bericht aus der geriatrischen Rehabilitationsklinik ist er bei Entlassung gelaufen, der Hausarzt hat ihn aber bettlägerig vorgefunden! Die Rehabilitation ist seit zehn Tagen beendet. Wie können in so schneller Zeit die Erfolge laut Entlassungsbericht zunichte gehen? Ich mache mir lieber selbst ein Bild!«, denkt sie, schnappt sich den Schlüssel ihres Dienstwagens und besucht Herrn Ahlers persönlich.

Allein schriftliche Patienteninformationen sind keine zuverlässigen Informationsquellen. Der persönlichen Inaugenscheinnahme des Patienten und seiner Umgebung ist unbedingt Vorzug zu geben! Liegen mehrere Berichte vor, müssen diese abgeglichen werden.

Persönliche Inaugenscheinnahme

Rolle der Pflegeexpertin

Am Fallbeispiel

Herr Ahlers liegt zuhause in seinem Bett. »Hans, da ist Jenny vom Pflegedienst«, ruft Frau Ahlers, als beide das Zimmer betreten. Jenny versucht sich nach Durchführung der notwendigen Hygienemaßnahmen zügig einen ersten Gesamteindruck von seinem Zustand und den Umgebungsbedingungen zu machen. Ihr fällt auf, dass das Bett immer noch das alte ist, welches sich nur am Kopf nach oben verstellen lässt. Sie bekommt Rückenschmerzen, wenn sie nur daran denkt, am nächsten Morgen so arbeiten zu müssen! Auch wenn sie um *rückenschonende Arbeitsweisen* am Patientenbett weiß.

Sie muss später bei der zuständigen Pflegekasse nachhaken, ob ein höhenverstellbares Pflegebett überhaupt angefordert ist, und den Vorgang gegebenenfalls neu einleiten. Die Beschaffung des Pflegebettes erfolgt über die Pflegekasse. Der Arzt ist nicht angehalten, ein Rezept für ein Pflegebett auszustellen. Aber jetzt steht Herr Ahlers selbst im Mittelpunkt.

Im SGB XI ist keine ärztliche Intervention vorgesehen, d.h. die Beschaffung des Pflegebettes erfolgt allein über die Pflegekasse.

Kontaktaufbau zum Patienten

Am Fallbeispiel

Prinzipien zur Eingangsanamnese

Jenny beobachtet, was Herr Ahlers selbständig kann und schaut, was er mit wenig Hilfe zusätzlich zu leisten vermag. Sie fordert ihn zu verschiedenen Aktivitäten auf, unterhält sich mit ihm und macht sich systematisch einen Eindruck seiner (verbliebenen) Fähigkeiten und Fertigkeiten. Sie zieht seine persönliche Situation und biografischen Hintergründe zur Interpretation seines physiologischen Zustands heran.

Biografischer Hintergrund

Jenny ist bekannt, dass der 73-jährige Herr Ahlers – er lebt mit seiner Ehefrau im ersten Stock eines Mehrfamilienhauses in der Stadt – Postbeamter gewesen ist. Das Ehepaar hat einen gemeinsamen Sohn, der mit seiner Familie 150 km entfernt in einer Großstadt lebt. Sie telefonieren regelmäßig miteinander, denn seine Selbständigkeit ermöglicht ihm keine regelmäßigen Besuche. Vater und Sohn teilen ein großes Hobby, das Amateurfunken.

Anforderungen an die Pflegende

Jenny nimmt die Hand von Herrn Ahlers und begrüßt ihn ruhig und mit gelassener Stimme. Sie zeigt ihm gegenüber keine Reaktionen über den Missmut des fehlenden Pflegebettes.

Später im Büro kann sie sich lauthals darüber ärgern. Nun zählt ein konstruktives Vorgehen. Unsicherheiten und negative Einflüsse muss Jenny im Kontakt- und Vertrauensaufbau unbedingt vermeiden. Ihr Job ist es, Sicherheit zu geben. Die genaue und umfassende Analyse erfordert von ihr eine sorgfältige Beobachtung, die Bereitschaft, sich mit ihrem Patienten zu beschäftigen, ihn zu verstehen und ihm zuzuhören (PM Davies, 1986, S. 49).

Rolle der Vermittlerin

Die Pflegekraft ist in der ambulanten Pflege immer Gast! Dementsprechend muss sie dem Patienten und Angehörigen mit Respekt und dem Patienten mit Empathie begegnen. Im Kontaktaufbau bleibt die Pflegende ruhig, hält Blickkontakt, spricht klar und berührt (z. B. Hand geben). Die Pflegende kann so besser Angst und Skepsis vermeiden und den Patienten dort »abholen, wo er sich befindet«!

Am Fallbeispiel

Herr Ahlers ist wach und schaut kurz auf, kann dann seinen Kopf nicht halten und sackt mit diesem wieder zurück. Ihm sind die Schmerzen ins Gesicht geschrieben. Er will sich mit seinen Armen hochziehen, schafft aber auch das nicht. Jenny kann mit ihm sprechen, er erkennt sie wieder, doch er scheint in der Situation überfordert und überblickt die Ereignisse schlecht. Jenny fragt bei ihm nach, um sich genauer ein Bild zu machen: »Herr Ahlers, versuchen Sie mir doch einmal genau zu berichten, wie das alles mit Ihnen passiert ist. Ihre Frau hat mir ja schon vieles erzählt, aber Ihre eigenen Erlebnisse möchte ich natürlich auch hören. Ist ja wohl nicht so gut gelaufen.« Herr Ahlers stimmt zu. »Das können Sie laut sagen! Ein Mist ist das! Ich weiß gar nicht, wie das alles passiert ist und warum ich hier jetzt liege. Meine arme Frau, sie muss sich jetzt ganz alleine um alles kümmern!« Jenny schaut ihn an. »Ihre Frau hatte vor einigen Wochen den Rettungswagen gerufen, als Sie plötzlich das linke Bein nachgezogen haben. Sie erkannte zum Glück, dass Sie einen Schlaganfall hatten. Wir werden Sie erst einmal öfter am Tag besuchen, um zu schauen, ob es Ihnen beiden gut geht. Ist das in Ordnung für Sie?« Herr Ahlers nickt.

Gefährdungspotenziale und sofortiger Interventionsbedarf

Am Fallbeispiel

Jenny muss schnell handeln, denn ihr fallen sofort *Gesundheitsrisiken* auf. Sie führt unverzüglich alle machbaren, kurzfristig notwendigen Maßnahmen zu Prophylaxezwecken durch, um Sekundärschäden entgegenzuwirken bzw. zu vermeiden.

Rolle der Pflegeexpertin

Liegt bei einem Betroffenen ein Gefährdungspotenzial vor, muss sofort interveniert werden. Mindestgrundlage bilden hier z. B. die empfohlenen Maßnahmen aus den nationalen Expertenstandards (DNQP), u. a. Dekubitus, Schmerz, Inkontinenz, Mangelernährung, sowie die Einschätzung einrichtungsinterner Gefährdungspotenziale, z. B. Kontraktur, Aktivierung.

Gefährdungspotenzial erkennen und einschätzen

Inkontinenz

Am Fallbeispiel

Jenny erkennt, dass ein *suprapubischer Harnblasenkatheter* liegt, dessen Katheterbeutel improvisiert und nicht fachgerecht an der Bettkante festgebunden ist. Frau Ahlers hat versucht, den Beutel zu fixieren. Jenny entzerrt das Kabelwirrwarr sofort und sorgt dafür, dass der Katheterschlauch frei liegt und der Urin fachgerecht ablaufen kann. Der Urin sieht gar nicht gut aus. Alles deutet auf einen *(nosokomialen)*

Rolle der Gesundheitsfürsprecherin

Harnwegsinfekt hin. »Frau Ahlers, hat man Ihnen den Umgang mit dem Katheter gezeigt?« Die Angehörige schluchzt. »Ehrlich gesagt, hat mir niemand etwas gezeigt! Ich weiß doch auch nicht, wie das alles funktioniert. Ich mache es eben so gut, wie ich es kann.« Jenny legt den Arm auf die Schulter von ihr. »Ist schon in Ordnung, Frau Ahlers. Kompliment, dass sie das Risiko des abgeknickten Schlauches erkannt haben! Abgesehen davon ist das Zimmer wirklich bedacht für ihren Mann eingerichtet! Wir sprechen gleich noch gemeinsam über alles.« Frau Ahlers nickt, stellt sich an das Fußende des Bettes und beobachtet, wie Jenny weiter verfährt. Frau Ahlers berichtet später von gelegentlicher Stuhlinkontinenz ihres Mannes. Deshalb liegen Windelhosen und Vorlagen bereit.

Die pflegerische Beratung und Anleitung soll auf Augenhöhe stattfinden und kooperativ erfolgen. Grundsätzlich gilt es immer zu erklären, »*warum was* und *wie* es gemacht wird«! Es gilt sachlich zu erläutern, *warum* die Pflegende *wie* handelt!

Am Fallbeispiel

Angehörige als Pflegepartner

Jenny holt Frau Ahlers »mit an Bord«. Ihr gebührt Anerkennung für das Bemühen um die »richtige« Pflege ihres Mannes. Jenny macht deutlich, dass sie Frau Ahlers als unmittelbare »Kollegin« empfindet.

Sie will Frau Ahlers nicht weiter mit fachlichen Fragen verunsichern. Zudem ist sie diejenige, die ihren Mann hauptsächlich versorgt – ihre persönliche Kompetenz und Lebenserfahrung sind genauso wichtig wie fachpflegerisches Know-how!

Der Laie bzw. pflegende Angehörige denkt auch prozesshaft und arbeitet aktiv im Beziehungsprozess. Problemlösungen gründen auf durch Lebenserfahrung erworbenes Wissen. Professionelle Pflege sollte erst dort aktiv werden, wo dieses Wissen zur Problemlösung nicht mehr ausreicht.

Dekubitus

Rolle als Pflegeexpertin

Beim Drehen des Oberkörpers auf die linke Seite entdeckt Jenny eine rote Druckstelle auf Steißhöhe.

Grundsätzlich muss sich die *Hautinspektion* auf die gesamte Körperoberfläche erstrecken, wobei den vorrangig betroffenen Stellen (Prädilektionsstellen) besondere Aufmerksamkeit zu schenken ist.

Am Fallbeispiel
Als sie die Socken auszieht und die Beine genauer anschaut, ist sie irritiert: Steht in dem Bericht nicht, dass Herr Ahlers mobil sei? Wieso hat er ganz offensichtlich einen Dekubitus Grad 1 am Steiß und Grad 3 an der linken Ferse?

Schwierig ist die diagnostische Abgrenzung lokaler oberflächlicher Hautschäden, z. B. infolge von Inkontinenz, gegenüber Dekubitus Grad 1 und 2 (vgl. DNQP Dekubitus, 2012, S. 37). Die korrekte Identifizierung von Grad 1 setzt voraus, dass Pflegefachkräfte die Symptome und ihre Bedeutung kennen und in der Diagnostik dieser Hautveränderung geübt sind!

Varikosis/Thrombosegefahr

Beide Beine im Bereich der Unterschenkel deuten auf Varikosis hin, wobei sich bisher keine Ödeme abzeichnen.

Als *Varikosis* bezeichnet man die pathologische Erweiterung des oberflächlichen Venensystems am Bein. Man spricht auch von Krampfadern oder Varizen. Die Ursache dieser Erkrankung liegt in insuffizienten, d. h. schlussunfähigen Venenklappen. Blutstau und Druckbelastung in der V. saphena begünstigen eine chronisch-venöse Insuffizienz mit Folgeschäden in Form von Stauungsödem am Innenknöchel, Venenentzündung (Thrombophlebitis), Hautatrophie mit Pigmentstörung und Ulcus cruris (Paetz, Benzinger-König, 2004, S. 424).

Ulcus cruris

Am Fallbeispiel
Am linken Knöchel besteht ein Ulcus cruris, welcher vor dem Apoplex regelmäßig von den Pflegefachkräften des Pflegedienstes versorgt wurde. Das linke Bein muss in jedem Fall weiterhin täglich nach der Wundbehandlung mit einem Kompressionsverband versorgt werden. Jenny sieht einen medizinischen Antithrombose-Strumpf über dem Stuhl hängen. Dieser muss für das rechte Bein vorgesehen sein. Über den linken Fuß lässt sich dieser schwer anziehen.

Das *Ulcus cruris*, auch als »offenes Bein« bezeichnet, ist eine oberflächliche chronische Wunde, die überwiegend in der Folge einer chronisch venösen Insuffizienz meist am linken Bein auftritt. Das Ulcus cruris ist die schwerste Komplikation der Varikosis. Betroffen sind Hautschichten bis zur Lederhaut. Das venöse Ulcus cruris ist unmittelbar oberhalb des Innenknöchels d. h. im Bereich des Unterschenkels lokalisiert, wo der hydrostatische Druck in der klappeninsuffizienten V. saphena magna am größten ist. Ein Ulcus cruris ist auch durch eine arterielle Verschlusskrankheit oder eine diabetische Mikroangiopathie bedingt (Paetz, Benzinger-König, 2004, S. 425).

Grundmobilität und Beweglichkeit

Herr Ahlers kann sich kaum alleine bewegen. Er ist vollständig immobil. Jenny fällt auf, dass er vor allem im Rumpf starke Schmerzen hat, wenn sie ihn passiv bewegt und auf die Seite drehen will. Sie spürt dort und auch in den Beinen dennoch Muskelaktivität. Ob die linke Körperseite *paretisch* ist, kann sie im ersten Moment nicht beurteilen. Sie stellt keine tonusbedingten Veränderungen in der linken Körperseite fest, Arm und Hand sind frei beweglich. Bei Lagerungswechsel erhöht sich der *Muskeltonus* im Rumpf. Als sie ihn vom Liegen in den Sitz an die Bettkante mobilisieren will, schreit Herr Ahlers auf und macht sich fest wie ein »Eisblock«. Sie lässt es daraufhin sein.

Vor allem bei schweren körperlichen Mobilitätseinschränkungen (Immobilität), in der sich eine Person nicht mehr selbständig (fort-)bewegen kann und meist in der Folge »bettlägerig« ist, muss auf mögliche Folgerisiken wie Dekubitus (sog. »Wundliegen« oder »Wundsitzen«), Thrombose, Kontrakturen oder Pneumonie (Lungenentzündung) geachtet werden.

Sensibilität und Sensorik

Rolle der Interprofessionellen Partnerin

Herr Ahlers meint auf Nachfrage, dass sich die linke untere Extremität etwas pelzig anfühlt und sein linker Fuß kribbelt. Mehr kann er nicht beschreiben. Für Jenny ist es nicht eindeutig, wie die erhobenen Störungen und Probleme zusammenhängen. Und woher kommen jetzt die Schmerzen? Sie entscheidet, dass es einer fundierten Analyse im neurophysiologischen und funktionellen Bereich bedarf, am besten durch einen erfahrenen Therapeuten, und notiert sich erst einmal ihre Beobachtungen.

Die Erhebungsqualität darf nicht durch falschen Stolz beeinträchtigt werden. Kompetenz zeichnet sich auch darin aus, bei Bedarf Kollegen um fachliche Unterstützung zu bitten und/oder sich Hintergrundinformationen aus den Bezugswissenschaften anzulesen. Fortbildungen der Rehabilitationspflege vertiefen ebenfalls neurophysiologische Themen.

Kontrakturgefährdung

Die Beine sind passiv frei beweglich, lassen sich aber kaum aufstellen. Die Kniegelenke fühlen sich geschwollen an. Der Beginn von Kontrakturen durch die dauerhafte Streckung der Beine im Bett zeichnet sich ab.

Werden die Gelenke nicht regelmäßig bewegt, kann die Bewegungsfähigkeit leiden, sogar bis zur totalen Gelenkversteifung! Besonders gefährdet sind Menschen mit Lähmungen bzw. Sensibilitäts- und Wahrnehmungsstörungen oder Menschen, die aufgrund chronischer Schmerzen oder Narbenbildung eine Schonhaltung einnehmen. Eine solche Gelenkversteifung nennt man »Kontraktur«. Die Kontraktur selbst ist nicht schmerzhaft. Allerdings können schon kleine Bewegungsversuche für starke Schmerzen sorgen. Durch Schonhaltung verschiebt sich möglicherweise auch der Knochenapparat so sehr, dass an anderen Körperstellen, z. B. am Rücken, Beschwerden auftreten können (Grote, Schwuchow, 2013).

Schmerzen

Konkrete Aussagen zu den Schmerzen kann Herr Ahlers nicht machen. Ihm tue einfach alles weh. Die Körperstellen kann er nicht genau benennen und lokalisieren. Jenny will nähere Informationen zu den Schmerzen gewinnen und plant für den nächsten Tag eine standardisierte Erhebung.

Z. n. Wirbelsäulen-OP mit Fixateur interne

In der Klinik wurde ein »postentzündlicher Zustand« im LWS-Bereich festgestellt. Jenny ist bekannt, dass Herr Ahlers unter einem degenerativen *LWS-Syndrom* leidet und einige Jahre zuvor eine Wirbelsäulen-Operation hatte.

Eine Schraubenlockerung der untersten linken Gewindeschraube vom *Fixateur interne* sei nicht ausgeschlossen. Jenny will sich erkundigen, was in solchen Fällen aus medizinischer Sicht zu tun ist. Sie meint sich zu erinnern, dass der Fixateur interne auf jeden Fall lebenslang belassen werden sollte.

Ein klassisches Verfahren bei BWS- oder LWS-Frakturen ist die Aufrichtung und Stabilisierung mit einem *Fixateur interne*. Zusätzlich führt man eine *Spongiosaplastik* zur Auffüllung der Trümmerzone durch. Das Prinzip des Fixateur interne gleicht dem Fixateur externe, nur dass beim Festhalter das gesamte Gestänge von Weichteilgewebe und Haut bedeckt und von außen nicht sichtbar ist. Es besteht sofortige Belastungsstabilität. Das eingebrachte Osteosynthese-Material wird bei Wirbelfrakturen wegen des hohen OP-Risikos in der Regel lebenslang belassen (Paetz, Benzinger-König, 2004, S. 487).

Hilfsmittel und Kompensationsstrategien

Am Fallbeispiel

Eine Toilettensitzerhöhung und ein Haltegriff in der barrierefreien Dusche sind schon länger vorhanden. Ein Pflegebett und ein Rollstuhl sind zwar bekanntlich angefordert, aber ganz offensichtlich noch nicht geliefert. »Das ist absolut inakzeptabel für jeden, der Herrn Ahlers am Bett versorgen soll, und auch für Herrn Ahlers selbst!«, denkt sich Jenny. »Alleine durch das Pflegebett würde eine *Teilmobilität* hergestellt, die Herrn Ahlers zu sehr viel mehr Aktivitäten befähigen würde als aktuell möglich. Vom Rollstuhl erst gar nicht zu reden …«

Das Pflegebett dient nicht nur zur Pflegeerleichterung und Gesundheitsförderung der Pflegenden, sondern unterstützt den Patienten selbst, um eine gewisse Teilmobilität wiederzuerlangen und den Radius an Teilhabe zu erweitern.

Selbstversorgung

Allgemeine Handlungskompetenz

Bis zum Schlaganfall war Herr Ahlers am Rollator und Handstock mobil. Aus ungeklärter Ursache ist es ihm nicht möglich, seine Fähigkeiten und Fertigkeiten selbständig oder mit Unterstützung bei den Lebensaktivitäten einzusetzen. Auf den ersten Blick ist eine vollständige Übernahme der alltäglichen Verrichtungen durch Hilfspersonen notwendig. Die große Frage besteht, warum, sprich durch welches medizinische Problem die wiedererworbenen Fähigkeiten in der Häuslichkeit nicht zum Tragen kommen. Und: Ist eine weiterführende Aktivierung zur Festigung der Rehabilitationserfolge durch die Pflegepersonen ausgeblieben?

Die Selbstversorgung ist zu diesem Zeitpunkt nicht einmal im Ansatz möglich. Essen und Trinken kann Herr Ahlers unter Hilfe im Bett zu sich nehmen. Alles andere übernimmt Frau Ahlers für ihren Mann, selbst das Rasieren.

Umgang mit Angehörigen

Am Fallbeispiel

Nach Aufnahme des Fähigkeitsstatus von Herrn Ahlers und Durchführung notwendiger Pflegemaßnahmen verabschiedet Jenny sich bei ihm

Rolle der Vermittlerin

und erklärt, dass sie am nächsten Morgen wiederkommt. In der Küche setzt sie sich neben Frau Ahlers an den Tisch.

»Ich weiß gar nicht mehr, wo mir der Kopf steht. Das mit der ganzen Pflege und der Versorgung meines Mannes schaffe ich einfach nicht alleine. Ich kann ihn ja gar nicht halten!« Frau Ahlers schlägt die Hände über dem Kopf zusammen.

Immer auf Augenhöhe gegenüber dem Betroffenen oder Angehörigen hinsetzen und kommunizieren und dies deutlich in der Bewegung und Körpersprache zeigen, z.B. indem die Pflegefachkraft sich direkt daneben setzt.

Am Fallbeispiel

»Wie würden Sie sich denn ihre Situation mit ihrem Mann vorstellen oder wünschen?« Jenny stellt diese Frage ganz bewusst. Frau Ahlers schaut Jenny an. »Ach, wissen Sie, mir ist ja klar, dass durch die ganzen Erkrankungen meines Mannes das alte Leben sicher nicht mehr wiederzuhaben ist. Das Laufen steht in weiter Ferne, allein schon wegen der Stufen im Treppenhaus. Aber wenn sich die gesamte Situation von meinem Mann einfach bessern würde, seine Schmerzen nicht so groß wären und er zuhause bleiben kann, dann wären wir beide sehr glücklich! Wissen Sie, nichts wäre schlimmer für mich und meinen Mann, wenn wir getrennt werden!« Frau Ahlers fängt an zu schluchzen. Jenny gibt ihr ein Taschentuch. »Mein größter Wunsch wäre, und das ist sicher auch seiner, wenn wir beide Weihnachten mit unseren Enkeln und der Familie im Wohnzimmer sitzen könnten.«

Einbezug in die Zielsetzung

Jenny überlegt kurz und entscheidet sich, diesen Wunsch als Ziel zu nehmen. Genau danach soll die Pflege und alles andere Notwendige ausgerichtet sein!

»Wie geht es denn jetzt weiter?«, fragt Frau Ahlers und holt tief Luft. »Wir führen die ›Reha‹ einfach fort und schauen, wie wir die Situation für Ihren Mann so gestalten, dass er zuhause bleiben kann. Das wird zwar erst einmal etwas Arbeit für uns alle werden und bedarf therapeutischer Mithilfe. Die Abläufe müssen sich einspielen. Wichtig ist, dass Sie bereit sind, mit uns zusammenzuarbeiten! Ich gehe davon aus, dass Sie zügig selbst einige Pflegetätigkeiten durchführen können. Das würde Ihnen ein bisschen Unabhängigkeit von unseren Einsatzzeiten verschaffen. Auch nachts müssen Sie in der Lage sein, Ihren Mann zu versorgen, und bspw. bei Bedarf den Urinbeutel leeren oder einen Lagerungswechsel vornehmen. Aber das zeige ich und übe mit Ihnen. Wir bekommen das schon hin!« Frau Ahlers bedankt sich mit einem kleinen Lächeln.

Jenny konnte sicherlich nicht alles regeln, aber die Information über das weitere Vorgehen verschafft Frau Ahlers Sicherheit und eine Perspektive. Fachinformationen und bürokratische Angelegenheiten hat Jenny in kleinen Schritten dargestellt und möglichst einfach, d. h. in einfacher Sprache und ohne Fachbegriffe erklärt. Frau Ahlers weiß nun zumindest, wie es unmittelbar weitergeht, und kann sich besser orientieren.

> Bei Ende der Aufnahme muss die Hauptfrage »Wie geht es weiter?« beantwortet sein.

Als Jenny zum Dienstwagen geht, besinnt sie sich noch einmal auf das Gespräch. Erstaunlich findet sie immer wieder, wie lebensbejahend und konstruktiv die Angehörigen mit Einbußen in ihrem Alltag umgehen. Hier zeigt sich einmal mehr, wie willensstark Menschen sind, wenn es darum geht, zuhause leben zu können.

Jenny ist froh, Frau Ahlers »mit an Bord zu haben«. Allem voran müssen Angehörige und Hausarzt kooperieren und notwendige Hilfsmittel vor Ort sein. Jenny will deshalb noch einmal gegen Mittag in der Arztpraxis anrufen.

Interpretation der Pflegeinformationen

Jenny sortiert ihre Informationen vom *Aufnahmebesuch* im Büro. Um die gewonnenen Informationen einschätzen zu können, nutzt sie grundsätzlich die Strategie, den Menschen als »Ganzes« verstehen zu wollen und sich in die persönliche Situation hineinzuversetzen (▸ **Tab. 11**).

Tab. 11: Leitfragen zur Interpretation der Gesamtsituation (Leicher, 2012)

- Was hat der Patient? Was ist das eigentliche Problem (Hauptproblematik)? Leidet der Patient darunter? Welche Äußerungen von dem Patienten (und Angehörigen) waren ausschlaggebend?
- Welche Diagnosen bestehen? Wie steht es um Krankheitshistorie, Art und Ursache der Krankheit, Alter und Gesundheitszustand, Begleiterkrankungen, Zeitpunkt des Auftretens der Störungen/Erkrankungszeitraum?
- Welche Defizite, Schwierigkeiten und Probleme bestehen, speziell im Bereich Körperstrukturen/-funktionen, Aktivitäten und Teilhabe bzw. Partizipation? In welchem Zusammenhang stehen die Probleme? Wodurch sind sie beeinflusst (Ursache der Handlungs- und Bewegungsstörungen)? Welche Faktoren haben Einfluss auf die Selbstpflegekompetenz?
- Fehlt es dem Patienten bzw. Angehörigen an spezifischen Kenntnissen?
- Welche Einflüsse bestehen hinsichtlich Problemeinsicht, Problemlösungsversuche und -strategien, Kompensationsmechanismen?
- Welche Risikofaktoren bestehen?
- Wie lebt der Patient, und wie beeinflusst der Lebensstil Funktions- und Aktivitätsstörungen?

Tab. 11: Leitfragen zur Interpretation der Gesamtsituation (Leicher, 2012) – Fortsetzung

- Welche Anforderungen im Alltag und im engeren und weiteren Lebensumfeld bestehen (Förderfaktoren und Barrieren)?
- Wie können Förderfaktoren und Ressourcen genutzt werden?
- Welche Hilfsmittel bzw. kompensatorische Mittel werden notwendig, um ein selbständiges Leben zuhause zu realisieren?
- Wie können Angehörige einbezogen werden?
- Was muss der Patient können, um zuhause zu leben?
- Was muss der Patient erreichen, um Fähigkeiten (Anlagen) und Fertigkeiten (Geschick) zu verbessern?
- Wie lassen sich Basis- und Handlungsziele definieren?
- Auf welche Probleme und Ziele soll die Pflege bzw. sollen andere Berufsgruppen einwirken?

Versorgungsbruch und Fehlsteuerung

Jenny analysiert, warum Herr Ahlers *immobil* geworden ist. Das große Versäumnis sieht sie im pflegerischen Entlassungsmanagement: Die Verantwortlichen haben notwendige Nachsorgemaßnahmen zur Stabilisierung der Rehabilitationserfolge nicht berücksichtigt. Dazu zählen vor allem die weiterführenden Heilmittel, eine adäquate Hilfsmittelversorgung *vor* der Rückführung in die Häuslichkeit und die Beratung, Information und Anleitung von Frau Ahlers in der pflegerischen Versorgung ihres Mannes. Der Hausarzt ist nicht über die Dringlichkeit der notwendigen Pflege informiert worden. Sein turnusgemäßer Hausbesuch erst zwei Wochen nach Entlassung war schlichtweg zu spät. Herr Ahlers muss in diesem Zeitraum bettlägerig geworden sein.

In den letzten zwei Wochen erscheinen die Pflegeinterventionen unstrukturiert und ziellos stattgefunden zu haben. Im Fokus stand alleinig vollkompensatorisches Handeln. Vorhandenes Selbstpflege- bzw. Handlungspotenzial und Ressourcen an Eigenaktivität von Herrn Ahlers sind nicht abgerufen und gefördert worden. Rehabilitationserfolge konnten sich nicht stabilisieren, geschweige denn erweitert werden. Dafür sind die geriatrietypischen Einschränkungen von ihm zu komplex. Denn von sich aus scheint Herr Ahlers nicht in der Lage, seine verbliebenen Fähigkeiten einzusetzen. Die Schmerzsymptomatik, die Bewegung verhindert, ist nicht ausreichend differenziert hinterfragt worden.

> Die Pflegeperson sollte erst dort unterstützen, wo der Patient nicht mehr weiter kann.

Es wurde (bewusst) nicht berücksichtigt, inwieweit Herr Ahlers noch mithelfen kann. Es erfolgte keine Abgrenzung zwischen Fordern und Unterfordern. Dadurch wurde Herr Ahlers sicherlich in seinen (verbliebenen) Fähigkeiten maßgeblich »behindert«. Er bleibt in seiner Unterforderungssituation, und ihm wird die Chance genommen, den nächsten Schritt seiner Entwicklung mit Unterstützung zu tun (vgl. Beckmann, 2000, S. 46).

MRSA

Ein Grund kann auch die MRSA-Infektion sein, denn MRSA ist oft mit Ängsten behaftet und heißt nicht selten: schnell rein zum Patienten, aber auch so schnell wie möglich wieder raus aus der Wohnung! Das ist meist unbegründet, weiß Jenny, vorausgesetzt man hält sich an die bekannten Hygieneregeln.

Gefahr der »Abwärtsspirale«

Jenny ist sich sicher, dass sich die Verfassung von Herrn Ahlers immens verschlechtert, wenn sie nicht unverzüglich handelt. Eine »Kettenreaktion« und damit eine potenzielle Wiedereinweisung in das Akutkrankenhaus gilt es aufzuhalten, indem Herr Ahlers möglichst zügig aus dem Bett mobilisiert wird.

Funktion des Überleitungsmanagements

Rolle der Managerin und Interprofessionellen Partnerin

Versorgungsbrüche manifestieren sich besonders beim Übergang vom stationären in den nachstationären Bereich. Zwischen Krankenhaus und Lebensumfeld besteht eine Versorgungsschnittstelle und damit Gefahr, dass eine nahtlose Weiterversorgung/-behandlung nicht gewährleistet ist. Diese *Schnittstellen* begünstigen »Brüche« in der Patientenversorgung immer dann, wenn das Aufgabengebiet der einen Berufsgruppe aufhört, wo eine andere mit ihrer Verantwortung anknüpft. Durch mangelnde Kommunikation, Kooperation und Organisation bleiben notwendige Maßnahmen aus oder werden nicht (rechtzeitig) eingeleitet. Die Folgen sind weitreichend. Sie führen zu unnötiger Belastung der Betroffenen und Angehörigen, aber auch durch die damit oftmals verbundenen »Drehtüreffekte«, die zur Verschwendung der knappen Ressourcen im Gesundheitswesen beitragen (DNQP, 2009, S. 21, 28).

Um diesen Versorgungsbrüchen entgegenzusteuern, werden in Deutschland verschiedene, einrichtungsspezifische Patientenüberleitungskonzepte angewandt, z. B. von der Akut- oder Rehabilitationsklinik zurück in die Häuslichkeit. Die dafür nötige Finanzierung ist in der Gesetzgebung vorgesehen und in der DRG-Pauschale der Akutversorgung enthalten. Die jeweiligen Organisationsmodelle obliegen klinikinternen Strategien und beinhalten Patienteninformationen, Beratung und Anleitung von Angehörigen, die Koordination der Weiterversorgung und zuständigen Akteure, Einleitung der Hilfsmittelverordnung und von sozialrechtlichen Hilfen oder auch das individuelle Fallmanagement. Das Deutsche Netzwerk für Qualitätsentwicklung in der Pflege (DNQP) hat den Expertenstandard »Entlassungsmanagement in der Pflege« zur standardisierten Regelung des Überleitungsprozesses entwickelt und im Jahr 2002 veröffentlicht (vgl. Schmidt, Schupp, 2008, S. 5). Die Empfehlung zur konzeptionellen Ausrichtung der *Entlassungsplanung* orientiert sich an den Forschungsarbeiten von *Corbin und Strauss*. In den Arbeiten nennen sie zentrale Lebensbereiche, in denen potenzielle Risiken vorherrschen (Quelle: DQNP, 2009, S. 28):

Risikobereiche im Entlassungsprozess (nach Corbin und Strauss)

- krankheits- und pflegebezogene Versorgungs- und Unterstützungserfordernisse
- alltagsbezogene Versorgungs- und Unterstützungserfordernisse

- psychosoziale und biografisch bedingte Unterstützungserfordernisse der Patienten und Angehörigen
- Unterstützungsbedarf hinsichtlich erwartbarer Selbstmanagement-Erfordernis
- Unterstützungsbedarf bei der Auswahl und Koordination verschiedener erforderlicher Hilfeleistungen und Hilfsmittel

Ziele der Pflegeüberleitung:

- pflegenden Angehörigen Entlastung bieten,
- den Behandlungserfolg stabilisieren
- Neuerkrankungen, Komplikationen und Wiedereinweisungen vermeiden helfen (vgl. Schmidt, Schupp, 2008, S. 5)

Die entscheidende Rolle im Entlassungsprozess nimmt in der Regel eine Pflegefachkraft ein (DNQP, 2009, S. 6). Die Experten sind sich aber einig, dass ein wirkungsvolles Entlassungsmanagement nur in multidisziplinärer Zusammenarbeit erreicht werden kann, indem jeder beteiligter Akteur bzw. jede Berufsgruppe ihre jeweilige Verantwortung wahrnimmt und Grundprinzipien beachtet (▸ **Tab. 12**).

Tab. 12: Grundprinzipien in der Patientenüberleitung

• rechtzeitige Information und Terminierung
• rechtzeitige Regelung der Hilfsmittelversorgung und Wohnraumanpassung
• rechtzeitige Einleitung der Begutachtung zur Pflegeeinstufung unter Beachtung von § 18 (3) SGB XI bei der zuständigen Pflegekasse
• notwendige Hilfsmittel müssen am Entlassungstag vor Ort sein
• Koordinierungshilfe und organisatorische Unterstützung (z. B. Fallmanagement)
• Bündelung der wesentlichen Informationen
• Beratung und Schulung von Patient und Angehörigen
• Sicherstellung der (sektorübergreifenden) Versorgungskontinuität und der erreichten Behandlungserfolge
• Evaluation und Anpassung des Überleitungsprozesses innerhalb von 48 Stunden

7.2 Zielsetzung und Planungsaspekte

Rolle der Vermittlerin

Zielsetzung

Die vollständige Genesung von Herrn Ahlers, gemessen an seinem Zustand vor dem Schlaganfall, zieht Jenny nicht in Betracht. Aber sie realisiert den Wunsch, an Weihnachten mit seiner Familie im Wohnzimmer zu feiern. Im Fokus steht neben krankheitsspezifischen Zielen immer die Teilhabe am Leben.

Sie ist sicher, dass sich dieses Vorhaben durch das Zusammenwirken von Pflege und Therapie in Kooperation mit dem Hausarzt realisieren lässt, vorausgesetzt, Herr Ahlers und seine Ehefrau arbeiten mit. Notwendige Voraussetzungen: Die Pflege- und Versorgungssituation muss vor Ort stabilisiert werden, und die Anleitung und der Einbezug von Frau Ahlers in den Pflegeprozess ist erforderlich. Herr Ahlers erscheint grundsätzlich mobilisationsfähig. Unabkömmlich ist der Transfer und Adaptionsbedarf der wiedererlangten Funktionen und Fähigkeiten in das persönliche Umfeld. Das gelingt nach Meinung von Jenny auch nur im direkten Umfeld, d. h. zuhause bei ihm! Anders gesagt: Ziel ist es, darauf hinzuwirken, dass Herr Ahlers wieder fähig ist, seine eigenen Gegenstände und Räumlichkeiten (Dusche, Toilette etc.) zu nutzen, und notwendige Lebensaktivitäten und Selbstpflegekompetenzen automatisiert.

Jenny will durch gezielte Aktivierung und Nutzung des für sie ersichtlichen Fähigkeitspotenzials seine Grundmobilität verbessern und ihn wortwörtlich »aus dem Bett holen«. Er soll mindestens in der Wohnung mobil werden und damit Eigenständigkeit und ein Stück Lebensqualität wiedergewinnen. Die Kunst dabei: den richtigen Anforderungsgrad der Maßnahmen zu finden!

> Der *Personenzentrierte Ansatz* (vgl. Carl Rogers) basiert auf der Annahme, dass der Patient bei der Alltagsbewältigung eine aktive Rolle übernimmt und den Zustand seiner persönlichen Gesundheit und seines Wohlbefindens selbst einschätzen, analysieren und beeinflussen kann. Die Pflegekraft schafft Einigkeit im pflegerischen Vorgehen, indem sie Ziele mit dem Patienten bzw. Erwartungshaltungen auf einen gemeinsamen Nenner bringt. Andernfalls kann es Enttäuschung und Frustration auf beiden Seiten geben. Sieht z. B. die Pflegekraft das Ziel darin, den Patienten zum Laufen zu mobilisieren, während der Patient aber einen neuen Rollstuhl bekommen möchte, ist ein Erfolg nur möglich, wenn sich beide einigen.

Bezugspflege

Rolle der Managerin und Interprofessionellen Partnerin

Bezugspflege

Jenny ist *Bezugspflegekraft* von Herrn Ahlers und für das *Fallmanagement* zuständig. Sie ist Ansprechpartnerin für die fallbezogene und interdisziplinäre Kommunikation und koordiniert das direkte Zusammenspiel zwischen ambulanten Pflegedienst, Hausarzt und Fachärzten, Therapeuten, Angehörigen und allen anderen Beteiligten.

Neben den pflegespezifischen Anforderungen erfüllt sie Organisations- und Koordinationsaufgaben und veranlasst entsprechende Maßnahmen wie

- Erstellung und Einhaltung und Dokumentation des Pflegeprozesses
- Durchführung der Pflegevisiten und kontinuierliche Überprüfung vereinbarter Leistungen in Absprache mit der Pflegedienstleitung

- Anleitung und Beratung der beteiligten Pflegekräfte und Angehörigen
- Einleitung und Moderation von Fallbesprechungen
- Einleitung von Wohnraum anpassenden Maßnahmen und Hilfsmitteln
- Klärung der Kostenfragen im Rahmen der Pflege- und Krankenkassen. (vgl. Josuks, Hannelore, S. 105 ff, in: Grote, 2009)

Organisatorische Schritte

Rolle der Managerin und Vermittlerin

Alle erforderlichen Maßnahmen zur Unterstützung für das Verbleiben in der eigenen Wohnung müssen nun von Jenny eingeleitet und in Form eines Hilfenetzwerkes systematisch miteinander verschaltet werden.

Beantragung einer Höherstufung

Der aktuelle Pflegebedarf von Herrn Ahlers erfordert eine notwendige Erhöhung der Pflegestufe, da u. a. die pflegerische Hilfe rund um die Uhr notwendig ist. Jenny veranlasst eine *Begutachtung zur Pflegeeinstufung gemäß § 18 SGB XI* bei der zuständigen Pflegekasse.

Einsatzplanung und Patientenübergabe

Anschließend integriert sie die Pflegeeinsätze unverzüglich in die Einsatzplanung des Pflegedienstes, da noch am selben Abend der erste Pflegeeinsatz stattfindet. Sie spricht alles mit der Einsatzleitung ab und vervollständigt die Klientenakte, so dass der Kollegin im Spätdienst alle relevanten Informationen zur Verfügung stehen.

(Hygiene-)-Maßnahmen und Richtlinien bei MRSA

Die Pflegekräfte haben bestimmte (Hygiene-)Richtlinien bei MRSA einzuhalten. Herr Ahlers wird bis auf weiteres deshalb bei allen Einsätzen als letzter Patient angefahren, um eine Kontamination weiterer Patienten zu vermeiden.

Die notwendigen Maßnahmen bei MRSA stehen in der Regel im *Hygienehandbuch* der Einrichtung beschrieben. Hintergrundinformationen auf dem aktuellsten Stand stehen unter www.rki.de[7]

Abstimmung mit dem Hausarzt

Am Fallbeispiel

Rolle der Vermittlerin und Interprofessionellen Partnerin

Jenny ruft bei dem *Hausarzt* an. Nur mit ihm zusammen kann sie notwendige Entscheidungen und Maßnahmen treffen.

Der Hausarzt ist am Telefon meistens sehr kurz angebunden. Aber das kennt Jenny schon und ist vorbereitet, um ihm zügig und prägnant die Informationen darzustellen. Sie berichtet über alle Maßnahmen, die sich aus ihrer Zielsetzung ergeben, und klärt ab, ob eine Mobilisation

7 vgl. Schmidt, Thiele, Leibig, 2012, S. 169–172

bei den bestehenden Schmerzen möglich ist. Sie selbst darf und will darüber nicht entscheiden und benötigt diesbezüglich eine ärztliche Rückmeldung.

Sie erklärt, dass Herr Ahlers keine kostenintensive Wechseldruckmatratze braucht, wenn es gelingt, seine Bewegungsfähigkeiten unter Mithilfe von physio- und ergotherapeutischer Intervention im Bett wie auch außerhalb zu erweitern. Zudem würde durch die Spezialmatratze das ohnehin reduzierte Körpergefühl vollständig verloren gehen. Das Gefährdungspotenzial an Sekundärschäden ließe sich reduzieren und würde bestenfalls gar nicht erst provoziert.

»Junge Dame«, räuspert der Hausarzt sich. »Ich bin Ihrer Meinung, dass wir alles versuchen müssen, um Herrn Ahlers ›auf die Beine zu bekommen‹. Ich befürworte Ihre Interventionsvorschläge. Wir müssen schrittweise vorgehen und erst einmal akute Erfordernisse in den Griff bekommen. Der Ulcus und die Hautdefekte sehen nicht gut aus! Was, meinen Sie, wäre diesbezüglich zu tun?«

Das erlebt Jenny nun wirklich nicht alle Tage: Ein Hausarzt fragt sie um ihre Meinung! Jenny schildert ihm die aus ihrer Sicht medizinisch notwendigen Behandlungsschritte in der Wundversorgung und in der Versorgung des Dauerkatheters. Sie bestätigt, dass potenzielle Infektparameter untersucht und ein Termin im orthopädischen Krankenhaus zur Abklärung der vermuteten Schraubenlockerung gemacht werden muss. Sie äußerst anschließend den Anpassungsbedarf der *Analgesie*. Der Hausarzt entscheidet, dass trotz der Schraubenlockerung im Fixateur interne und Dekubitus mobilisiert werden darf. Diese Aussage von ihm ist wichtig, damit Jenny haftungsrechtlich einwandfrei handelt. Er will für das mit ihr abgestimmte Vorgehen alle notwendigen Rezepte und Verordnungen zügig veranlassen.

Absprachen mit den Therapeuten

Jenny nimmt anschließend mit den Therapeuten Kontakt auf. Herr Ahlers soll bis auf weiteres dreimal wöchentlich ergotherapeutisch und zweimal wöchentlich physiotherapeutisch behandelt werden. Sie schildert kurz die wichtigsten Eckpunkte zu seinem Zustand, nennt Daten und die Zielsetzung. Auch erläutert sie die notwendigen Hygienemaßnahmen hinsichtlich des MRSA und beantwortet die Fragen der Kollegen. Sie bittet beide Therapeuten um eine persönliche Einschätzung und eine Info über die neurologischen Befunde, um anschließend das weitere gemeinsame Vorgehen abzustimmen.

Die Pflegekraft strukturiert Probleme häufig nach täglichen Aktivitäten (z.B. Aufstehen, Körperpflege, Toilettengänge, Mahlzeiten) und weiß, welche Fertigkeiten für die Bewältigung der Aktivitäten nötig sind. An diesem Punkt, d. h. auf dem Weg zur Wiedererlangung dieser Fertigkeiten, setzen die Therapeuten mit ihrem Wissen und ihren speziellen Fähigkeiten an. Zum einen können sie beratend wirken, zum anderen können sie in ihrer Behandlungszeit parallel zur Pflege die notwendigen Basisfunktionen und Abläufe erarbeiten mit dem Ziel, die Handlungskompetenz des Patienten zu verbessern und die Pflege zu erleichtern (Grote, 2010).

7.3 Pflegeverlauf und Gesundheitsversorgung

Rolle als Gesundheitsfürsprecherin

Pflegeplanung als Grundlage für den Pflegevertrag

In der ersten Woche unterstützt Jenny Herrn Ahlers selbst im Frühdienst. So kann sie sich als Bezugspflegekraft ein genaues Bild vom tatsächlichen Pflegebedarf machen, die Pflegeplanung am Ende der Woche anpassen und den Pflegevertrag, in dem sich die mit Frau Ahlers vereinbarten Leistungen zur Pflege nach SGB XI abbilden, abschließen. Die Behandlungspflege nach SGB V erfolgt über die Verordnungen dieser Leistungen durch den Hausarzt.

Einsatzplanung

Herr Ahlers soll anschließend gemäß dem *Bezugspflegesystem* in die Stammtour ihrer nicht examinierten Kollegin verlegt werden, die zusammen mit Jenny ein Team bildet.

Im Bezugspflegesystem gibt es neben der Rolle als »Primary Nurse« auch die Rolle der »Associated Nurse«, die von einer Pflegefachkraft oder gegebenenfalls geringer qualifizierten Kraft eingenommen werden kann. Sie übernimmt in Abwesenheit der Bezugspflegekraft die Pflege des Patienten und ist »unterstützende Pflegekraft« (vgl. Grote, 2009).

Grundpflege wird zum Selbsthilfetraining

Rolle der Lernenden und Lehrenden

In den ersten Tagen erweist sich die Pflege bei Herrn Ahlers als äußerst aufwändig und schwierig. Herr Ahlers ist zunächst schwach, teilnahmslos und macht sich vor Schmerzen steif, sobald er bewegt oder gelagert wird. Die Situation gleicht einem Drahtseilakt und bedarf äußerstem Geschick, um Herrn Ahlers einerseits Schmerzen zu ersparen und andererseits die Beweglichkeit zu fördern. Jenny muss zusehen, dass Herr Ahlers aus diesem Dilemma herauskommt. Jenny hat einige Grundprinzipien noch aus ihrer Ausbildung verinnerlicht und setzt sie in ihrer Arbeit mit den Patienten um. Zudem finden immer wieder interne Workshops mit den kooperierenden Therapeuten statt, die auf die Behandlung von neurologischen Patienten spezialisiert sind. Schon öfter hat sie sich mit den Kollegen bei

Patienten zuhause getroffen, um gemeinsam notwendige pflegetherapeutische Maßnahmen abzustimmen. Allein durch die Zusammenarbeit konnte Jenny bereits einiges an Wissen erweitern. Beide Therapeuten setzen Jenny im Laufe der ersten Behandlungswoche über ihre gemeinsam abgesprochenen Therapieziele in Kenntnis (▸ **Tab. 13**). Jede Berufsdisziplin hat über diese Gesamtzielsetzung eigene Teilziele, auf die jede Behandlung aufbaut.

Tab. 13: Handlungs- und Basisziele in der therapeutischen Intervention bei Herrn Ahlers

Handlungsziele (Was will und soll der Patient primär?)
• Sitzen an der BettkanteAusbau der Standfähigkeit • kleine Schritte laufen mit Erweiterung des Gangvermögens und der Belastbarkeit • Alltags-, d. h. Selbstversorgungskompetenz erweitern
Basisziele (Bedingungsebene für Handlungskompetenz)
• Schmerzreduktion (im Rücken durch Kräftigung der Muskulatur) • allgemeine und spezielle Muskelkräftigung • Ausbau der Belastungsfähigkeit und Ausdauer • Steigerung der Motivation zur Übernahme von Alltagstätigkeiten

Förderung der Wahrnehmung und Bewegung

Jenny versteht ihre Pflegeinterventionen im Bereich der Körperpflege als Trainingsmaßnahme. Sie bezieht Herrn Ahlers unter dem Grundsatz »So viel wie nötig, so wenig wie möglich« ein.

Sensomotorik

> Bewegen und Fühlen gehören zusammen, dessen Auswirkungen des Zusammenspiels als *Sensomotorik* beschrieben werden.

Sie weiß auch, dass *Wahrnehmung* mit der Bewegungsqualität zusammenhängt und die Förderung der Wahrnehmung deshalb ein wichtiger Baustein in der Bewegungsförderung sein muss. Deshalb ist es so wichtig, stetig mit Herrn Ahlers in Kontakt zu bleiben, ihn Lage der Extremitäten im Raum anhand von Bewegung spüren zu lassen oder ihn in bestimmten Pflegeabläufen passiv zu *führen* (z. B. die Beine bei der Körperpflege aufstellen, die Hand zum anderen Arm beim eincremen führen etc.). Ihr Ziel besteht darin, dass Herr Ahlers die Bewegungen zunehmend selbst ausführen kann. Die Kontaktaufnahme fördert Jenny über seine Sinneswahrnehmung, denn für ihn ist es am sinnvollsten, über den Berührungssinn einen Zugang zu seinem Körpergefühl zu finden.

Er soll Teilschritte in der Körperpflege selbst durchführen, d. h. das, was Herr Ahlers zu tun imstande ist, soll er auch selbst bewerkstelligen, und sei es auch nur das Waschen oder Abtrocknen des Gesichtes (▸ **Tab. 14**; Schmidt, 2012, S. 85).

Tab. 14: Ziele aktivierender Behandlung, bei Hemiparese, orientiert am Bobath-Konzept (Beckmann, 2000, S. 59)

- Die aktivierende Behandlung muss sich unter der Beteiligung aller Berufsgruppen sowie der Angehörigen über 24 Stunden erstrecken
- Alle therapeutischen Maßnahmen sollen auf die persönliche Situation des Patienten abgestimmt werden; orientiert an seinen eigenen individuellen Bewegungsmustern und Wahrnehmungsmöglichkeiten
- Förderung der betroffenen Seite in gleichzeitiger Koordination mit der weniger betroffenen Seite
- Fazilitieren (Bewegungsanbahnung)
- Vermeiden assoziierter Reaktionen
- Inhibition (Hemmung) von Spastizität und abnormen Bewegungsmustern bzw. -abläufen
- Plastizität des Gehirns nutzen
- Förderung der Wahrnehmung durch Stimulation
- Förderung der Empfindung für die Körpermitte und Körpersymmetrie sowie des Gleichgewichtssinnes
- Reduzierung von Schmerzen bei jeder Art der Aktivität oder passiven Lagerung

Rolle der Gesundheitsfürsprecherin und Vermittlerin

Als er ihr alle Tätigkeiten überlassen will, argumentiert sie, dass er »üben« und mitarbeiten muss, wenn es ihm besser gehen soll. Schließlich hätte er ein Ziel vor Augen. Sie nutzt auf diese Weise die Pflegezeit, die sie bei ihm zur Verfügung hat, indem sie ihn immer wieder bei den Maßnahmen einbezieht. Therapeutische Ansätze werden in den Pflegealltag integriert, ohne großen pflegerischen und zeitlichen Mehraufwand zu betreiben (▸ **Tab. 15**).

Effekt der aktivierenden Pflege

Jenny setzt die *aktivierende Pflege* so ein, dass sie grundsätzlich die Ressourcen des Patienten nutzt und diese fördert, um möglichst zügig Fähigkeiten und damit die Selbständigkeit des Patienten wiederzuerlangen und/oder zu erhalten. Im Mittelpunkt steht immer die Unabhängigkeit des Menschen. Dieses Ziel steuert das Denken und Handeln von Jenny als Pflegeperson. Die Ressourcen bzw. verbliebenen Fähigkeiten des Patienten bilden den Ausgangspunkt, an dem sie ansetzt, um den Patienten aktiv in die Pflegehandlungen einzubeziehen. Die Aktivierung kann auf verschiedenen Ebenen stattfinden (z. B. kommunikativ, funktionell, taktil) und fügt sich wie ein Puzzleteil in den Fähigkeitsgrad des Patienten ein, um an dieser Stelle ein Stück mehr der Fähigkeit zu erreichen. Indem Handlungen wiederholt werden (z. B. bei der täglichen Körperpflege), setzt der Trainingseffekt ein (Kussmaul, Vater, 2012, S. 38 ff.).

Tab. 15: Grundprinzipien und Ziele für das Selbsthilfetraining (Schmidt et al., 2012, S. 85)

- maximale individuelle Selbständigkeit in allen lebenspraktischen Bereichen unterstützen und fördern, um den Patienten von fremder Hilfe so unabhängig wie möglich zu machen
- selbständiges Um- und Einsetzen wiedergewonnener Funktionen
- kontrolliertes Umgehen mit eigenen Funktions- und Fähigkeitsgrenzen

Tab. 15: Grundprinzipien und Ziele für das Selbsthilfetraining (Schmidt et al., 2012, S. 85) – Fortsetzung

- sicherer Umgang mit notwendigen Hilfsmitteln
- Verbesserung der Motorik und Tonusregulierung/-verhältnisse schaffen
- physiologische Bewegungsabläufe planen und einleiten
- Gleichgewicht, Körpersymmetrie und Wahrnehmung schulen
- vorhandene Funktionen (u. a. Extremitäten) einsetzen
- betroffene Körperseite einbeziehen, Hilfestellung von der betroffenen Seite aus anbieten, aber auch nicht die andere Seite vernachlässigen (Nutzen und Kompensationseffekt abwägen)
- Patienten fordern, aber nicht überfordern, ggf. nur Teilsequenzen
- so viel wie nötig Hilfestellung der Pflege nach den Ressourcen und dem jeweiligen Bedarf an Unterstützung ausrichten
- übermäßige Anstrengung vermeiden
- Pflege- bzw. Trainingsablauf täglich gleich durchführen (Planung, Dokumentation, Absprache)
- Rückmeldung für den Patienten während des Trainings: Fehlerkorrek-turen, positive Entwicklungen hervorheben, kurze und prägnante Anleitung
- Ankleiden mit der betroffenen Seite beginnen
- Auskleiden mit der weniger betroffenen Seite beginnen
- Anleitung der Angehörigen, Zweck des Trainings darstellen
- vorab klären wie und wann sich Patient in der Regel wäscht, persönliche Eigenschaften und Strukturen berücksichtigen und einbinden (Waschbecken, Duschen, Baden; Waschbeckentraining gilt als effektiver)
- Gewohnheiten des Patienten sind entscheidend und strukturieren das Training und die Reihenfolge im Pflegeablauf
- wichtig: steht der Patient noch nicht sicher, sollte die Intimpflege vor dem Aufstehen im Bett durchgeführt werden

Die Ausrichtung der Pflege erfolgt am Grad der Handlungsfähigkeit von Herrn Ahlers. Es steht nicht allein die isolierte Funktion im Vordergrund, sondern die Hilfe zur Wiedererlangung von Alltags-und Selbstpflegekompetenzen, um bspw. mit seiner Frau im Wohnzimmer den Tag zu verbringen und am gemeinsamen Alltag teilzunehmen.

Verständnis zur Eigeninitiative fordern

Rolle der Vermittlerin

Nicht selten verstehen Patienten und auch Angehörige nicht, dass nur durch Eigenaktivität eigenständige Fähigkeiten wiedergewonnen bzw. erhalten werden. Werden die Ziele deutlich, ist es leichter zu verstehen, »warum und wofür er/sie was tut«. Jenny schafft Akzeptanz ihres Handelns, indem sie Interventionsschritte erläutert und Transparenz ihrer Arbeit schafft! Der Patient und Angehörige verstehen dann meist, dass Hilfe nicht aus Zeitnot oder Gleichgültigkeit von ihr als Pflegeperson verweigert, sondern einem Konzept gefolgt wird, welches letztendlich in aller Interesse liegt.

Abklärung der Schmerzursache

Mittlerweile war Herr Ahlers mit einem Krankentransport im orthopädischen Krankenhaus zur Abklärung der Schraubenlockerung im Fixateur interne. Der postentzündliche Zustand, dem eine *Osteomyelitis* vorangegangen war, ist nicht weiter fortgeschritten, und mobilisierende Maßnahmen können durchgeführt werden.

Osteomyelitis ist eine bakterielle, eitrige Entzündung des Knochenmarks (Knochenmarksentzündung). Erreger sind meist Staphylokokken. Die Infektion des Knochens allgemein nennt man Osteitis (Paetz, Benzinger-König, 2004, S. 461).

Berücksichtigung der Schmerzen

Jenny dokumentiert die ärztlichen Änderungen der *Analgesie*. Da Frau Ahlers die Beschaffung und Verabreichung der Medikamente durchführt, ist der Pflegedienst zu keinem Handeln angewiesen.

Bei der Pflegeplanung sind unbedingt die Schmerzen zu berücksichtigen! Die Pflegekraft darf erst mobilisieren, wenn die Medikamente wirken! (DNQP Schmerz, 2009, S. 39, 149; Schmidt et al., 2012, S. 158 ff.)

Bewegungsförderung und Aktivierung

Nach vier Tagen scheint sich die Situation zu entspannen, und Herr Ahlers weiß um die pflegerischen Abläufe. Allein das »Mitdenken« der Abläufe durch ihn selbst ermöglicht Jenny wesentliche Erleichterung in der Pflege. Ihr Ziel dabei ist es, Eigenbewegung anzubahnen und die dafür notwendige Wahrnehmung zu fördern. Jenny benötigt in der aktivierenden Pflege zunächst mehr Zeit, als wenn sie alle Verrichtungen *vollkompensatorisch* durchführt und Herr Ahlers passiv bleibt. Allerdings bedeutet dieser Ansatz letztendlich weniger Pflegeaufwand und Zeit, sobald Herr Ahlers selbständiger wird.

Aktivieren spart Pflegeaufwand! Zunächst muss zwar Zeit investiert werden, dann aber stellen sich Erfolge durch mehr Selbständigkeit ein.

Die Stimulation der Wahrnehmungsorgane bzw. der Sinneswahrnehmung durch gezielte Reize ist bei Schlaganfallpatienten von großer Bedeutung. Genannt seien Konzepte wie Basale Stimulation, das 24-Stunden-Konzept nach Bobath oder nach Affolter. Diese Prinzipien lassen sich bei der Körperpflege hervorragend und ohne größeren Zeitaufwand anwenden (Beckmann, 2000, S. 61).

Wahrnehmungsförderung in der pflegerischen Arbeit

Zur Bewegungsförderung und Stimulation der Sinneswahrnehmung wendet Jenny Elemente der *Basalen Stimulation* nach *Affolter* und *Bobath* an. Das dafür notwendige praktische Training hat sie durch den Besuch von Fortbildungen im Rahmen des *Aktivitas-Pflege®-Konzeptes* erlernt, denn allein das theoretische Wissen um spezielle Konzepte reicht nicht aus, um fundiert zu arbeiten. Frau Ahlers bezieht sie ein, indem sie fortwährend erklärt, warum sie was macht.

Aktivitas-Pflege®-Konzept

Das Aktivitas-Pflege®-Konzept ist ein auf Aktivierung ausgerichtetes Konzept, welches erhaltene Fähigkeiten unterstützen und erweitern sowie neue Möglichkeiten initiieren möchte. Gleichzeitig zielt es darauf, Grenzen der Personen, die miteinander in Aktion sind, rechtzeitig zu erkennen und zu respektieren.Im Konzept sind Aspekte der Kinästhetik, der Bobath-Therapie, der Basalen Stimulation und anderer wahrnehmungsfördernder Konzepte, z.B. das Affolter-Konzept, enthalten und miteinander verknüpft. Aus diesem Grund ist es besonders effektiv für Menschen mit Wahrnehmungs-, Bewegungseinschränkungen und Desorientierung.

Kinaesthetics

Die Kunst oder Wissenschaft der Bewegungswahrnehmung hat folgende Inhalte:

- die Entwicklung der eigenen Bewegungskompetenz
- die differenzierte Analyse menschlicher Aktivitäten
- die Fähigkeit, die eigene Bewegung im Kontakt mit anderen Menschen so einzusetzen, dass diese ihre eigene Bewegungskompetenz erhöhen können

Basale Stimulation® in der Pflege

Dieses Konzept zur Wahrnehmungsförderung wurde in den 1970er Jahren von dem Sonderpädagogen Andreas Fröhlich begründet und von der Krankenschwester Christel Bienstein in die Pflege übernommen. Mittels ganz basaler, elementarer Reizangebote beginnen Pflegende, Kontakt mit den Patienten aufzunehmen. Die Wahrnehmung wird durch Sinnesangebote auf somatischer, vestibulärer, auditiver, oraler, olfaktorischer, taktiler, visueller und audiorhythmischer Ebene geschult.

Das Affolter-Konzept bei neurologisch Erkrankten

Während ihrer jahrelangen klinischen Arbeit mit wahrnehmungsgestörten Kindern und Erwachsenen entwickelte Felicitae Affolter ein eigenes Therapiekonzept, das Affolter-Modell, auch »Geführte Interaktionstherapie« genannt. Handlungsabläufe, die von Patienten mit Wahrnehmungsproblemen nicht ausführbar sind, werden dabei gemeinsam mit dem Therapeuten ausgeführt. Ihre Grundidee war: Der Tastsinn vermittelt dem Kleinkind die ersten Erfahrungen der Welt; ist dieser mangelhaft entwickelt, bilden sich weitere Störungen der Wahrnehmung und des Spracherwerbs; eine Therapie derselben muss wieder beim Tastsinn ansetzen. Diese Therapie ermöglicht es den Patienten, praktisch und alltagsbezogen zu lernen. Bei gestörter Wahrnehmung kann man durch gezieltes Führen an Händen und Körper während alltäglicher Geschehnisse zur Verbesserung der gespürten Informationssuche beitragen. ›Führen‹ bedeutet, dass eine andere Person mit dem Körper des Patienten Handlungen so ausführt, dass gemeinsamBeziehungen zwischen Patient und Umwelt hergestellt werden. Durch diese geführten Interaktionserfahrungen werden motorische, kognitive und emotionale Leistungen gefördert. Das Arbeiten nach Affolter gehört mittlerweile zu den wichtigsten therapeutischen Ansätzen in der Arbeit mit schwer wahrnehmungsgestörten Patienten.

Kontrakturenprophylaxe

Durch die aktivierende Arbeitsweise erfolgt automatisch die *Kontrakturenprophylaxe*. Bestehende, noch nicht manifestierte Einschränkungen lassen sich glücklicherweise noch beheben. Beispielsweise soll Herr Ahlers bei der Pflege der unteren Extremität mithelfen, seine Beine im Bett aufstellen und diese je nach »Kommando« von Jenny in eine bestimmte Richtung mitbewegen. Ihr Hintergedanke ist, die Beinmuskulatur zu aktivieren und damit Bewegung anzubahnen (*Fazilitation*). Diese Schritte sind in der Pflegeplanung fixiert. So können alle Kollegen die Pflege einheitlich durchführen.

Fortlaufende Analyse der Funktionen und Fähigkeiten

Jenny überprüft jeden Tag, ob und wie sich die (Bewegungs-)Fähigkeiten von Herrn Ahlers verändern, und passt den Übungsgrad an seine Tagesform an.

Die Statusanalyse ist ein wesentlicher Bestandteil des Pflegeprozesses. Während der Durchführung bewertet die therapeutisch Arbeitende immer wieder von neuem, ob und wie sich Fähigkeiten oder Funktionen verändern (vgl. Davies, 1986, S. 50).

Zielgerichtetes Handeln

Mit der Zielsetzung vor Augen fällt es Jenny wesentlich leichter, in stressigen Situationen, die im Berufsalltag nicht ausbleiben, flexibel und strukturiert zu handeln und sich gegenüber dem Patienten sicher zu verhalten. Sie ist geübt, Strategien einzusetzen, um effektiv und ergebnisorientiert zu arbeiten. Der Erfolg gibt ihr Recht! Denn schon nach einer Woche hat sie die Pflege »im Griff« und erlebt, wie Herr Ahlers Fortschritte macht. Er wird regelrecht ehrgeizig.

Wenn man sich geistig auf Eventualitäten und Schwierigkeiten einstellt, zeigt sich, dass man auf Stress und Problemsituationen besser und effektiver reagieren kann (Beckmann, 2000, S. 50).

Rolle der Angehörigen als Co-Therapeutin

Rolle der Interprofessionellen Partnerin

Frau Ahlers muss soweit befähigt werden, dass die nächtliche Versorgung sichergestellt ist und sie Aktivierungspotenzial bei ihrem Mann erkennt und fördert. Ansonsten sind wiedererworbene Fähigkeiten und Funktionen ihres Mannes nachhaltig gefährdet. Ist das der Fall, ist fraglich, ob ihr Mann zuhause wohnen bleiben kann.

Informieren, beraten, schulen und anleiten

Bei den Pflegetätigkeiten steht Frau Ahlers grundsätzlich im Hintergrund und beobachtet, wie die Pflegekräfte arbeiten. Jenny bezieht sie

Rolle der Vermittlerin und Gesundheitsfürsprecherin

z. B. beim Drehen ihres Mannes mit ein. Meist stellt Frau Ahlers von sich aus pflegerelevante Fragen. Jenny beantwortet diese gerne und erklärt die Zusammenhänge. Sie nutzt das Interesse und die Bereitschaft und weist sie in die fachgerechte Durchführung leichter Pflegetätigkeiten ein oder erläutert situationsabhängig das Gefährdungspotenzial hinsichtlich potenzieller Pflegerisiken.

Belastungsfaktoren pflegender Angehöriger

Jenny ist es wichtig, dass Frau Ahlers erkennt, worauf es bei bestimmten Techniken ankommt, und lernt, nach einigen Grundprinzipien zu handeln. Dies ist vor allem nachts, bspw. zum Wechseln der Windelhose, notwendig, denn dann sind die Therapeuten und Pflegekräfte nicht vor Ort. Aber das nimmt sie gerne in Kauf. Ihr Ziel ist es, sich größtmöglich vom Pflegedienst unabhängig zu machen, denn die vielen Einsätze allein am Tag machen ihr zu schaffen.

Individuelle Pflege orientiert sich am Tagesrhythmus

Eine individuelle Pflege ermöglicht, dass diese sich an dem Tagesrhythmus des Patienten orientiert. Dennoch bedeutet die Abhängigkeit von externen Personen einen Eingriff in die Intimsphäre der Betroffenen. Die psychische Belastung, die Einsätze immer im Kopf zu haben, ist nicht zu unterschätzen. Ein offenes und lösungsorientiertes Gespräch, in der beide Seiten ihre Situation erklären, hilft manchmal Wunder!

Bettklingel

Auch die von Frau Ahlers installierte Bettklingel zeigt nun ihr »wahres Gesicht«! Die berühmte »Klingel am Bett« erscheint im ersten Moment eine sinnvolle Lösung. Doch schon bald ist Frau Ahlers einem Nervenzusammenbruch nahe, da sie stets für ihren Liebsten abrufbar ist und die Klingel dauerhaft zum »Einsatz« kommt!

Pflege bei Harnwegsinfekt

Infektparameter

Die Kontrolle der Infektparameter Urin und Kalium ergibt den Nachweis eines erneuten *nosokomialen Harnweginfekts*. Jenny leitet entsprechende pflegerische Maßnahmen nach Absprache mit dem Hausarzt ein.

Pflege bei chronischen Wunden

Dekubitusbehandlung

Die Dekubitusbehandlung führt Jenny nach Anweisung des Hausarztes durch. Sie beobachtet nach den ersten Tagen, dass die verordneten Maßnahmen und eine wechselnde 30°-Lagerung von Herrn Ahlers morgens, mittags und abends eine Linderung der gefährdeten Stelle am Steiß bewirkt. Die Haut sieht sehr viel besser aus und heilt ab. Das wirkt sich nicht nur positiv auf die Mobilisationsfähigkeit von Herrn Ahlers aus, sondern verringert auch den Pflegeaufwand. Die fachgerechte Fortführung der *Dekubitusprophylaxe* ist dennoch unabdingbar. Jenny bezieht Frau Ahlers ein und weist sie in Risiken und vorbeugende Maßnahmen ein.

⚠ Aufgrund des sich kontinuierlich erweiterten Kenntnisstandes ist einmalig erworbenes Wissen, z. B. in der Ausbildung, für eine effektive

Dekubitusprophylaxe im Laufe der weiteren Berufsausübung einer Pflegefachkraft nicht ausreichend (DQNP 2010, S. 22).

Rolle der Lernenden

Wundbehandlung bei Ulcus cruris

Rolle der Interprofessionellen Partnerin und Vermittlerin

Zusammen mit dem Hausarzt hat Jenny das Wundmanagement bezüglich der Behandlung des *Ulcus cruris* besprochen. Der Arzt muss wie bei der Dekubitusbehandlung auch hier medizinische Anordnungen treffen. Sie kommuniziert auf der Dienstbesprechung die Behandlungsvorgaben an alle beteiligten Kollegen und dokumentiert das Vorgehen in der Firmendatenbank und in der Klientenakte. Eine Wundexpertin soll herangezogen werden.

Kompressionstherapie

Der Hausarzt hat Maßnahmen zur *Kompressionstherapie* angeordnet. Es ist notwendig, dass Jenny einen Kompressionsverband am linken Bein von Herrn Ahlers anlegt, um den Ulcus zu entlasten. Das rechte Bein kann mit dem vorhandenen medizinischen Thrombosestrumpf versorgt werden.

Die von den häufigsten chronisch verlaufenden Erkrankungen betroffenen Menschen erleiden Einschränkungen in den Lebensaktivitäten, ihren sozialen Beziehungen und damit ihrer Lebensqualität. Neue, gesundheitsbedingte Erfordernisse treten für die Patienten hinzu. Das konsequente Tragen der Kompressionsverbände bei der chronisch venösen Insuffizienz oder der regelmäßige Verbandwechsel beim Ulcus cruris können hier genannt werden. Dieser Aspekt muss hinsichtlich des Kommunikationsverhaltens dem Patienten gegenüber berücksichtigt werden (Paetz, Benzinger-König, 2000, S. 969 ff.).

Therapeutische Behandlungsinhalte

Ergo- und Physiotherapie

Nach der ersten Woche findet ein Austausch unter den Akteuren per Telefonkonferenz statt. Die Therapeuten nennen folgende weiterführende Behandlungsschwerpunkte:

- Grundmobilisation zur Vorbereitung des Rollstuhltransfers durch
  - tonusregulierende Maßnahmen nach PNF und Bobath
  - Schmerzreduktion/-bewältigung durch manuelle Techniken und Kräftigung v. a. der Rückenmuskulatur
  - Dehnungs- und Bewegungsübungen zur Vermeidung von Kontrakturen und Kompensationsstrategien,

- Verbesserung des linken Fußgewölbes, um die Standfähigkeit anzubahnen
- allgemeiner Ausbau von Muskelkraft, Ausdauer und Belastbarkeit
- Muskelkräftigung des linken Beines
- Transfer-, Stand- und Gehtraining in dieser Reihenfolge
- Gleichgewichtstraining

• Selbsthilfetraining (Motivationssteigerung und Übernahme von Alltagstätigkeiten)
• Wahrnehmungsschulung (nach Affolter), Basale Stimulation
• Psychofunktionelles Training
• Anleitung im Umgang sowie Training mit Hilfsmitteln

In der zweiten Woche überträgt Jenny die Pflege im Frühdienst per Übergabe an ihre diensthabende Kollegin. Die Pflegedienstleitung wird über das weitere Vorgehen informiert.

Am Fallbeispiel

Grundsatz: Immer einen Schritt voraus denken!

Rolle der Gesundheitsfürsprecherin

In der darauffolgenden Woche stellt Jenny im Frühdienst den Rollstuhl, der bisher noch nicht seinen Nutzen erfüllt, neben das Pflegebett und weist Herrn Ahlers darauf hin, dass es sein Ziel ist, dort zu sitzen. Er dreht langsam seinen Kopf und schaut hin. Herr Ahlers scheint seine Schmerzen förmlich zu vergessen und nimmt das erste Mal am Geschehen außerhalb des Bettes teil. Seine Augen beginnen zu leuchten: »Meine Enkel werden Spaß dran haben, mich in der Wohnung hin und her zu fahren!«, grinst er. »Es funktioniert«, freut sich Jenny mit Frau Ahlers.

Hilfe zur Selbsthilfe

Rolle der Interprofessionellen Partnerin

Herr Ahlers ist mittlerweile in den Beinen und in der oberen Extremität wesentlich beweglicher. Ihm ist es möglich, noch mehr Pflegehandlungen in Form der Pflege des Oberkörpers, das Haarekämmen und das Zähneputzen selbst durchzuführen. Zum Rückenwaschen im Bett kann er sich bei hochgestelltem Kopfteil vorlehnen. Alle an der Pflege Beteiligten setzen das Selbsthilfetraining konsequent ein. Sie wissen um das Ziel und motivieren Herrn Ahlers zur Mitarbeit.

Die Ergotherapeutin berichtet Jenny am Telefon, wie Herr Ahlers auch bei ihr Fortschritte macht. »Es ist logisch, dass die stationäre Maßnahme nicht gegriffen hat«, meint sie anschließend. »Die Umstände und das Mobiliar in der Klinik sind ganz anders als zuhause! Er selbst ist nicht in der Lage, die Abläufe auf sein direktes Lebensumfeld zu übertragen. Offensichtlich sind doch kognitive Beeinträchtigungen vorhanden, wenn auch diffus und momentan noch schwach ausgeprägt.«

Waage zwischen Abnahme und Eigenaktivität finden

Hinzu kommt, dass Frau Ahlers dazu neigt, ihrem Mann sehr schnell Tätigkeiten »abzunehmen«, damit es nicht so lange dauert. Frau Ahlers meint, dass sie ihrem Mann auch mal »was Gutes tun« muss. Jenny und ihre Kollegen müssen ihr immer wieder erklären, dass ihr gut gemeinter Eifer und die Ungeduld kontraproduktiv sind. Jenny ist froh, dass die Therapeuten mit »am Werk« sind, der Pflege zuarbeiten und alle sich gemeinsam den Rücken stärken.

Rollenverständnis

Allerdings muss sie noch einmal mit der Physiotherapeutin sprechen. Ihre Termine korrelieren morgens oft mit den Zeiten der Pflege. Frau Ahlers bittet Jenny darum, dass die Pflegekräfte früher kommen sollten. Doch das hieße nicht nur eine komplette Tourenänderung, welche schon komplex genug ist, sondern auch, dass Herr Ahlers seinen persönlichen »Frühstücksrhythmus« wieder verlegen müsste. Eine erneute Änderung im Ablauf wirkt sich negativ auf die bisherigen Erfolge aus. Beide finden daraufhin eine alternative Lösung.

Patientenorientierung ist in der Pflege wichtig, muss aber genauso mit logistischen, personellen und wirtschaftlichen Notwendigkeiten im Unternehmen vereinbar sein. Eine offene und kollegiale Kommunikationshaltung vermeidet Frustration und zwischenmenschliche Konflikte!

»Erleben« von Teilhabe

Herr Ahlers lässt sich nach drei Wochen ohne Einsatz des Bettgalgens, der im Sinne physiologischer Bewegung kontraproduktiv ist, an die Bettkante mobilisieren. Er schafft es, dort während der Pflege mit Unterstützung durch seine Ehefrau zu sitzen. Das Training und Zusammenwirken von Therapie und Pflege zeigt sich, und Herr Ahlers erlebt seine Fortschritte!

Rolle der Medizinischen Expertin

Spätestens jetzt muss Jenny die *Pflegeplanung* überarbeiten sowie den Handlungsstatus von Herrn Ahlers im Rahmen der Pflegevisite neu erheben.

Transfer in den Rollstuhl

Jenny veranlasst, dass Herr Ahlers ab sofort mittags im Rollstuhl sitzt und nachmittags ausruht. Dafür ist zwar ein vierter Pflegeeinsatz nötig, doch sie geht davon aus, dass Herr Ahlers zeitnah bis zum Abend im Rollstuhl bleiben kann und der Spätdienst den Transfer zurück in sein Bett durchführt.

Mobilisation in den Stand

Im nächsten Schritt wird Herr Ahlers in den Stand mobilisiert. Über die notwendigen Voraussetzungen zum Transfer und für einen sicheren Stand verfügt Herr Ahlers. Er kann sich einen Moment stehend am Ende des Bettes festhalten. Die Pflege wird wesentlich erleichtert. Verliert Herr Ahlers den Halt, kann er unverzüglich nach hinten in den Rollstuhl zurückgeführt werden.

Erleichterungen im Pflegeablauf

Der Pflegeablauf hat sich nach den ersten schwierigen Wochen eingespielt und entspannt. Die Pflegeleistungen sind in kleinen Teilen reduziert, wenn auch der Selbstpflegeumfang durch punktuelle Schmerzen tagesformabhängig ist.

Beide Eheleute bewältigen den Alltag gemeinsam und sind ein eingespieltes Team. Frau Ahlers weiß hinsichtlich der Pflege ihres Mannes sehr viel besser Bescheid. Ihre Perspektivlosigkeit und Sorge hat sich etwas zum Positiven gewendet, indem sie miterlebt, wie ihr Mann Fortschritte macht.

In der fünften Woche kann Herr Ahlers ein bis drei Schritte laufen. Die Pflegekräfte fordern ihn immer wieder heraus, indem sie bspw. den Abstand des Rollstuhls zum Bett erweitern, so dass er angehalten ist, einige Schritte mit Unterstützung zu gehen. Seine Frau soll den Transfer ihres Mannes in den Rollstuhl zeitnah selbst durchführen. Herr Ahlers muss bis dahin kräftig und stabil genug sein, um alleine zu stehen und sich festhalten zu können. Die Sturzgefahr durch Unsicherheiten im Gleichgewicht ist nicht zu unterschätzen – auch wenn der Transfer zunehmend besser gelingt. Der Dauerkatheter stellt ebenfalls beim Aufstehen ein Risiko dar, denn der Schlauch kann sich unbemerkt verdrehen oder abknicken. Diesbezüglich ist unbedingt noch Schulungsbedarf im sicheren Umgang mit dem Katheter notwendig.

Durch wiedergewonnene Mobilität kann das Sturzrisiko zunehmen!

7.4 Abschlussreflexion

Aktuelle Pflege- bzw. Lebenssituation

So chaotisch wie die Aufnahme begann, so stabil ist nun die Pflegesituation. Komplikationen wie die der Wundheilungsstörung des Ulcus cruris bestehen nach wie vor, da die Ursache nicht behoben ist, lassen sich aber nun strukturiert behandeln.

Die Eheleute Ahlers finden sich in der aktuellen Situation zurecht. Es gelingt zusammen mit den Eheleuten, eine annehmbare Lebenssituation zuhause zu schaffen, obgleich die kognitiven Beeinträchtigungen von Herrn Ahlers vermutlich zukünftig noch stärker in den Vordergrund treten werden. Eine Demenz wird vom Hausarzt zu diesem Zeitpunkt nicht ausgeschlossen. Bereits jetzt schon gibt Frau Ahlers größtenteils die Tagesstruktur ihres Mannes vor und hat durch Jenny das Konzept der *Validation* kennengelernt. Umso wichtiger sind gleiche Abläufe und die Aufnahme seiner Lieblingsbeschäftigung: dem Amateurfunken von seinem Hobbyzimmer aus.

Die Validation bei Demenzbetroffenen

Das Konzept der Validation wurde von der Sozialarbeiterin und Schauspielerin Naomi Feil 1990 von Cleveland (USA) nach Europa getragen. Sie entwickelte diese Pflegetechnik aus der *personenzentrierten Gesprächsführung* des Psychologen Carl Rogers heraus. Validation nach Feil bedeutet Wertschätzung gemäß dem englischen Wort: to validate = für gültig erklären; abgeleitet aus dem lateinischen valere = wert sein. Die Bedeutung der Validation:

- Das Gefühl, das du nach außen trägst, ist wahr, ist gültig, ich erkenne es an. Validation ist eine Methode, um den Zugang zu dementen, verwirrten alten Menschen zu ermöglichen und beinhaltet
- eine bestimmte Form des Eingehens und Reagierens auf die Verhaltensweisen und Äußerungen verwirrter bzw. dementer Menschen, eine Grundhaltung, die den alltäglichen Umgang mit dementen Menschen bestimmen kann
- Validation hilft, in belastenden Situationen Spannungen zu reduzieren und Beziehungen zu ermöglichen
- Validation will ein wertschätzender Umgang mit desorientierten Menschen sein, der die Gefühle und die Lebenswelt der Betroffenen akzeptiert und annimmt

Evaluation der Zielsetzung

Kaum zu glauben, wie Jenny Herrn Ahlers zu Beginn der Pflege begegnet ist und ihm nun nach weiteren zwei Monaten ausweichen muss, wenn er mit seinem Rollator in der Dreizimmerwohnung durch den Flur ins Badezimmer düst. Das Ziel, an Weihnachten im Wohnzimmer zu sitzen, hat Herr Ahlers erreicht! Eine große Hilfe bestand in der Festlegung von Wochenzielen, um auf die komplexen Zusammenhänge der Funktions- und Fähigkeitsstörungen schrittweise einzugehen.

Herr Ahlers ist in der Lage, die Körperpflege unter Anleitung seiner Frau selbst durchzuführen. Sie selbst wurde unter Anleitung befähigt, letztendlich die Unterstützung und Versorgung ihres Mannes selbst über den Tag hinweg zu strukturieren und sicherzustellen. Der Pflegedienst unterstützt nur noch einmal wöchentlich beim Duschen. Durch die wiedergewonnene Mobilität ist er in der Lage, in Begleitung auf die Toilette zu gehen. Der Dauerkatheter ist nicht mehr notwendig und wurde durch Jenny auf Anweisung des Hausarztes gezogen.

Aktuell sind die Heilmittel reduziert und finden ein- bzw. zweimal wöchentlich statt. Mit der Physiotherapeutin trainiert Herr Ahlers das Treppensteigen und das Laufen am Rollator in und außerhalb der Wohnung. Die Ergotherapeutin legt ihren Schwerpunkt auf psychofunktionelle Behandlungsinhalte, um seine kognitiven Fähigkeiten zu trainieren und den gegenwärtigen Handlungsstatus zu stabilisieren. Die Verzahnung von Therapie und Pflege hat sich als der richtige Weg erwiesen.

Grad der Pflegebedürftigkeit

Die Pflegebedürftigkeit von Herrn Ahlers ist nicht aufgehoben, doch eine Pflegestufe 3 ist in seiner aktuellen Verfassung nicht mehr notwendig.[8] Den Antrag auf eine Erhöhung der Pflegestufe hat Jenny rückgängig gemacht.

Belastung pflegender Angehöriger

Frau Ahlers nimmt die Rolle als pflegende Angehörige an und organisiert sich weitestgehend selbst. Es kommt dennoch vor, dass sie im Bei-

8 Anm. der Autorin: In den darauffolgenden Jahren bestand sogar zeitweise die Frage, ob er die Pflegestufe 2 behält.

sein der Pflegekräfte weint. Diese Momente sind wichtig für sie, um sich Alltägliches von der Seele zu reden und ihre Ängste an vertraute Personen mitzuteilen.

Zusammenarbeit stärkt den Rehabilitationseffekt

Interdisziplinärer Ansatz in der ambulanten Pflege

An diesem Fall zeigt sich der positive Effekt von Zusammenarbeit, sobald Interventionen unter einem gemeinsamen Ziel stattfinden. Der Motor dieser rehabilitativen Zusammenarbeit ist die Identifikation mit der Arbeit und Motivation zum interdisziplinären Austausch. Wichtige Aspekte sind das gegenseitige Vertrauen untereinander sowie die Etablierung einer eigenständigen, aber fachübergreifenden Arbeitsweise. Alle Leistungsanbieter identifizieren sich mit den anderen Berufsgruppen bzw. deren Leistungen, und die unterschiedlichen Arbeitsphilosophien hindern die Akteure nicht daran, zusammenzuarbeiten! Teilaufgaben werden untereinander abgestimmt (Grote, 2010).

Synergieeffekte nutzen

Jenny hat sämtliche Leistungen in einen ganzheitlichen Zusammenhang gebracht und derart miteinander verzahnt, dass der »Behandlungsfahrplan« dem individuellen Tagesrhythmus von Herrn Ahlers und seiner Frau entspricht.

Der Schwerpunkt im *Fallmanagement* besteht dahingehend in der Koordination und Verstetigung des therapeutischen Prozesses in ein 24-Stunden-Konzept. Damit kommt der Pflege im Zusammenspiel der einzelnen Therapie- und Versorgungsleistungen eine bedeutende Rolle zu. Der Synergieeffekt zeigt sich, indem »alles aus einer Hand« erfolgt und Einzelleistungen miteinander vernetzt werden! Infolgedessen lässt sich vorhandenes bzw. frei werdendes *Rehabilitationspotenzial* von Herrn Ahlers abrufen. Die offene und unkomplizierte Arbeitshaltung und Kommunikation auf Augenhöhe mit den anderen Berufsgruppen ist beispielhaft gelungen.

Fazit

> »Pflege versucht grundsätzlich immer auch Rehabilitationspotenziale zu nutzen und dient der Gesundheitsförderung. Sie ist mitnichten allein kompensatorisch angelegt. Fachpflegerische Interventionen, die gezielt der Mobilisierung und das Erlernen verlorengegangener Funktionen dienen, die Prophylaxen und vielfältigen anderweitigen Maßnahmen tragen ebenso einen rehabilitativen Gehalt in sich bzw. wirken rehabilitativ, wie es therapeutische Leistungen tun.« (Klie, 2004)

8 Kardiologische Rehabilitation am Beispiel eines Herzunterstützungssystems

Diesem Fall liegt eine Facharbeit aus dem Weiterbildungskurs Fachpflege Rehabilitation 2010/2012 der Akademie für Pflegeberufe der Universität Erlangen in Kooperation mit der Fachklinik Herzogenaurach zugrunde. Der Autor Herr Andre Eichhorn hat die Arbeit dankenswerter Weise zur Verfügung gestellt. Der Titel der Facharbeit lautet: »*Herzunterstützungssysteme* – Besonderheiten und pflegerische Aspekte im Umgang mit dem Herzunterstützungssystem LVAD-Incor von Berlin Heart«.

8.1 Krankheitsgeschehen und Anamnese

Falldarstellung

Soziale Anamnese

Frau Mann, 51 Jahre alt, verheiratet, zwei Kinder, beide leben noch bei den Eltern zuhause. Die Familie wohnt in einer Mietwohnung, ebenerdig ohne Treppen. Bis zum Akutereignis war die Patientin als Reinigungskraft in Teilzeit tätig. Ihre Arbeit sah sie als mittelschwere körperliche Tätigkeit an.

Befund bei Aufnahme

Die Patientin ist bei Anreise in der Rehabilitationsklinik in einem leicht reduzierten Allgemeinzustand, sie ist adipös (163 cm Größe, 96 kg Gewicht), ihre Beine sind stark ödematös.

Vegetative Anamnese

Frau Mann schläft gut, ihr Appetit ist normal, Stuhlgang regelrecht, eine Gewichtsreduktion von 107 kg auf 96 kg geschah während der Akutphase. Bekannt ist eine Heparin-Allergie.

Medikation

- *Aspirin 100* (Acetysalicylsäure): schmerzstillend, fiebersenkend, entzündungshemmend, Thrombozytenaggregationshemmer (Nebenwirkung: Magengeschwür); beachte: vor operativen Eingriffen pausieren, wegen Blutungsgefahr – 1-0-1
- *Aggrenox* (Dipyridamol 200 + Acetylsalicylsäure 25): zur Prävention sekundärer Schlaganfälle (Nebenwirkung: Magengeschwür, RR-Abfall, Magenbeschwerden); beachte: ggf. Verengung der Atemwege, verlangsamte Reaktionen – 1-0-1
- *Carvedilol 10*: Betablocker (Nebenwirkung: Bradycardie, AV-Block, Übelkeit, Sedierung); beachte: RR und Pulskontrolle – 1-0-1

- *Pantoprazol 40*: Protonenpumpenhemmer, Vorbeugung Magenbeschwerden – 0-0-1
- *Torasemid 10*: Schleifendiuretikum (Nebenwirkung: Anstieg Harnsäure, Kaliummangel, Exicose); beachte: Bilanzierung, Herzrhythmusstörung – 1-0-0
- *Spironolacton*: kaliumsparendes Diuretika – 1-0-0
- *Sildenafil*: PDE-5-Hemmer, gefäßerweiternd – 1-0-0
- *Ramipril 5*: ACE-Hemmer (Nebenwirkung: Hypotonie, Reizhusten, Kreateninanstieg); beachte: Laborkontrolle, RR- und Pulskontrolle – 1-0-1
- *Marcumar* (nach INR + Arztangabe, wenn INR > 2,5; Zugabe von Clexane 0,7 ml s. c.; Nebenwirkung: erhöhte Blutungsgefahr bei gleichzeitiger Gabe von ASS): beachte: keine i. m. Injektionen möglich – 1-0-0

Krankheitsverlauf

Nach einem sechswöchigen antibiotisch behandelten bronchialen Infekt stellte sich die Patientin mit zunehmender Belastungsdyspnoe und erheblich reduziertem Kräftezustand erneut bei ihrem Hausarzt vor. Dieser veranlasste die sofortige Einweisung in die Universitätsklinik mit dem Verdacht auf *kardiale Dekompensation.*

Die Diagnostik erbrachte eine hochgradig eingeschränkte linksventrikuläre Pumpfunktion, massive Pleuraergüsse beidseits sowie Anzeichen eines stillen Myokardinfarktes (wofür die Betroffene keinerlei Ereignisse angeben konnte).

Man sah die Indikation zur sofortigen *Implantation* eines linksventrikulären Unterstützungssystems gestellt (LVAD-Incor von Berlin Heart).

Begründende Diagnosen

Akute kardiale Dekompensation bei hochgradig eingeschränkter Pumpfunktion (EF ~ 5 %), vermutlich auf der Basis einer koronaren Herzkrankheit mit stummem großen Vorderwandinfarkt sowie apikalem (auf die Spitze bezogen) linksventrikulärem Thrombus.

Ersttherapie

Notfallmäßige Implantation eines linksventrikulärem Assistenz-Systems und Entfernung des Thrombus.

8.2 Das Linksherzunterstützungssystem

LVAD ist ein mechanisches System, welches den linken Ventrikel des Herzens beim Pumpen von sauerstoffreichem Blut durch den Körper unterstützt. Es hilft, den Kreislauf zu erhalten und das erkrankte Herz zu entlasten. Eingesetzt wird es bei Patienten mit einer Herzinsuffizienz, die so weit fortgeschritten ist, dass Medikamente nicht mehr ausreichen.

Das LVAD wurde so konzipiert, dass ein dauerhafter Einsatz möglich ist. Es dient zur Regenerierung des Herzens oder zur Überbrückung der Wartezeit bis zur Transplantation. Hauptaufgabe des Incor ist es, den Blutfluss aufrecht zu erhalten, es wird in die Nähe des Herzens intraperikardial (im Herzbeutel) implantiert.

Nach der Implantation eines Herzunterstützungssystems ist es für den Betroffenen absolut erforderlich, sich mit dem Gerät auseinanderzusetzen und sein Leben neu zu organisieren. Dazu ist der Aufenthalt in einer rehabilitativen Einrichtung unumgänglich.

Die geschichtliche Entwicklung des Kunstherzens

Herzunterstützungssysteme – Besonderheiten und pflegerische Aspekte im Umgang mit dem LVAD-Incor von Berlin Heart

Bereits im 19. Jahrhundert versuchten Wissenschaftler eine mechanische Vorrichtung zu entwickeln, die vorübergehend die Herztätigkeit ersetzen bzw. unterstützen sollte. 1812 dachte der Physiologe Le Gallois darüber nach, mittels einer Pumpe außerhalb des Körpers die Organ-Funktion zu erhalten. Fast 100 Jahre später, 1953, gelang es John Gibbon, erstmals eine Herz-Lungen-Maschine erfolgreich bei einem Menschen einzusetzen. 1957 wurde das erste Kunstherz bei einem Hund implantiert. Die Forschung stieß immer wieder an Grenzen, ein voll funktionstüchtiges Herz zu entwickeln, deshalb verlagerte man den Entwicklungsschwerpunkt in Richtung Herzunterstützungssystem mit blutkompatiblen Materialien.

Meilensteine in der Entwicklung des künstlichen Herzens

- 1812: erstes Nachdenken durch Herrn Le Gallois
- 1953: Gründel und Kohler entwickelten ein Kunstherz nach ihren Erfahrungen mit Hunden und Katzen
- 1964 wurde erstmals bei einem Menschen eine Herztransplantation mit einem Schimpansenherz durchgeführt
- 1966: Michael Debakey bekam ein teilweise künstliches Herz implantiert
- 1967: Dem südamerikanischen Chirurgen Christian Bernard gelang die erste Herztransplantation am Menschen. Der Patient verstarb 18 Tage danach

- 1969 erhielt der erste Mensch vorübergehend ein Kunstherz, mit welchem er 2,5 Tage lebte, bevor ihm ein natürliches Spenderorgan implantiert wurde. Er verstarb nach zwei Tagen
- 1982 ersetzte William de Vries das Herz von Barney Clark durch das von Dr. Robert Jarvik entwickelte erste implantierbare Kunstherz der Welt »Jarvik 7«. Betrieben wurde das Gerät durch einen externen Kompressor von der Größe eines Kühlschrankes. Der Patient verstarb nach 112 Tagen nach etlichen Schlaganfällen an Leber- und Nierenversagen
- 1986: William Schroeder wurde der zweite Jarvik-7-Empfänger und überlebte mehr als 20 Monate
- 1988: Beginn der Finanzierungen durch die National Institutes of Health für die Entwicklung von Kunstherzen

Meilensteine in der Entwicklung des Herzunterstützungssystems LVAD

- 1994: Die Food and Drug Administration genehmigt die Zulassung des Left Ventricle Assist Device (LVAD). Die Entstehung und der technische Fortschritt gingen stetig voran, die Geräte wurden kleiner, leichter, akzeptabler und klinisch erfolgreicher
- 1998 begann die Entwicklungsarbeit am LVAD-Incor, die Firma Mediport Kardiotechnik GmbH begann mit der Entwicklung eines Herzunterstützungssystems, welches nur die linke Herzkammer unterstützen sollte (Left Ventricular Assist Device)
- 1999 wurde Charlie Chappis als erster Patient aus einem Krankenhaus mit LVAD entlassen
- 2002 kam die Mini Turbine LVAD-Incor, klein und stromsparend, auf den Markt
- 2003: LVAD-Incor erhielt die CE-Zulassung
- 2005: Weltrekord für Berliner Kunstherz; es war mehr als 1000 Tage in Betrieb
- 2006: Der 300. Patient erhielt ein LVAD-Incor
- 2008: Der LVAD-Incor-Träger Jean-Pierre Offe feierte seinen fünften Geburtstag mit dem Incorsystem und stellt damit einen Weltrekord auf
- 2009: Der 500. Patient erhält am Deutschen Herzzentrum ein implantiertes LVAD-Incor. Weil immer weniger Spenderherzen zur Verfügung stehen, ist die Forschung bemüht, Kunstherzen für einen dauerhaften Einsatz zu entwickeln. In den nächsten 10–15 Jahren werden zahlreiche neue Geräte den Markt erobern

8.3 Grundlagen der kardiologischen Rehabilitation

Bei der *kardiologischen Rehabilitation* unterscheidet man grundsätzlich zwei Formen, das allgemeine Heilverfahren und die Anschlussheilbehandlung.

Das allgemeine Heilverfahren wird in der Regel vom Hausarzt eingeleitet. Ein gesetzlich Versicherter hat alle vier Jahre einen Anspruch auf eine allgemeine Heilmaßnahme, die Zustimmung des Medizinischen Dienstes vorausgesetzt.

Die Anschlussheilbehandlung sollte innerhalb von 14 Tagen nach dem Aufenthalt im Akutkrankenhaus beginnen. Bei Zustand nach Herzinfarkt oder nach einer Herzoperation ist sie sinnvoll. Für Berufstätige gilt die Rentenversicherung als Kostenträger. Das Ziel ist die Rückkehr in den Beruf. In den 1970er Jahren kehrten nur etwa 1 % der Herzinfarkt-Patienten in ihren Beruf zurück, heute sind es mehr als 75 % der unter 55-jährigen, die ihre berufliche Tätigkeit wieder aufnehmen. Für Rentner ist die gesetzliche Krankenversicherung der Kostenträger gemäß dem Grundsatz »Rehabilitation vor Pflege«.

Die Ziele der kardiologischen Rehabilitation sind einerseits die weitgehende Wiederherstellung der kardialen Leistungsfähigkeit des Betroffenen unter Berücksichtigung aller psychosozialen Belange zur Reintegration in sein berufliches und soziales Umfeld und zum anderen, die drohende Pflegebedürftigkeit bei chronisch Kranken abzuwenden bzw. das Fortschreiten der Erkrankung durch Sekundärprävention einzuschränken oder zu verhindern.

Phasen der WHO in der kardiologischen Rehabilitation

Die WHO hat drei Phasen der kardiologischen Rehabilitation festgelegt:

- Phase 1: Frühmobilisation – beginnend im Akuthaus
- Phase 2: stationäre kardiologische Rehabilitation in einer geeigneten Einrichtung oder eine ambulante Rehabilitation bei niedrigem kardiovaskulärem Risiko
- Phase 3: Langzeitrehabilitation in Eigenverantwortung des Patienten am Wohnort (Herzsportgruppe, Sportverein, Heimtraining)

Indikationen für die kardiologische Rehabilitation sind die koronare Herzkrankheit, Herzinsuffizienz, Herzinfarkt/Reinfarkt, Bypass/Herzklappen-Operationen, PTCA und Stenteingriffe, Schrittmacherimplantation, Herztransplantation, Einsatz von Herzunterstützungssystemen, Zustand nach anderen Operationen am Herzen oder den großen Gefäßen.

Die Aufgaben der Rehabilitation sind Verkürzung des Krankenhaus-Aufenthalts, die Modifikation der Therapie und die Patientenschulung, um die körperliche Leistungsfähigkeit wiederherzustellen, gestörte Funktionen zu kompensieren, eine selbständige Lebensführung zu erreichen. Die Patienten erlernen Bewältigungsstrategien, präventive Maßnahmen, erfahren geeignete Nachsorgemöglichkeiten für ihre berufliche, soziale, gesellschaftliche und häusliche Reintegration. Zudem werden kardiovaskuläre Risikofaktoren aufgedeckt und medizinisch behandelt.

Behandlungsspektrum in der kardiologischen Rehabilitation

Die Rehabilitation von Frau Mann begann bereits im Akuthaus mit der Frühmobilisation, um ihre Ausdauer, Koordination und Flexibilität zu fördern. In der Rehabilitationsklinik nimmt sie an der Bewegungstherapie teil. Zudem erhält sie weitere Therapieangebote: Aufbaugruppe, Herzhockergruppe, Haltungsgruppe, Herzübungsgruppe, Ergometer-Training, Laufband und medizinische Trainingstherapie, Terraintraining (therapeutische Spaziergänge, kleines, mittleres, großes Terrain).

Die Einteilung in die Gruppentherapien unterliegt ärztlicher Beaufsichtigung entsprechend der ausgewerteten Diagnostik: EKG, Herzultraschall, Belastungs-EKG.

Sehr wesentlich für LVAD-Patienten ist die psychische Betreuung, hierbei sind auch die Pflegenden sehr gefordert. Die Betreuung von *Incor-Patienten* erfordert Einfühlungsvermögen, fachliche Kompetenz und ein gewisses Maß an Menschenkenntnis. Die Implantation wirft häufig familiäre, persönliche und soziale Probleme auf. Die Patienten leiden möglicherweise unter Depressionen, Hoffnungslosigkeit, Angst, Unruhe, einem veränderten Körpergefühl, Müdigkeit, Schwäche, Schlafstörungen, Aufmerksamkeits- und Konzentrationsstörungen, Gedächtnisstörungen, mitunter kurzzeitige Verwirrtheit, Desinteresse und hinzu kommen die familiären Veränderungen.

Die Sorgen und Ängste bestehen bereits vor der Implantation. Fragen wie: Warum gerade ich? Werde ich die Operation schaffen? Wird der Eingriff gut gehen? Wie wird es danach? Auch das Thema Tod steht im Fokus, ebenso wie Gedanken zum Genesungsprozess oder das eventuell lange Warten auf eine Herztransplantation.

Zumeist fühlen sich die Patienten nach der Operation besser. In dieser Zeit ist die Begleitung durch Psychologen und Ärzte ein sehr wichtiger Part. In der Klinik werden neben den Gesprächen mit dem Psychologen auch alternative Methoden wie Autogenes Training, Yoga und Progressive Muskelentspannung angeboten.

Pflege in der Kardiologischen Rehabilitation

Schwerpunkte der Pflege in diesem Bereich der Rehabilitation betreffen eine:

- intensive Krankenbeobachtung, wie z. B. das frühzeitige Erkennen von kardialen Symptomen, wie Atemnot, Angina Pectoris, Ödeme, Unwohlsein, Schwindel und
- das Erkennen sowie die Kontrolle von Symptomen einer Herzinsuffizienz,
- die Umsetzung der medikamentösen Therapie,
- Kontrolle der Vitalparameter,
- Monitoring, Sauerstoffgabe,
- Notfallmanagement.

Die Pflegenden begleiten und unterstützen die Patienten bei den Aktivitäten des Alltags, fördern die Selbsthilfe, die Bewegung, sind Gesprächspartner, Zuhörer und Trostspender.

Schulungsinhalte für Rehabilitanden

Schulungen, welche Pflegende den Rehabilitanden anbieten, sind u. a.:

- Unterweisung in die Wirkung und Nebenwirkung von Medikamenten,
- Umgang mit und Einnahme von Medikamenten,
- Anleitung zu Selbstmessungen, wie RR-Kontrolle, Blutzucker, Blutgerinnung, Gewicht,
- Diabetesschulung,
- Ernährungsberatung und
- Nikotinentwöhnung. (Schmidt, Thiele, Leibig, S. 231 f.)

Häusliche Versorgung und Pflegeüberleitung

> »Die Pflegeüberleitung von Kunstherzpatienten in die häuslich-ambulante Versorgung ist selten und stößt dabei auf die Problematik, dass Besonderheiten in der Pflege dieser Patientengruppe im ambulanten Bereich kaum erkennbar sind. Bei der Pflegeüberleitung stehen daher die Selbstbefähigung von Patienten und Angehörigen im Vordergrund …« (Schmidt, Thiele, Leibig, S. 231 f.)

Anleitungschecklisten, wie im Weiteren aufgeführt, sind sehr hilfreich und ebenso die Therapeutische Wochenendpflege. Die Wochenendbeurlaubung erfolgt mit dem Ziel der Erprobung der häuslichen Situation und wird von einem ambulanten Pflegedienst begleitet. Es ist wichtig, dass die Angehörigen eingebunden werden. Die Beurlaubung dient der Förderung der Motivation, zeigt, wo noch Bedarf für die Nachsorge besteht (ebd., S. 304).

Pflege bei LVAD

Die pflegerische Betreuung von *Incor-Patienten* stellt eine große Herausforderung für Pflegende dar. Unmittelbar nach der Implantation benötigen die Betroffenen Hilfe bei allen Aktivitäten. Das Ziel der Pflegenden in der Rehabilitation ist es, gemeinsam mit den Patienten eine weitestgehende Selbständigkeit dieser zu erreichen. Zunächst sind die Betroffenen noch sehr geschwächt und teilweise immobil, bedingt durch Schmerzen, Kabel, Zugänge zur Infusionstherapie u. dgl. m. Je früher Mobilisation und Therapie einsetzen, desto besser für den weiteren Genesungsprozess.

Pflegende helfen dem Patienten anfangs bei der Körperpflege, mit zunehmender Kräftigung geht dies in Anleitesituationen über. Wesentlich ist, dass die Betroffenen so wenig wie möglich Schmerzen verspüren. Zur Intensitätsmessung werden Schmerzskalen eingesetzt. Schmerzen im Sternum bzw. im Unterbauch behindern die Atmung, atemstimulierende Einreibungen und gezielte Atemtherapie sowie Atemtraining sind obligat, einhergehend mit einer medikamentösen Schmerzbehandlung. Häufig leiden die Patienten unter Appetitlosigkeit und mangelndem Durstgefühl. Pflegende müssen darauf achten, dass keine Mangelernährung und zu wenig Einfuhr passieren. Assessmentinstrumente sind hier geboten (Ernährungsstatus, BMI, NRS, MNA) sowie die Dokumentation der Ess- und Trinkmengen. Um körperliche Überforderung zu vermeiden, werden der Tagesablauf in Absprache mit Arzt und Therapeuten strukturiert und entsprechende Ruhephasen geplant. Um dem Patienten die Berührungsangst mit der implantierten Technik zu nehmen, werden Schulungen und Anleitungen angeboten.

Besondere Aufmerksamkeit wenden die Pflegenden im Hinblick auf die Blutungsneigung, das Infektionsrisiko und die Sturzgefahr der Incor-Patienten. So ist von Nassrasuren bei Männern abzuraten, die Nase soll, wenn nicht zu vermeiden, sehr vorsichtig geschneuzt werden. Bei der Mundpflege ist darauf zu achten, dass mit sehr weichen Materialien gearbeitet wird, um Blutungen zu minimieren. Die Frühmobilisation soll Stürze verhindern.

Die Pflegenden sind ebenfalls für den regelmäßigen Verbandswechsel verantwortlich, sie leiten die Patienten zur INR-Selbstbestimmung an, achten auf genaue Einnahme der Antikaogulantien, weisen in den Umgang mit der Steuereinheit ein, erklären das Procedere bei Alarmmeldungen und leiten zum Akkuwechsel an. Die Einbeziehung und Schulung der Angehörigen ist außerdem eine wesentliche pflegerische Aufgabe.

Beispiel für den Verbandswechsel

Erläuterung des Verbandswechsels für Frau Mann

Die Hauptdurchtrittsstelle ist wie eine offene Wunde zu behandeln. Deshalb soll die Wundpflege steril durchgeführt werden. Hierzu lernen Frau M und ihr Mann die Selbsthilfe. Materialien für den Verbandswechsel:

1 × Mundschutz

1 × Einmalhandschuhe

1 × sterile Einmalhandschuhe

1 × steriles Abdecktuch

1 × steriles Wundpflaster (7,5 cm)

2 × steriles Wundpflaster (10 × 15 cm)

1 × met alline Drain-Kompresse
Desinfektionsmittel

Alle benötigten Materialien werden auf einem sterilen Tuch griffbereit abgelegt.

Schritt-für-Schritt-Anleitung Verbandswechsel:

- Anziehen der Handschuhe
- Entfernen des alten Verbandes
- Einmalhandschuhe ausziehen, sterile Handschuhe überstreifen
- Kabeleintrittsstelle begutachten, bei Veränderungen ggf. Arzt informieren und Maßnahmen ergreifen
- Kabeleintrittsstelle mit desinfektionsmittelgetränkter Kompresse reinigen
- Hautbereich desinfizieren, wobei die Kompresse ausgehend von der Wunde nach außen bewegt wird
- anschließend wird die met alline Kompresse um das Kabel gelegt
- Fixierung der Kompresse oberhalb des Kabels
- Polsterung mit gefalteter Kompresse unter das Kabel legen
- eine Kompresse über das Kabel legen
- obere Hälfte der Kompresse mit Pflaster fixieren
- untere Hälfte der Kompresse von unten nach oben mit geschlitztem Pflaster befestigen

Beachte: Das Kabel soll nicht mit Pflaster überklebt werden, um Verunreinigungen zu verhindern.

Wenn die Eintrittsstelle trocken und infektionsfrei ist, erfolgt der Verbandswechsel einmal täglich, nach etwa 14 Tagen im 2–3-Tagesrhythmus. Eine auffällige Wunde wird regelmäßig vom Arzt kontrolliert und täglich verbunden (Angabe entsprechend: www.berlinheart.de).

Antikoagulation

Frau Mann erhält, wie jeder LVAD-Patient eine *postoperative Antikoagulationstherapie* (therapeutische Hemmung der Blutgerinnung). Anfangs erhielt sie Heparin s.c. Injektionen. In der Rehabilitationsklinik erfolgte die Umstellung auf orale Gabe von Vitamin-A-Antagonisten, Marcumar.

Die Antiaggregationstherapie (Therapie gegen die Verklumpung von Blutplättchen) erfolgt mittels Kombination von Acetylsalicylsäure (Aspirin) und Dipyridamol (Aggrenox) sowie Clopidrogel (Iscover). Auswahl und Dosierung unterliegen engmaschiger Kontrollen der Antikoagulation und der Throbozytenfunktion.

Diese Maßnahme müssen Frau Mann bzw. ihr Ehepartner erlernen und zuhause selbständig durchführen.

Anleitung zur INR-Messung mit dem Coagu-Check-Testgerät

Die Antikoagulanzientherapie mit Marcumar bedarf der täglichen Messung und genauen Steuerung. Ohne Medikation beträgt der INR-Wert 1, mit Marcumar steigt er an.

International Normalized Ratio

Der International Normalized Ratio ist ein labormedizinischer Parameter der Funktionsleistung des extrinischen Systems der Blutgerinnung. Die Bestimmung erfolgt anhand der Thromboplastinzeit und ist eine Standardisierung des Quick-Werts.

Vergleichbar der Blutzuckerbestimmung wird ein Blutstropfen aus der Fingerkuppe genommen und auf einen Teststreifen aufgetragen. Das kleine, sehr handliche Testgerät Coagu-Check misst sekundenschnell den INR-Wert. Die Vorteile dieser Messmethode sind:

- Therapieoptimierung, zeitnahe Anpassung der Marcumar-Dosis
- Therapiequalität, regelmäßige, engmaschige INR-Kontrolle
- Sicherheit, zeitnahe Reaktion bei INR-Schwankungen

INR-Messung

Durchführung der INR-Messung

Materialien:

- 1 × Coagu Check XS Messgerät
- 1 × Coagu Check XS Teststreifen
- 1 × Coagu Check Softclix Lancet
- 2 × Tupfer und ein kleines Pflaster

Vorgehen:

Der Patient säubert zuvor seine Hände, welche warm und gut durchblutet sein sollten. Der gewählte Finger darf keine frischen Verletzungen aufweisen. Der Blutstropfen wird aus der seitlichen Fingerbeere gewonnen und muss zügig auf den Teststreifen gebracht werden. Starkes Drücken und Quetschen ist nicht obsolet, da es zu verfälschten Messergebnissen führt (vgl. Halhuber/Bernardo, 2012).

- Gerät einschalten
- Teststreifen einführen
- Code-Nummer blinkt im Display (Code-Nummer vom Teststreifen und dem Anzeigefeld im Gerät vergleichen, sie müssen übereinstimmen)
- mit der M-Taste bestätigen (Sanduhr-Symbol erscheint im Display)
- Aufwärmzeit des Teststreifens auf Körpertemperatur
- Beginn des Countdowns von 180 Sekunden im Display
- jetzt die Fingerbeere punktieren
- innerhalb von 15 Sekunden das Blut auf den Teststreifen auftragen

- nach ca. einer Minute erscheint das Ergebnis
- Wert ablesen und dokumentieren
- die Marcumar-Dosis legt der Arzt fest

Anleitung und Schulung

Frau Mann ebenso wie ihr Partner haben die korrekte Messung unter Anleitung von Pflegenden erlernt. Beide werden ebenfalls angeleitet, den *Akkuwechsel beim LVAD-Incor* selbständig durchzuführen.

Sie erfahren, dass zum Incor-System je zwei Haupt- und Reserveakkus mit identischen Leistungsdaten gehören. Die Laufzeit eines Akkus beträgt ca. 3,5 Stunden, die Ladedauer etwa 2–4 Stunden. Beim Hauptakku befindet sich das Kabel zur Steuereinheit auf der linken Seite von vorn gesehen, beim Reserveakku ist es rechts. Der Hauptakku wird auf der gleichen Seite der Steuereinheit angeschlossen, wie die Pumpe, der Reserveakku auf der gegenüberliegenden Seite. Ein Logo über dem Kabelauslass an der Steuereinheit weist darauf hin, dass hier der Hauptakku angeschlossen wird. Die Steuereinheit sieht stets den Akku, welcher auf derselben Seite wie das Pumpenkabel angeschlossen ist, als Hauptakku an. Abgesehen von der Position des Kabelauslasses sind alle mitgelieferten Akkus identisch. Das Incor-System ist sowohl mit Netzgerät als auch mit Akkus nutzbar. Wenn das Netzgerät nicht angeschlossen ist, versorgt zunächst der Hauptakku die Steuereinheit sowie die Pumpe mit Strom. Die Normalanzeige ist als Daueranzeige zu sehen. Beträgt die Restlaufzeit des Hauptakkus weniger als zehn Minuten, übernimmt der Reserveakku automatisch die Systemversorgung. Wird ein neuer Hauptakku angeschlossen, versorgt dieser. Auf den Akkus befinden sich LEDs, die mittels Knopfdruck den Ladezustand der Akkus anzeigen. Während des Ladevorgangs zeigen sie ständig den Ladezustand an. Wenn der Akku voll ist, erlöschen die LEDs (vgl. www.berlinheart.de, 08.2011 u. 02.2013).

Akkuwechsel

Vorgehen beim Akkuwechsel:

- Incor im Netzbetrieb betreiben
- neuen Akku prüfen, ob er voll aufgeladen ist (alle vier LEDs müssen leuchten), dann zum Wechsel bereitstellen
- leeren Akku von der Steuereinheit trennen, in die Ladestation zum Aufladen geben
- vollen Akku an die Steuereinheit anschließen, dabei den Sitz des Steckers durch vorsichtigen Zug am Knickschutz prüfen; er darf sich nicht aus der Buchse lösen

Außerdem erlernt Frau Mann den Wechsel der Steuereinheit des LVAD-Incor.

Die Steuereinheit kontrolliert und steuert das gesamte System, sie regelt die Stromversorgung, die Pumpe, magnetische Lagerung und zeigt an, wann ein Akkuwechsel erfolgen muss oder wenn eine Fehlfunktion vorliegt. In ihr werden die Daten über den Zustand der Pumpe abgelegt. An der Steuereinheit müssen immer die Pumpe sowie Haupt- und Reserveakkus angeschlossen sein. Dazu kommt das Netzgerät und Kontrollen des Laptops. Nach der Implantation eines Incor erhalten die Patienten zwei identische Steuereinheiten: eine aktive und eine Ersatzeinheit (vgl. www.berlinheart.de, 08/2011 u. 02/2013).

Wechsel der Steuereinheit

Ersatzeinheit bereitstellen:

- Akkus und Netzgerät von der defekten Einheit abziehen, dabei bleibt die Pumpe stehen
- Stecker der Steuereinheit aus der Pumpenbuchse ziehen, zum Öffnen der Steuerkupplung die mit Doppelpfeil markierte Hülse des Steuereinheit-Steckers zurückziehen, erst dann lässt sich der Stecker durch Zug aus der Buchse lösen
- Pumpe und Ersatzsteuereinheit mittels Steckerkupplung verbinden
- Haupt- und Reserveakku an intakte Einheit anschließen, die Pumpe läuft wieder an, und die Drehzahl erscheint im Display
- Pumpendrehzahl kontrollieren und evtl. Anpassen

Beachte, dass bei allen Tätigkeiten sehr genau gearbeitet werden muss, um technische Fehler im Incor-System zu vermeiden und Gefahren vom Patienten abzuwenden.

8.4 Abschluss

Dank des technischen Fortschritts in Forschung und Medizin kann das Überleben von Patienten mit LVAD-Implantation bei ca. 90 % gesichert werden.

Berlin Heart AG erfasste folgende Überlebensraten seit der Einführung des LVAD-Incor:

- über 1 Jahr: 149 Patienten
- über 2 Jahre: 59 Patienten
- über 3 Jahre: 20 Patienten
- über 4 Jahre: 11 Patienten
- über 5 Jahre: 2 Patienten
- 1 Patient bereits über 6 Jahre

9 Rehabilitation eines Schwerstunfallverletzten nach Polytrauma

Die steigende Überlebensrate von Menschen nach schweren Unfällen durch verbesserte akutmedizinische Versorgungsmöglichkeiten haben zu einer Zunahme der Bedeutung und des Bedarfs der Rehabilitation geführt (Gutenbrunner, 2002). Nach der Intensivphase besteht deshalb meist nicht mehr die Frage, *ob*, sondern *wie* der Patient einen schweren Unfall überlebt (Simmel, Bühren, 2009). Rehabilitation kann in diesen Fällen einen lebenslangen Prozess darstellen, in dem medizinische Maßnahmen nicht ununterbrochen notwendig sind und rehabilitative Interventionen, auch in der Nachsorge, intermittierend verlaufen und durchaus mit unterschiedlicher Intensität erfolgen.

Der Fall von Thomas Kaiser schildert den komplexen, mehrjährigen Rehabilitationsverlauf nach einem Polytrauma. Die eindrücklichen Erzählungen des Ehepaares Kaiser bei einem Interview verdeutlichen, dass die Unfallfolgen die gesamte Familie betreffen. Die Fall-Perspektive der Ehefrau soll auf die Sorgen, Ängste und Nöte sowie Menschlichkeit im Leben eines Unfallverletzten und der Angehörigen sensibilisieren.

Es werden (sozial-)medizinische und pflegerelevante Themen und Bedarfe von unfallbetroffenen Menschen skizziert und mögliche Rollen und Aufgaben des gesamten Rehabilitationsteams in den verschiedenen Rehabilitationsphasen vorgestellt. Medizinische Hintergründe lassen sich anhand von anonymisierten Berichten rekonstruieren.

Kernkompentenzen nach dem CanMedRoles-Modell

Es zeigt sich, dass die Pflegeprofession in allen Facetten der CanMedRoles-Kompetenzen vom *Pflegeexperten* und *Manager* bis hin zum *Vermittler* und *Interprofessionellen Partner* sowie als *Gesundheitsfürsprecher* in den späteren Jahren in Form beratender Tätigkeiten jederzeit und in jeder Phase der Rehabilitation gefragt und gefordert ist.

9.1 Krankheitsgeschehen und Zugang zur Rehabilitation (2002)

Die Unfallnacht

Falldarstellung

In der Unfallnacht habe ich einen Anruf um 23 Uhr erhalten. Die Nachricht des Arztes traf mich wie ein Schlag. Thomas hatte einen Autounfall. Ein LKW-Fahrer hat ihm die Vorfahrt genommen. Er ist mit dem Sattelzug frontal zusammengeprallt. Der Arzt sprach von einem Polytrauma mit Thoraxtrauma und Schädel-Hirn-Trauma. Als Arzthelferin sollte ich dies verstehen, aber ich konnte ihm kaum folgen. Ich weckte unseren Sohn Philipp und erklärte ihm alles. »Papa wird gerade in der Uniklinik notoperiert. Vielleicht überlebt er nicht. Wir sollen sofort kommen«, erklärte ich ihm mit trockener Stimme.

Definition Polytrauma

Das Polytrauma ist eine Verletzung mehrerer Körperregionen oder Organsysteme, wobei mindestens eine Verletzung oder die Kombination mehrerer Verletzungen vital bedrohlich ist.

Somit ist das Polytrauma von einer nicht vital bedrohlichen Mehrfachverletzung und einer schweren, lebensbedrohlichen Einzelverletzung (*Barytrauma)* zu unterscheiden. Für die Diagnose Polytrauma muss darüber hinaus eine Verletzungsschwere nach *Injury Severity Score* (ISS*)* (Baker, 1974) $\geq$ 16 vorliegen.

Verletzungsmuster beim Polytrauma

Die bei Polytraumapatienten häufigsten und typischen Verletzungen sind Schädel- Hirn-Verletzungen, Verletzungen des Brustkorbes, des Bauches und der Extremitäten. Das *stumpfe Trauma* (Auto-, Motorrad-, Haus- oder Sportunfälle, Schlägereien, Einklemmungen etc.) überwiegt gegenüber dem *penetrierenden Trauma* (Stich-, Pfählungs- oder Schussverletzungen; Bardenheuer, Obertacke, Waydhas, Nast-Kolb, 2000).

Epidemiologie, Risikofaktoren

Ein Polytrauma wird im Wesentlichen durch Verkehrsunfälle und durch Unfälle bei der Arbeit oder in der Freizeit verursacht. Schwerverletzte Patienten sind laut Studien der Medizinischen Hochschule Hannover überwiegend männlich und im Durchschnitt ca. 40 Jahre alt.

Die Letalität eines Polytraumas hat sich drastisch reduziert und liegt heute bei nur noch 15 %. Trauma bzw. Unfall sind die häufigste Todesursache für Menschen unterhalb des 45. Lebensjahres. Die ökonomischen Auswirkungen auf die Gesellschaft sind erheblich: Berechnet werden etwa 120 Milliarden Euro für Arbeitsausfall, Behinderung, Rente und Rehabilitation (Seifert, 2009).

> »Polytrauma- Patienten in Deutschland werden im Durchschnitt 9 Tage künstlich beatmet und 11 Tage auf einer Intensivstation behandelt. Der durchschnittliche Klinikaufenthalt dauert 3 Wochen. Hieran schließt sich jedoch eine lange

Phase der gesundheitlichen, sozialen und beruflichen Rehabilitation, so dass eine vollständige Wiedereingliederung von Schwerverletzten durchschnittlich erst nach 49 Wochen erreicht ist.« (Medizinische Hochschule Hannover) Eine Verbesserung der präklinischen und klinischen Versorgung konnte z. B. durch die optimierte Schockraumversorgung nach dem Advanced Trauma Life Support® (ATLS®) von Schwerverletzten erreicht werden. »Etwa die Hälfte der versterbenden Patienten erliegt in den ersten 24 Stunden nach dem Unfall ihren Verletzungen infolge eines schweren Schädel-Hirn-Traumas oder unstillbarer Blutungen bei schweren Verletzungen des Beckens und des Bauches. Die restlichen 50 % der Versterbenden erliegen im weiteren klinischen Verlauf einem Versagen mehrerer Organe (Multiorganversagen) oder einer generalisierten Infektion (Sepsis). Beiden Krankheitsbildern liegt eine komplexe Entzündungsreaktion des gesamten Organismus zu Grunde.« (www.mh-hannover.de)

Je differenzierter das Wissen um die Pathophysiologie und Folgen des Polytraumas besteht, desto effektiver kann die präklinische, klinische und rehabilitative Versorgung stattfinden.

»Die Unfallchirurgie in Deutschland hat zum Thema Polytrauma ein weltweit einmaliges Traumaregister aufgebaut, in dem mittlerweile Daten von etwa 30 000 Polytraumapatienten eingegeben wurden. [...] Diese sehr umfangreiche Datenbank ist die Basis für viele wissenschaftliche Studien und Erkenntnisse sowie zur Qualitätssicherung innerhalb der an der Studie teilnehmenden Kliniken.« (Seifert, 2009)

Ziel in der präklinischen Phase ist eine Stabilisierung des Kreislaufes durch den Notarzt und die rasche Herstellung der Transportfähigkeit des Betroffenen in die Klinik.

Präklinische Versorgung

Die Erstversorgung am Unfallort beeinflusst den weiteren Verlauf entscheidend. Früh- und Spätkomplikationen lassen sich vermeiden (Maghsudi, Nerlich, 1998). Um eine möglichst optimale und zeitsparende Versorgung eines Polytraumas zu gewährleisten, erfolgt ein strukturiertes Vorgehen nach *Algorithmen:*

- Orientierende Untersuchung und Ersteinschätzung (Gesamteindruck, Bewusstseinslage, Atemwege, Atmung, Kreislauf)
- Prüfen/Sichern/Wiederherstellen der Vitalfunktionen
- Situationsgerechte Rettung
- Strukturierte Untersuchung
- Herstellen von Transportfähigkeit
- Therapie der Einzelverletzungen
- Zugänge und Volumentherapie
- Analgesie
- Reposition, Ruhigstellung etc.

Der Faktor Zeit spielt eine ganz wesentliche Rolle: Es muss eine schnelle und effiziente Behandlung des Schocks innerhalb der ersten Stunde (»*golden hour of shock*«) nach dem Unfall angestrebt werden, um die Überlebenschancen des Patienten zu verbessern (Magshudi, Nerlich, 1998).

»Treat first what kills first«

Die Ersteinschätzung erfolgt in Form einer schnellen initialen Bestandsaufnahme mit Beurteilung und Sicherstellung der Vitalfunktionen nach dem *ABCDE-Schema* (▸**Tab. 16**) und dem Ziel, rasch einzuschätzen was zuerst behandelt wird (»Treat first what kills first«). Es gilt der Grundsatz der »Behandlung im Ablauf«, d.h. bei Erkennen eines lebensbedrohlichen Problems wird dieses zunächst behandelt, bevor das Team im Ablauf zum nächsten Punkt geht (vgl. Dönitz, Uhl, Wölfl, Brockmann, 2009, S. 977).

Das ATLS®-Konzept

»In den 1970er Jahren wurde in den USA die Erfahrung gemacht, dass die sachgerechte Versorgung schwerverletzter Patienten maßgeblich von deren Organisation abhängt. Durch das Committee on Trauma des American College of Surgeons wurde ein prioritätenorientiertes Ausbildungskonzept entwickelt, welches sich mittlerweile in vielen Ländern der Welt als Standard durchgesetzt hat. Kern des Konzeptes ist das ABCDE-Schema (▸**Tab. 16**), mithilfe dessen die zahlreichen diagnostischen und therapeutischen Maßnahmen in eine sinnvolle Reihenfolge gebracht werden. Diese beruht auf den physiologischen Bedürfnissen des Patienten. So tritt beispielsweise der Tod durch Erstickung durch verlegte Atemwege in der Regel rascher ein als der Tod durch eine starke Blutung. Diese einfach einzuprägende Reihenfolge gilt grundsätzlich auch für den Ersthelfer am Unfallort.« (Charité Berlin, 2013)

Tab. 16: Sicherung der Vitalfunktionen (ABCDE) gemäß dem ATLS®-Konzept

A	Airways: Atemwege freimachen und freihalten/Stabilisierung der Halswirbelsäule
B	Breathing: Atmung aufrechterhalten, sofern nötig Beatmung
C	Circulation: Blutungskontrolle und Flüssigkeitszufuhr
D	Disability: Erfassen des neurologischen Zustandes
E	Exposure/Environmental control: Entkleidung zur Untersuchung, dabei Unterkühlung vermeiden

Klinische Phase

Am Fallbeispiel

Thomas wurde immer noch operiert, als wir in der 150 km entfernten Klinik eintrafen. Ein Führungsstab kümmerte sich um ihn. Ich und Philipp warteten auf dem Flur. Der Operateur erklärte um 5 Uhr, dass Thomas auf die Intensivstation verlegt wird. Er blieb künstlich beatmet. Alle waren bei meinem Mann. Wir blieben allein mit der Frage, ob Thomas den nächsten Tag überlebt.

Aspekte der modernen Schockraumversorgung

In der klinischen Phase erfolgt die schnellstmögliche Erfassung des genaueren Verletzungsgrades des Patienten mit anschließender Durchführung lebensnotwendiger operativer Eingriffe.

Der *Schockraum* mit seiner speziellen (apparativen) Ausstattung zur Diagnostik, Versorgung und Lebenserhaltung fungiert als Bindeglied zwischen präklinischer und klinischer Therapie.

Die Versorgung eines mehrfach verletzten Patienten im Schockraum stellt aufgrund der Akutsituation der Ereignisse und der hohen Anzahl der behandelnden Personen aus unterschiedlichen Fachdisziplinen eine hohe Anforderung an den Behandlungsprozess.

Das Basisschockraumteam sollte aus mindestens einem Chirurgen und zwei Pflegekräften Chirurgie, einem Anästhesisten und einer Pflegekraft Anästhesiologie, einem Röntgen-MTA und gegebenenfalls einem Mitarbeiter vom Transportdienst bestehen (Dönitz, Uhl, Wölfl, Brockmann, 2009, S. 977).

Die Abfolge der Schockraumversorgung erfolgt nicht zufällig und nach personenspezifischen Neigungen, sondern definiert sich durch eindeutige klinische Handlungsleitlinien, sog. Algorithmen:

> »Unverzichtbar ist dabei auch die unmissverständliche und direkte Kommunikation zwischen den Teammitgliedern, die eine gemeinsame Sprache voraussetzt: ATLS®!
>
> Nach Eintreffen des Patienten im Schockraum erfolgt parallel zur Übergabe der wichtigsten Informationen durch den am Unfallort behandelnden Notarzt die nach ATLS® klar strukturierte Untersuchung und ggf. notwendige unmittelbare Behandlung festgestellter akuter lebensbedrohlicher Störungen. Mittels wiederholt durchgeführter Re-Evaluation wird der Behandlungserfolg ständig überprüft und eventuelle neu aufgetretene Störungen sofort erkannt und entsprechend ihrer Bedeutung behandelt. Die strukturierte bildgebende Diagnostik (Röntgen, Ultraschall, CT etc.) ist als wesentlicher Bestandteil prioritätenorientiert in das ATLS®-Konzept miteingeschlossen […]. Da die heute verfügbaren, technisch weit fortgeschrittenen CT-Geräte innerhalb von nur 1 Minute die komplette Ganzkörperuntersuchung des Verletzten erlauben, rückt die CT als Untersuchungsverfahren bei der Polytraumaversorgung im zeitlichen Behandlungsablauf nach vorne. Akute lebensrettende Notfalleingriffe und Maßnahmen können auch auf dem CT-Tisch durchgeführt werden. Bei konkurrierenden lebensbedrohlichen Verletzungen ermöglicht erst die CT die Klassifikation und damit chirurgische Bewertung der Verletzungsschwere. Sie unterstützt damit die Entscheidungsfindung bezüglich der Priorität der Notfalleingriffe und schließt die Akutbehandlungsphase im Schockraum ab.« (Charité Berlin)

Ein an die ATLS® angelehntes Kurskonzept speziell für Pflegekräfte nennt sich *Advanced Trauma Care for Nurses (ATCN)* und wird im deutschsprachigen Raum derzeit bislang eher in der Schweiz angeboten (Dönitz, Uhl, Wölfl, Brockmann, 2009, S. 974–978).

Operative Intensivstation

Am Fallbeispiel

Thomas blieb intubiert und auf der Intensivstation. Etliche OPs folgten. Das Team war meist kurz angebunden und schaute mich kaum an. Einige junge Ärzte waren dem Umgang mit Angehörigen offensichtlich kaum gewachsen. Es zerriss mich, zu sehen, wie Thomas dort lag. Aber ich wusste, dass die Geräte mit Monitoren und die Menschen ihn am Leben hielten. Jeden Tag fuhr ich die anderthalb Stunden zu ihm in die Uniklinik. Mein Chef stellte mich frei. Irgendwann fragte ich mich, wie lange ich die Fahrten noch bezahlen konnte. Aber ich »hielt durch«; wenn Thomas kämpft, dann konnte ich es auch. Ich konnte immer zu ihm ins Zimmer und saß stundenlang an seinem High-Tech-Bett. Manchmal kam Philipp mit. Er hatte Angst, seinen Vater so zu sehen, und blieb lieber draußen vor dem Zimmer. Dann musste ich Entscheidungen wie die einer möglichen Organspende treffen und die gesetzliche Betreuung für Thomas regeln. Dinge, an die ich nie vorher gedacht habe. Für mich war diese Bürokratie kaum auszuhalten, während Thomas ums Überleben kämpfte.

»Der Körper reagiert auf schwere und schwerste Verletzungen mit einer so genannten Entzündungsreaktion (inflammatorische *Reaktion*). Diese Reaktion wird durch bestimmte körpereigene Mediatoren (Botenstoffe) getriggert und kann, insofern nach dem eigentlichen Unfallereignis weitere Traumen entstehen (z. B. Operationen), zu einer unbeherrschbaren immunologischen Dekompensation (Entgleisung) führen, die letztlich im Organversagen und im Tod enden.« (Seifert, 2009)

»Nach Sicherung der Vitalfunktionen und Durchführung der akuten operativen Eingriffe, erfolgt die Verlegung auf die Intensivstation. Hier wird der Patient hämodynamisch stabilisiert und die erfolgten operativen Eingriffe werden im Verlauf kontrolliert um Spätkomplikationen zu vermeiden (Reich, 2003). Der 2. bis 4. Tag nach dem Trauma stellt eine sehr labile Phase dar, in der sich die körpereigene Abwehr erholen muss und deswegen sehr anfällig gegenüber eines sog. ›second hit‹ ist (Stahel, Heyde, Ertel, 2005). Typische ›second hits‹ sind posttraumatische Infektionen, respiratorische Insuffizienzen, wiederholte Phasen der Kreislaufinstabilität und größere operative Eingriffe in den ersten fünf Tagen nach dem Trauma (Rüter, 2004). In solch einer Situation kann es zu einer Dekompensation der körpereigenen Abwehr kommen, die schließlich zu einem Multiorganversagen führen kann.« (Wahls Fabian, 2008, S. 7 ff.)

9.2 Frührehabilitationsphase

Am Fallbeispiel

Die Frührehabilitation begann schon auf der Intensivstation. Schwester Anke hörte mir zu, auch wenn die Zeit knapp war. Alle Patienten brauchten viel Zuwendung. Sie nahm mich oft in den Arm oder hielt meine Hand. Wir sagten nichts. Ihre Anteilnahme half mir enorm. Menschlichkeit war das, was sie hatte. Ich erzählte Thomas jeden Tag von zuhause. Ich berührte ihn und küsste ihn sanft. Einige Male habe ich ihn selbst gewaschen. Schwester Anke forderte mich dazu auf und bezog mich liebenswerterweise in die Körperpflege ein. Nicht weil sie faul wäre, meinte sie, sondern um Nähe zwischen uns beiden zu schaffen. Sie nannte das Basale Stimulation. Ich verstand darunter einfach das Streicheln und Sanft-Sein. Ich bin ihr unendlich dankbar, denn ich hatte nun einen innigen Zugang zu Thomas gefunden und keine Angst mehr vor seinem verdrahteten und verkabelten Körper. Thomas bekam sicher mit, was um ihn und mit ihm geschah. Ich spürte das! Sobald ich von Philipp erzählte: schlug das EKG aus! Als ich von ihm und seinen Prüfungen berichtete oder meinte, dass Philipp draußen sitzt: schlug das EKG aus! Keiner wollte mir glauben.

Rolle der Gesundheitsfürsprecherin

Wichtigste übergeordnete Ziele in der *Frührehabilitation* im Akutkrankenhaus (▸ **Tab. 17**):

- Wiederherstellung der basalen körperlichen und mentalen Funktionen
- ggf. Verbesserung der Selbständigkeit bei alltäglichen Verrichtungen
- Verhinderung von (Schwerst-)Pflegebedürftigkeit
- Rehabilitationsfähigkeit für weiterführende Rehabilitation bewirken
- grundlegende Minderung der Gesamtbehandlungskosten durch Reduktion der Verweildauer, Beatmungsdauer und der langzeitassoziierten Folgeerkrankungen (vgl. Beyer, 2012, S. 15)

Entscheidendes Merkmal der *Frührehabilitation* ist die zeitgleiche akutmedizinische Behandlungsnotwendigkeit und die Notwendigkeit rehabilitationsmedizinischer Interventionen. Im Gegenzug ist die *Frühmobilisation* zu unterscheiden, die in der Regel auf Einzelmaßnahmen, z. B. Physiotherapie, beruht, weniger zeitintensiv erfolgt und allein der Abwendung, Beseitigung oder Minderung krankheits- oder behandlungsbedingter vorübergehender Immobilisationsfolgen dient (Simmel, 2012, S. 195). In beiden Fällen sind prophylaktische Maßnahmen u. a. zur Vorbeugung von Dekubitus, Pneumonie, Thrombosen und Kontrakturen indiziert, um gegebenenfalls folgenschwere Komplikationen zu vermeiden. Dazu dienen u. a. die aktive und passive Bewegung der (nicht verletzten) Extremitäten sowie die richtige Lagerung und ggf. Atemtraining.

Tab. 17: Abgrenzung der Frührehabilitation gegenüber der weiterführenden Rehabilitation (Stucki, Stier-Jarmer, Gadomski, Berleth, Smolenski, 2002, S. 140)

	Frührehabilitation	**Weiterführende Rehabilitation**
Phase	erste und zweite Akutphase	nichtakute Phase
zeitlicher Bezug zur Gesundheitsstörung	früh im Rahmen einer Gesundheitsstörung mit Beeinträchtigung der funktionalen Gesundheit einsetzend	spät in der Sequenz nach einer Gesundheitsstörung mit Beeinträchtigung der funktionalen Gesundheit einsetzend
Hauptzielsetzung der Rehabilitation	Wiederherstellung der Basisfunktionen Vermeidung einer drohenden bleibenden Beeinträchtigung der Partizipation	Wiederherstellung der über die Basisfunktionen hinausgehenden Fähigkeiten Verminderung oder Behebung einer manifesten Beeinträchtigung
Reha-Fähigkeit	oft eingeschränkt	gegeben
akutmedizinischer kurativer Bedarf	hoch, dauernd oder intermittierend	nicht vorhanden oder gering
akutmedizinische diagnostische und/oder therapeutische Infrastruktur	notwendig	nicht notwendig
Reha-Konzeption	bei der »ergänzenden Frührehabilitation« vereinfacht/modifiziert mit Fokus auf die Körperfunktionen, -strukturen und Aktivitäten (bei der »umfassenden Frührehabilitation« umfassendes Programm bezogen auf alle Komponenten der ICF)	umfassendes Programm auf alle Komponenten der ICF

9.3 Unfallchirurgische Normalstation

Rolle der Vermittlerin, Interprofessionellen Partnerin und Pflegeexpertin

Am Fallbeispiel

Nach der Aufwachphase, verbunden mit seinen schrecklichen Alpträumen, Um-sich-Schlagen und wirrem Gerede, wurde Thomas nach vier Wochen auf die unfallchirurgische Station verlegt. Er konnte nichts. Allein das Umbetten war extrem schwierig. Wenn er vor Schmerzen schrie, zog es mir die Zehennägel hoch. Das Pflegepersonal involvierte mich in viele Aufgaben. Ich sollte Handgriffe und Techniken erlernen, um später alleine mit ihm zurechtzukommen. Es gab Thomas

Verlegung auf die Chirurgische Station (30.06.2002)

Sicherheit, wenn ich bei ihm war. Einmal auf der Rückfahrt fragte ich mich, was heißt »später einmal alleine mit ihm zurechtkommen«? Müsste ich ihn für immer pflegen? Ich dachte, es geht aufwärts, und jetzt kam immer mehr auf uns zu. Seit dem Unfall lebte ich im Moment. Die Zukunft hatte ich noch gar nicht im Blick. Ich fühlte mich allein. Mit der Oberärztin hatte ich ab und an Gespräche. Zuhause hatte keiner eine Ahnung, wie es aussah. Keiner traute sich, Thomas zu besuchen.

Einmal hat Thomas Schwester Anke von der Intensivstation wiedererkannt! Das war irre. Er wurde im Bett zum Röntgen geschoben. Schwester Anke stieg im ersten Stock mit in den Fahrstuhl ein, begrüßte uns freudig und fragte, wie es uns ginge. Thomas meinte später: »Ich kenne sie! Nicht ihr Gesicht, aber die goldene Halskette, die sie trägt! Die ›Kette‹ ist eine ganz Liebe!« So nannte er sie. Ich war sprachlos.

In den ganzen Wochen wurde jeder kleine Schritt zu einem großen. Seine Zimmergenossen applaudierten, als Thomas vorführte, wie er sich am Bettgalgen hochzog und mit Unterstützung kurz an der Bettkante saß. Er hatte mit dem Physiotherapeuten und nachts allein geübt. Einige Tage später war Thomas auf der Toilette, Pfleger Felix hatte ihn einfach draufgesetzt. Thomas saß dort eine ganze Stunde und hatte aber dann vergessen, seine Unterhose runterzuziehen! Selten war ihm etwas so peinlich. Ich meinte nur, er solle sich nicht so einen Kopf machen. Hauptsache, er komme wieder aus dem Bett!

Erst dachte ich, das Sechs-Bett-Zimmer sei das Letzte, aber in der Zeit waren es die Mitpatienten, die Thomas guttaten! Die Männer waren ein Team, jeder half dem anderen. Es wurde gelacht, und es gab auch Ärger. Thomas konnte am wenigsten. Aber er machte mit und »erlebte« alles vom Bett aus; zum Beispiel, wie die Männer ihren dementen Mitpatienten »Opa Schmidt« täglich in den Sessel setzten und ihm beim Mittagsessen halfen.

»Es gibt viele Leute, die die großen Dinge tun können. Aber es gibt sehr wenige Leute, die die kleinen Dinge tun« (Mutter Teresa). Einmal konnte ich bis abends einfach nicht von Thomas weggehen. Ich habe geweint, als ich damals mittags in das Zimmer kam. Alle Mitpatienten lächelten geheimnisvoll, und ich wusste nicht, was los war. Schwester Marlene führte mich dann auf den Balkon. Thomas saß in einem Liegerollstuhl! Der Tisch war mit Kaffee und Kuchen gedeckt. Seine Zimmerkollegen hatten das organisiert! Schwester Marlene beschaffte den Rollstuhl. Thomas und ich waren den Nachmittag auf dem Balkon, wir haben geredet und die Frühlingssonne genossen. Es gab mir unendlich viel neue Hoffnung. Diese lieben Menschen dachten an uns, danke!

Psychische Probleme durch Krankenhausaufenthalt

Am Fallbeispiel

Der Stationsarzt meinte nach einigen Wochen, dass es Thomas psychisch nicht gut geht. Er hatte einen »*Krankenhaus-Koller*«. Dass der Kopf irgendwann durchdreht, ist verständlich. Wir waren am Limit. Thomas wurde daraufhin »beurlaubt«. Ein Wochenende zuhause sollte ihm neue Perspektiven geben.

Herr Kaiser leidet nach wochenlangem Aufenthalt in der Klinik an *Hospitalismus*. Er ist zu diesem Zeitpunkt für die weiterführende Rehabilitation noch nicht ausreichend körperlich stabil. Alternativ soll ihn ein Wochenendaufenthalt motivieren, indem er am Familienleben teilnimmt und neuen Lebensmut fasst.

Hospitalismus

Der Begriff *Hospitalismus* (ursächlich auch *Deprivationssyndrom* genannt) findet Verwendung, wenn bei Menschen negative körperliche und psychische Begleitfolgen bei einem längeren Krankenhaus- oder Heimaufenthalt, aber auch bei Inhaftierung oder Isolation auftreten. Die Beschwerden können sich physisch und psychisch äußern und kommen überall dort vor, wo Menschen und Tiere vernachlässigt und abgelehnt werden, weder Reize empfangen noch eine emotionale Beziehung aufbauen können. Je nach auftretenden Symptomen kann u. a. zwischen physischem (körperlichem) und psychischem Hospitalismus unterschieden werden. Als Symptome eines psychischen Hospitalismus können bspw. depressive Verstimmungen, stereotype Bewegungen (wie etwa ein Wippen oder Schaukeln mit dem Oberkörper) oder Autoaggressionen (aggressive Handlungen gegen sich selbst) auftreten. Der Hospitalismus kann altersunabhängig auftreten. Auch Kinder und Jugendliche neigen zu den bekannten Symptomen von Hospitalismus, wenn sie in ihrer Umsorgung keine liebevolle Fürsorge oder Reize erfahren.

Damit der Krankenhausaufenthalt selbst nicht krank macht, gilt es, neben den hygienischen Standards auch Fürsorge und zwischenmenschliche Kontakte nicht zu vernachlässigen.

Grundsätzlich sind strukturelle Gegebenheiten in der Einrichtung darauf auszurichten, dass die Gefahr von Hospitalismus möglichst gering bleibt. Im Fall von Herrn Kaiser hat das Stationsteam die psychische Problematik rechtzeitig erkannt und handelt, indem der Wochenendaufenthalt positiven Einfluss schafft.

Vorbereitungen der Wochenendbeurlaubung

Am Fallbeispiel

Mit einem Pflegeberater habe ich alles Notwendige besprochen und eine Hausbegehung durchgeführt. Der Pflegeberater besprach nach seinem Erstbesuch bei Thomas im Krankenhaus mit mir die Aspekte, die vermutlich auf uns zukommen. Zusammen entwickelten wir ein Szenario und schauten uns alle Räume auf Pflege- und Behindertengerechtigkeit an. Anschließend besprachen wir u. a. die Erfordernisse, Eventualitäten wie auch Wohnbarrieren und den Hilfsmittelbedarf für das anstehende Wochenende, aber auch die Perspektiven, die sich nach der stationären Rehabilitation ergeben. Für den Pflegeberater kam ein Aufenthalt zuhause nur in Frage, wenn alle Hilfsmittel vor Ort wären. Er veranlasste ein höhenverstellbares Pflegebett, das im Wohnzimmer stehen sollte. So war Thomas mitten im Geschehen.

Rolle des Interprofessionellen Partners, Vermittlers und Gesundheitsfürsprechers

Der Eintritt von Hilfe- und Pflegebedürftigkeit stellt in der Regel eine große emotionale Herausforderung für die Betroffenen und deren Umfeld dar. Pflegeberatung bietet eine große Entlastung für alle Beteiligten, unterstützt beim Zurechtfinden im Sozialrecht, bei der Suche der passenden Institutionen und Zuständigkeiten sowie bei der Organisation der Versorgung (Palesch, 2012, S. 13).

Rolle des Managers

Fallmanagement durch Pflegeberatung

Die *Belastungserprobung* kann sich negativ auswirken, wenn der Patient plötzlich feststellt, was er alles zuhause nicht mehr kann! Es gilt, dem durch vorbereitende Maßnahmen vorzubeugen (z. B. Einbezug eines Pflegeberaters oder Pflegedienstes).

Frau Kaiser handelt vorausschauend, indem sie professionelle Unterstützung zur Vorbereitung des Wochenend-Aufenthalts hinzuzieht. Der Zeitpunkt des Wochenendes erscheint gut, um durch eine Belastungserprobung im persönlichen Umfeld den Interventionsbedarf mit Hinblick auf die spätere Entlassung zu identifizieren.

Das Handeln der *Pflegeberatung* kann zur Verstetigung und weiteren Verbesserung des Rehabilitationserfolgs beitragen. Sie sollte in der Regel

Rolle als Professionelles Vorbild

- träger- und schnittstellenübergreifend,
- koordinierend,
- bedarfsgerecht,
- partizipativ und
- individuell erfolgen.

Tab. 18: Gesetzliche Grundlagen der Pflegeberatung in Deutschland

- Pflegeberatung nach § 7 a SGB XI
- Pflegeberatung nach § 37 Abs. 3 SGB XI
- Pflegekurse für Angehörige und ehrenamtliche Pflegepersonen nach § 45 SGB XI
- Pflegestützpunkte (kommunal, trägerunabhängig, privatwirtschaftlich)

Verlauf des Wochenendurlaubs

Am Fallbeispiel

Das Wochenende war eine mittlere Katastrophe. Auch wenn ich sehr glücklich über die Rückkehr von Thomas war. Alles funktionierte eher schlecht als recht. Probleme tauchten auf, die hätte ich nie vermutet: fehlende Hilfsmittel, schweres Heben und Umsetzen, unüberwindbare Treppen. Der Pflegedienst kam zwar zweimal am Tag zur Unterstützung vorbei, mehr wollte ich nicht. Ich war fix und fertig. Jetzt verstand ich: Man kann noch so gründlich planen, die Realität sieht ganz anders aus!

Der Unterschied zwischen der subjektiv wahrgenommenen Selbständigkeit im Krankenhauszimmer als »beschützender Raum« und der »Lebenswirklichkeit« im häuslichen Umfeld zeigt sich in drastischer Weise. Frau Kaiser hat die pflegerische Unterstützung ihres Mannes unterschätzt und muss erkennen, welche Details im Alltag in den beiden Tagen zu Hürden werden.

9.4 Postakute Rehabilitationsphase (2002/03)

Am Fallbeispiel

Thomas wurde nach fast neun Wochen Krankenhausaufenthalt in die stationäre Rehaklinik an unserem alten Urlaubsort an die Ostsee verlegt. An den Urlaubsort hatten wir positive Erinnerungen, und zufälligerweise gab es dort eine Rehaklinik für Unfallverletzte. Dass Thomas sich in der Umgebung wohlfühlt, war uns sehr wichtig für die mehrmonatige Rehabilitation. Eine Berufsgenossenschaftliche Unfallklinik kam nicht in Frage, weil er kein Mitglied war und deswegen auch die Unfallversicherung nicht die Rehakosten übernahm. Ich habe später zufällig den nicht abgeschickten Antragsbogen zur Mitgliedschaft zuhause unter einem Papierstapel gefunden. Thomas hätte sich im April, gleich nach Aufnahme seiner Selbständigkeit freiwillig versichern müssen.

> Nach einem Arbeitsunfall oder einer Berufskrankheit übernehmen und steuern die Träger der gesetzlichen Unfallversicherungen und damit auch die Berufsgenossenschaft die Heilbehandlung und Rehabilitation. Andernfalls sind andere Leistungsträger zuständig wie bspw. Krankenversicherung und/oder Rentenversicherungsträger bei drohender, (teilweise) geminderter oder voller *Erwerbsfähigkeit*.

Berufsgenossenschaftliche Kliniken

Die Berufsgenossenschaften verfügen über eigene Kliniken in Deutschland, die vornehmlich auf schwere Unfallverletzungen und vor allem auf neurologische und unfallchirurgische Verletzungen wie Polytrauma, Verbrennungen, Querschnittverletzungen oder Schädel-Hirn-Trauma-Verletzte spezialisiert sind.

Eine Spezialeinrichtung für Unfallverletzte der Berufsgenossenschaft steht Herrn Kaiser als weiterführende Rehabilitationseinrichtung nicht zur Verfügung, da er als Selbständiger nicht pflichtversichert ist und sich hätte freiwillig anmelden müssen. Der Unfall wird nicht als *Arbeitsunfall* anerkannt (▸**Tab. 19**).

Tab. 19: Unterschied zwischen Arbeits- und Wegeunfall (BGN; www.versicherung.portal.bgn.de)

Arbeitsunfälle	Wegeunfälle
Ereignen sich bei der Arbeit oder auf Dienstwegen. Es muss ein Zusammenhang zwischen der versicherten Tätigkeit und dem Unfall gegeben sein, d. h. die Tätigkeit dient dem Unternehmen (z. B. auch Betriebsausfluge, Betriebsfeiern oder Betriebssport) und nicht privaten Zwecken. Arbeitsunfälle müssen der BGN gemeldet werden, wenn der Betroffene mehr als drei Tage von der Arbeit fernbleiben muss oder der Unfall zum Tod führte.	Ereignen sich auf dem direkten Weg zur Arbeit oder zurück. Versichert sind u. a. auch Umwege, um Kinder während der Arbeitszeit unterzubringen (Kindergarten, Schule, Hort), bei Fahrgemeinschaften, bei Umleitungen, weil der Arbeitsplatz über einen längeren Weg zügiger erreicht werden kann. Der versicherte Weg beginnt und endet an der Außentür des Hauses.

Zielsetzung nach dem biopsychosozialen Modell

Rolle als Vermittler und Interprofessioneller Partner

Am Fallbeispiel

Die ersten drei Tage nannte Thomas »Intensiv-Reha«. Er meinte die ganzen Aufnahmeuntersuchungen und sagte am Telefon: »Du merkst im Krankenhaus gar nicht, wie kaputt Du bist! Erst wenn Du hier plötzlich im Unterschied zum Krankenhaus alles allein machen sollst, weißt Du, was Selbständigkeit heißt. Ich bin so kraftlos geworden!« Sie haben ihn tatsächlich beim Mittagessen in der Kantine getestet, um festzustellen, wie gut er alleine bei dieser Tätigkeit zurechtkommt! Er wollte nicht auf dem Zimmer, sondern in der Kantine essen. »Ist lustiger«, meinte er. Thomas brauchte zwar viel Zeit, alleine im Rollstuhl hinzufahren, aber das gehörte für ihn zum Training. Er wollte es wieder alleine schaffen, sich »frei« bewegen können. Endlich spürte ich wieder seinen Ehrgeiz!

Herr Kaiser wird an der *Zielsetzung* beteiligt, d. h. er partizipiert an der Zielsetzung der rehabilitativen »Marschrichtung«. Er gibt sie sogar selbst vor, indem er seine Möglichkeiten und Grenzen, aber auch Ressourcen selbst erkennt und instinktiv seine ganz persönlichen Herausforderungen angeht.

Der Wille, in Gesellschaft zu essen und selbst zu entscheiden, wo er seine Mahlzeiten einnimmt, zeigt, wie *Teilhabe* mit Hinsicht auf den Behandlungserfolg bedeutend wird.

> »Wenn wir jemandem helfen wollen, müssen wir zunächst herausfinden, wo er steht. Das ist das Geheimnis der Fürsorge. Wenn wir das nicht tun können, ist es eine Illusion zu denken, wir könnten anderen Menschen helfen. Jemanden zu helfen impliziert, dass wir mehr verstehen als er, aber wir müssen zunächst verstehen, was er versteht.« (Søren Kierkegaard)

> Eine ausführliche *Informationssammlung* und Eingangsdiagnostik verhilft zu wichtigen Erkenntnissen im rehabilitativen Vorgehen.

Getreu dem Zitat von Sören Kierkegaard spielen in der *Eingangsdiagnostik* neben der funktionellen auch die psychosoziale und berufsrelevante Konstitution sowie das Wissen um die komplexen Traumafolgen eine wichtige Rolle. Das Team muss diese Einflussfaktoren mitsamt seinen Kontextfaktoren unbedingt in der Zielsetzung berücksichtigen. Informationen z. B. über das psychische Befinden, die emotionale Gesundheit, die Möglichkeiten zur sozialen Interaktion, kognitive Funktionen, der Grad der funktionellen Beeinträchtigungen, die beruflichen Perspektiven und Fähigkeiten und die eigene Vorstellung der Rehabilitationsziele sind nötig. Erst dann lässt sich die Rehabilitationsplanung individuell und gemeinsam mit Herrn Kaiser ausrichten. Dieser soll in der Zielsetzung mitentscheiden und an der Behandlungskonzeption wesentlichen Anteil nehmen. Die Motivation verstärkt sich in der Regel, sobald persönliche Interessen, Wünsche und Bedürfnisse den Behandlungsweg vorgeben.

> Indem der Rehabilitand selbst (bzw. Angehörige) zu Rehabilitationsbeginn und später im Verlauf das subjektiv empfundene Hauptproblem und Ziel preisgibt, erfährt das Team die Gesamtzielsetzung und damit den Rehabilitationsansatz nach biopsychosozialem Verständnis. Allein diese Aussage des Rehabilitanden über seine eigene Partizipation und Teilhabe entscheidet über das individuelle, d. h. rehabilitative Vorgehen und damit auch über funktionsorientierte Ziele.

Am Fallbeispiel
Oft überschätzte Thomas sich. Das verriet mir der Physiotherapeut. Aber dann trainierte er erst recht. Thomas setzte sich Ziele, manchmal am Tag und auch für die Woche. Er hatte täglich Ergo- und Physiotherapie sowie Krafttraining. Auch Massagen gehörten zum Programm. Das Schwimmen klappte nur bedingt, wegen der Infektionsgefahr. Er hatte ganz schön zu tun! Das tat ihm aber gut. An schlimmen Tagen hatte ihn das »Miststück«, so nannte Thomas seinen Physiotherapeuten, erst recht gefordert, laut Thomas gequält und »fertiggemacht«! Er war es vor allem, der Thomas antrieb!

Grundsatz: den Patienten in den eigenen Fähigkeiten nicht unterfordern, aber auch nicht überfordern!

Dort abholen, wo der Rehabilitand sich befindet

Vor Herrn Kaiser steht eine lange Rehabilitationsphase, die Ausdauer, Geduld und Kraft benötigt. Jeder kleine Schritt in die »Normalität« ist wichtig, nimmt ein kleines Rädchen im gesamten Zahnradwerk des Rehabilitationsprozesses ein. Der Motivationsgrad und die Art der *Motivation* (*intrinsisch/extrinsisch*) spielen eine entscheidende Rolle hinsichtlich des Rehabilitationserfolges und können nur erwirkt bzw. erhalten bleiben, wenn der Rehabilitand stets am eigenen Behandlungsprozess aktiv, d. h. (non)verbal und/oder physisch mitgestalten kann.

Rolle als Gesundheitsfürsprecher und Vermittler

Das Reha-Team geht an die funktionellen und psychischen Grenzen von Herrn Kaiser und testet diese stetig aus. Die Therapeuten und Pflegenden fordern ihn, streben Erfolge an, wollen ihn aber auch nicht überfordern. Wie die Fallszene mit dem Physiotherapeuten zeigt, erzielt Herr Kaiser durch diese Methode spürbare Fortschritte. Der Therapeut zeigt professionelles Geschick in der Interaktion und agiert immer einen Schritt voraus, lässt ihn Grenzen spüren, fordert ihn darüber hinaus und findet gleichzeitig den richtigen Ton und Umgang, indem er sich auf Herrn Kaiser einstellt und nicht umgekehrt Herr Kaiser sich auf den Therapeuten einstellt!

Die »schlimmen« Tage sind insoweit förderlich, als dass Herr Kaiser begleitet wird, mit schwierigen Phasen umzugehen. Vorsicht: Negative Erfahrungen und Rückschläge könnten aber auch das Gegenteil in Form von Motivationsverlust und Frustration bewirken! Umso wichtiger ist es, dass die (pflege-)therapeutische *Beziehung* authentisch ist und auf Vertrauen, Respekt sowie Ehrlichkeit dem anderen gegenüber basiert.

Beziehungsarbeit – was macht sie aus?

Rolle als Professionelles Vorbild, Vermittler sowie Lernende und Lehrende

»Banal – das ist Alltag! Wir machen nichts Besonderes, das ist selbstverständlich!« – Oft wird das Erleben von *Beziehungsarbeit* sehr stark verallgemeinert. Beziehungsarbeit versteht sich nicht selten als zwischenmenschliche Selbstverständlichkeit im gegenseitigen Umgang miteinander, ohne sich über den professionellen Wert im Klaren zu sein. Sicher ist, dass die Bausteine, die sie konstituieren, eng gekoppelt sind an die Wertvorstellungen und die Haltungen, die die Arbeit des einzelnen Mitarbeiters prägen. Ein Klima von gegenseitiger Akzeptanz und Wertschätzung für die Tätigkeit mit Betroffenen zu schaffen, ist wahrscheinlich die Basis der Arbeit mit Menschen überhaupt. Sie kann nicht vorausgesetzt, sie muss entwickelt und gepflegt werden. Bausteine, die Beziehungsarbeit mitgestalten und das Erleben eigener Lernstrategien verstärken (vgl. Adelgard Steindl, RKI BBW):

- Vertrauen und Offenheit, auch mit Ängsten umzugehen
- sich selbst ernst nehmen, unterstützen, helfen
- Fehler zulassen können
- Lernen als Prozess wahrnehmen
- orientieren – verstehen
- auf sich selbst besinnen, auf den eigenen Ton hören
- zuhören, zuwenden
- sich selbst annehmen und wertschätzen

> Setzt man sich mit dem eigenen Verhalten auseinander, lassen sich potenzielle Konflikte zwischen Mitarbeiter und Rehabilitand reflektieren, ggf. lösen und Pflegehandeln methodisch begründen.

Personenzentrierter Ansatz nach Carl Rogers

Im Krankenhaus wie auch in der Rehabilitation ist für das spätere Behandlungsergebnis entscheidend, dass Herr Kaiser das sichere Gefühl erhält, in seinen Ängsten, Sorgen und Bedürfnissen vom Behandler-Team ernst genommen zu werden. Die aktive Beteiligung von ihm als Patienten am eigenen Behandlungs- und Entscheidungsprozess weise vielen Untersuchungen zufolge darauf hin, dass seine Genesung positiv beeinflusst wird. Die Zufriedenheit mit der Behandlung spielt eine wichtige Rolle. Ausdruck findet diese Erkenntnis in dem wissenschaftlichen Modell der *partizipativen Entscheidungsfindung* (englisch: »shared decision making«; vgl. Simmel, 2010, S. 194–198) sowie auf den Grundlagen der *personenzentrierten Gesprächstherapie* nach Carl Rogers. Hierbei wird Empathie und Kongruenz in den Vordergrund gestellt:

> *Empathie* ist das einfühlende Verstehen, das nichtwertende Eingehen, also das echte Verständnis einer Person.

Kongruenz

Kongruenz bedeutet dass sich das Gegenüber, hier das Behandlungsteam in der Beziehung zum Rehabilitanden einlassen kann und so die Welt mit dessen Augen zu sieht. Das Team ist darum bemüht, »den Rehabilitanden in seinem Erleben (und seinen damit verbundenen Werthaltungen,

Motiven, Wünschen und Ängsten) zu verstehen« (Kirr, 1989, S. 205, in: www.carlrogers.de).

Unter dem Begriff der *Kongruenz* versteht Rogers Echtheit, Unverfälschtheit und/oder Transparenz des Behandlers. Dieser tritt dem Klienten so gegenüber wie er auch wirklich ist, verhält sich offen, baut keine Fassade, Abwehrhaltung oder falsche Rolle auf und spricht ohne Floskeln auf Augenhöhe mit all seinen Gefühlen und Einstellungen. Nur dieser Ansatz zeugt nach Rogers von einer »echten Beziehung von Person zu Person«, in welcher der Behandler sich selbst wahrnehmen kann und emotional einbringt. Abwehrhaltungen werden vermieden und neue Lernerfahrungen gehen aus dem Dialog hervor. Transparenz ermöglicht Vertrauen, durch das der Klient sich seinem Gegenüber öffnen kann.

> »*Inkongruenz* hingegen würde dem Klienten sofort auffallen. Tonfall, Mimik, Gestik, also Signale auf verbaler und nonverbaler Ebene nimmt der Klient sofort wahr, und er würde sich nicht verstanden fühlen und sich demzufolge verschließen. Es besteht also eine genaue Übereinstimmung oder Kongruenz zwischen dem körperlichen Empfinden, dem Gewahrsein und den Äußerungen gegenüber dem Klienten [. . .] Nicht besserwissende, ratschlaggebende ›Experten‹ sind gefragt, sondern feinfühlige und offene Menschen und Helfer, die bereit sind, sich auf die Welt eines anderen einzulassen, die versuchen, ihn zu verstehen und zu begleiten, und die dabei selbst bleiben, was sie sind: suchende, verletzliche, um das Gelingen des eigenen Lebens ringende Mitmenschen – transparente Gegenüber. Dies ist der Weg: nämlich durch eine aufrichtige Beziehung von Mensch zu Mensch Hilfe (zur Selbsthilfe) anzubieten.« (www.carlrogers.de)

Peter Schmid erläutert den Ansatz Rogers folgendermaßen: »Keiner weiß besser, was ihm gut tut und für ihn notwendig ist, als der Betroffene selbst. Wir können einander also nicht beibringen, was für uns gut ist. Nicht mit noch so ausgeklügelten Techniken. Aber wir können einander dabei unterstützen, es selbst herauszufinden« (Schmid, 2002).

Der Umgang mit Angehörigen

Am Fallbeispiel

In der Oberärztin fand ich während der Reha-Zeit von Thomas eine enge Ansprechpartnerin. Bei ihr konnte ich reden, ohne dass ich Rücksicht nehmen musste. Sie war ehrlich und meinte, dass ich meinen alten Partner nicht wiederbekomme. Es tat weh, aber ich erkenne ihr hoch an, dass sie mir die Wahrheit sagte. Ich ließ Thomas nicht alleine. Aber ich ließ mir auch nicht mehr alles gefallen. Ich liebte ihn.

»Es kommt nicht darauf an, mit dem Kopf durch die Wand zu gehen, sondern mit den Augen die Tür zu finden.«

Bei der Bewältigung (»*coping*«) des eigenen Schicksals benötigt Frau Kaiser als Angehörige Unterstützung. Auch sie ist eine Betroffene, zum einen durch den Unfall ihres Mannes selbst und zum anderen durch ihre persönlichen Umstände und Vorgeschichten. Diese können bspw. bestehen durch Beziehungskonflikte,

- organische Krankheiten,
- ihr Empfinden, den Partner verloren zu haben,
- die »bisherige Welt in Scherben« zu sehen,
- durch leidvolles Erleben oder Kränkungen während der vorausgegangenen Behandlung ihres Mannes im Krankenhaus
- oder während der Rehabilitation gemachten teils negativen Erfahrungen (Gadomski, 2007, S. 187).

Angehörige müssen auf eine lebenslange Rolle als Verantwortliche und »Therapeuten« des Patienten vorbereitet sowie beim Wiederauflösen, d. h. »Loslassen« dieser engen Beziehungen und Rollen begleitet werden (Gadomski, 2007, S. 188).

Die Interaktion mit der Angehörigen und dessen Einbezug in die Behandlung gehört zu einem umfassenden, personenzentrierten Behandlungsansatz. Richtig umgehen muss das Reha-Team mit Reibungsflächen oder sogenannten »Sollbruchstellen«. Konflikte der oft erschöpften und verzweifelten Angehörigen mit dem Reha-Team sind nicht selten geradezu vorprogrammiert. Zu einem späteren Zeitpunkt kann auch die unterschiedliche Erfolgseinschätzung von Frau Kaiser und die ihres Ehemannes zum Problem werden. Auch kann die Erwartungshaltung der Angehörigen nicht mit derjenigen des Klienten oder des Teams übereinstimmen. Um Frau Kaiser in die Rolle als pflegende Angehörige, aber auch als Ehefrau zu begleiten und zu befähigen, obliegt dem Reha-Team die Aufgabe, die schwierige Situation der Angehörigen zu verstehen, zuzuhören, auf die Bedürfnisse einzugehen und sie bei der Bewältigung schwieriger Situationen zu unterstützen. Gespräche, Beratungen oder auch Anleitungen bzw. Schulungen können den Weg ebnen. Frau Kaiser muss Raum gewährt werden, ihre eigenen Probleme anzusprechen und den Bedarf nach Hilfe zu äußern. Eine kontinuierliche Begleitung in dem langwierigen Rehabilitationsprozess kann viele Probleme und Überlastungserscheinungen mit Sicht auf die Zukunft abwenden und das Risiko eigener psychischer (und körperlicher) Belastungen reduzieren. Vieles löst Frau Kaiser intuitiv, dennoch ist allein schon Anteilnahme ein guter Wegbegleiter in der Bewältigung ihrer ganz persönlichen Lebenskrise. Es ist auch ein Weg, um sich nicht selbst zu verlieren (vgl. Gadomski, 2007, S. 187).

Gespräche sowie Aufmerksamkeit werden aufgestaute Probleme zwar nicht in der Sache, aber den Umgang mit ihnen lösen können. Empathie und Kongruenz sind dabei ausschlaggebend.

Cui dolet, meminit. Wer litt, vergisst nicht (Cicero, Pro Murena 20, 42) – Der Umgang mit Schmerzen

Am Fallbeispiel

Einmal habe ich Thomas über eine halbe Stunde gesucht. Ich fand ihn schlafend im Fahrstuhl. Er war alleine zur Therapie unterwegs. Ich musste lachen. Der externe Psychologe hatte falsche Medikamente notiert. Die Schmerzmittel waren überdosiert. Schön wäre es, wenn in der Klinik jeder wüsste, was der andere macht!

Manager

Fehlermanagement in der Rehabilitation

Im Fall von Herrn Kaiser beruht der Medikationsfehler auf fehlende Absprachen in der Verordnung, Undurchsichtigkeit der Zuständigkeiten und Dokumentationslücken. Der *Medikationsfehler* hat einen erheblichen Einfluss auf seinen Gesundheitszustand und auf einen erfolgreichen Rehabilitationsverlauf.

Ein fest installiertes System zur Risikominimierung und Fehlererkennung ist deshalb äußerst vorteilhaft und erhöht die Patientensicherheit wie auch die Behandlungsqualität (vgl. Schmidt, 2012, S. 164). Grundsätzlich muss jeder wissen, was der Mitarbeiter macht, wie jeder sich gegenüber den Patienten verhalten muss und welche biografischen und krankheitsbedingten Hintergründe eine Rolle spielen. Visiten und Fallbesprechungen bieten Raum, um Transparenz zu schaffen. Die Planung und Dokumentation ist eine wichtige Grundlage der Zusammenarbeit und um Fehler zu vermeiden.

Am Fallbeispiel

Die Oberärztin verstand mich, wenn ich Thomas manchmal zur Hölle wünschte. Seine Sturheit und Ablehnung von jeglichen Gesprächen machten mich wahnsinnig. Sie und das Pflegeteam vermuteten, dass das aggressive Verhalten mit den Schmerzen zusammenhing. Die Analgesie war äußerst schwierig durch das komplexe Verletzungsmuster.

Rolle als Gesundheitsfürsprecher

Depression und Schmerz

Ein Mensch wie Herr Kaiser, der einen schweren Verkehrsunfall erlitten hat, hat nicht nur viele organische Verletzungen und Schmerzen, sondern auch eine Erschütterung seiner Seele und eine Einschränkung nicht nur seiner Mobilität, sondern auch seiner Wünsche und Bedürfnisse erleben und ertragen müssen (vgl. Seifert, 2009). Herr Kaiser will sich nicht mit dem Unfall und den Folgen auseinandersetzen. Er lehnt Therapieangebote dazu kategorisch ab. Die Ursache sollte das Reha-Team genauestens hinterfragen:

- War vielleicht der Behandlungsansatz nicht passend?
- Inwieweit ist das Verhalten pathologisch? Wie sind Charakterzüge einzuordnen?

- Muss die Zielsetzung modifiziert werden?
- Welche Begleitfaktoren behindern eventuell eine Gesprächsbereitschaft bzw. die Bereitschaft, das Vergangene aufzuarbeiten?
- Inwieweit bestehen anhaltende Schmerzen?

⚠ Der Zusammenhang von Schmerz und Depression muss von Pflegenden unbedingt beobachtet und berücksichtigt werden.

Das wichtigste spezifische Symptom nach Mehrfachverletzung ist der Schmerz. Psychosoziale Behandlungsinhalte in der Bewältigungsarbeit sowie das Schmerzmanagement bilden neben der funktionellen Behandlung die Schwerpunkte in der Rehabilitation Schwerstunfallverletzter.

Wie bei Herrn Kaiser ersichtlich, wirken sich die Schmerzen bzw. die Wirkung bestimmter Medikamente negativ auf seine emotionale Verfassung aus. Dies kann den Behandlungsprozess erheblich beeinträchtigen. Das Team bzw. der leitende Arzt sollte grundsätzlich immer hinterfragen und festlegen, zu welchem Zeitpunkt die Schmerzen und depressive Verstimmungen medikamentös behandelt werden (vgl. Schmidt, Thiele, Leibig, 2012).

Tab. 20: Psychische Folgen nach einem Unfall (Petersen, 2008, Folie 41)

• Posttraumatische Belastungsreaktion/akute Belastungsstörung
• Phobien (z. B. Autofahren)
• Angststörungen
• Depressionen
• Somatoforme Beschwerden
• Substanzabhängigkeit

Posttraumatische Belastungsreaktionen

Nicht selten entstehen aus dem Erleben von schweren Verkehrsunfällen mit außergewöhnlicher Bedrohung für Leib und Leben sowohl in der Phase des Wachwerdens und des Bewusstseinerlangens als auch zu späterem Zeitpunkt *Posttraumatische Belastungsreaktionen.* Das Beschwerdebild ist den Angststörungen zuzuordnen und durch das Auftreten quälender Erinnerungen an das Trauma, das Vermeiden von traumabezogenen Situationen und ein erhöhtes psychophysiologisches Erregungsniveau charakterisiert. Bleibt eine PTBS unbehandelt, kann diese sich chronifizieren und typischerweise in psychosomatischen Beschwerden mit langjähriger Arztanamnese und unzufriedenen Patienten enden. Daher ist es wichtig, die Risikopatienten frühzeitig zu erkennen, die Entwicklungen gezielt zu beeinflussen und in die rehabilitative Planung zu integrieren (Neugebauer, Tecic, 2008, S. 99–106; Seifert, 2009; Simmel, 2010, S. 194–198).

Schmerzfreiheit als Voraussetzung in der Therapie

Der analgetischen Einstellung von Herrn Kaiser kommt alleine aus dem Grund eine prioritäre Behandlung zugute, weil die Therapien schmerzfrei verlaufen müssen.

Alle Zeichen deuten darauf hin, dass das *Schmerzmanagement* nicht passend umgesetzt ist. Prinzipien bei der Therapie des chronischen Schmerzes:

- Medikamenteneinnahme nach festem Zeitplan
- Basismedikation über retardierte Präparate
- *WHO-Stufenschema* (▸**Tab. 21**)
- Begleittherapie einleiten (Herbert, 2012, S. 159).

Tab. 21: WHO-Stufenschema (Herbert, 2012, S.159)

1. Stufe	Nicht-Opioidanalgetika	+ Adjuvante Medikation + Co-Analgetika*	
2. Stufe	Schwache Opioidanalgetika	+ Nicht-Opioidanalgetika	+ Adjuvante Medikation (Antiemetika, Laxantien) + Co-Analgetika*
3. Stufe	Starke Opioidanalgetika	+ Nicht-Opioidanalgetika	+ Adjuvante Medikation (Antiemetika, Laxantien) + Co-Analgetika*

* Co-Analgetika sind Substanzen, die keine Analgetika im engeren Sinne sind, aber Analgetika in ihrer Wirkung verstärken oder ergänzen.

> »Beim Schmerzmanagement in der Rehabilitation kommen bei noch bestehenden Entzündungszeichen nichtsteroidale Antiphlogistika (NSAR, z. B. Dicolfenac, Ibuprofen) zum Einsatz, wobei Kontraindikationen streng zu berücksichtigen sind und bei Risikopatienten die Gabe eines Magenschutzes erforderlich wird [...] Weiterhin kommt je nach Konstellation statt NSAR oder zusätzlich dazu die gesamte Palette von Schmerzmitteln bis hin zu stark wirksamen Analgetika zum Einsatz. Bei noch hohem Schmerzniveau und konstantem Schmerz ist statt der wiederholten Gabe von schnell wirksamen Darreichungsformen (z. B. Tropfen) einer ausreichend hoch dosierten Medikation mit Retardpräparaten der Vorzug zu geben [...] Darüber hinaus sollen natürlich schmerzlindernde Verfahren aus der Physiotherapie eingesetzt werden (z. B. Kältetherapie, Entstauung, Detonisierung).« (Kladny, 2012, S. 178)

Es sollten im Wechsel der Maßnahmen möglichst mehrere Sinne angesprochen werden.

Tab. 22: Nichtmedikamentöse Methoden in der *Schmerztherapie* (Herbert, 2012, S.160; DNQP, 2005)

• Physiotherapie und physikalische Therapie (Behandlung der Schmerzursache und/oder der Schmerzsymptome)
• oberflächliche Wärm- bzw. Kälteanwendung, peripher wirksam: feuchte Wärme/Kälte
• TENS (transkutane elektrische Nervenstimulation)
• zentral wirksame Entspannung: Lagerungen, atemstimulierende Einreibung
• progressive Muskelentspannung nach Jacobsen (Entspannung der Tiefenmuskulatur)

Tab. 22: Nichtmedikamentöse Methoden in der *Schmerztherapie* (Herbert, 2012, S. 160; DNQP, 2005) – Fortsetzung

- Biofeedback
- Ergotherapie (Behandlung und Training zur Selbsthilfe)
- Homöopathie
- Hypnosetherapie
- aktive Musiktherapie in der Schmerztherapie
- Ablenkung durch Musik, Fernsehen, Angehörige oder andere bevorzugte Methoden

Training kognitiver Funktionen

Am Fallbeispiel

Ich habe Thomas oft gesucht. Er verlor schnell die Orientierung. »Die Selbstorganisation seiner Termine diene zum Training«, erklärte mir die Ergotherapeutin. Im Speisesaal aber nahm das Hauspersonal Thomas alles ab – wie im Restaurant. Er flirtete gerne mit den Damen. Aber in meinen Augen ist Lachen auch Therapie!

Eigenständige Tagesstrukturierung

Je mehr und differenzierter Herr Kaiser alltägliche Tätigkeiten selbst bewältigen muss, desto offensichtlicher werden seine diffizilen, kognitiven Schwächen und Beeinträchtigungen. Herrn Kaiser fällt es schwer, Termine zu überblicken, komplexe Informationen aufzunehmen und sich etwas zu merken, sich zu konzentrieren und räumlich zu orientieren. Die eigenständige Tagesstrukturierung dient als psychofunktionelles Training und fordert den Rehabilitanden gleichzeitig zur aktiven Mitwirkung im Rehabilitationsprozess auf.

Rolle als Interprofessioneller Partner

Die Ergotherapeutin steuert den Therapieprozess. Die Pflegekräfte integrieren nach Absprache die Übungsanteile im pflegespezifischen *Selbsthilfetraining*, z. B. in das morgendliche, persönliche Wasch- und Anziehritual.

Selbsthilfetraining

Am Fallbeispiel

Rolle als Vermittler und Gesundheitsfürsprecher

Hilfe zur Selbsthilfe

Schwierig war die regelmäßige Körperpflege. Das Pflegeteam half nur, wenn Thomas um Hilfe bat, und das machte er kaum. Er trug dann durchaus die gleiche Unterhose über mehrere Tage. Ich war zu Recht sauer. Bei aller therapeutischen Grundhaltung: Der Job vom Team ist es auch, sicherzustellen, dass Thomas eine gepflegte Erscheinung hat. Wir einigten uns, dass Thomas mehr Unterstützung erhält, mit dem Ziel, diese Hilfe schrittweise abzubauen. Thomas sollte später mit meiner Unterstützung am Wochenende duschen, damit wir lernen, diese Prozedur gemeinsam zu bewältigen. Zuhause konnte ich dann notwendige Umbaumaßnahmen einleiten. Das Team hatte ja Recht: Er muss nun einmal später auch seinen Tag alleine meistern! Thomas ist zwar manchmal sauer, er sagt, dass Rehabilitationsfähigkeit von vorneherein eine Grundfähigkeit an Selbständigkeit voraussetzt. Ich sehe das mittlerweile anders. Die Rehaklinik ist ja kein Hotel!

> Das Austarieren der Pflegekraft, wann sie unterstützt und wann nicht, erfordert eine pflegefachliche Einschätzung der Situation, in der sich der Patient befindet, hohe Sozialkompetenz und ein präzises Beobachtungsvermögen. Eine Gefährdung darf nicht stattfinden, gleichzeitig muss die Autonomie des Rehabilitanden gewahrt werden.

Behandlungstransparenz und Personenzentrierung immer wieder hinterfragen

Um Missverständnisse zu vermeiden, ist es wichtig, dass pflegerisches Handeln für Außenstehende verständlich ist und Ziele gemeinsam mit Patient und Angehörigen abgestimmt, die im Fokus stehenden Personen im Rehabilitationsprozess also aktiv in die Behandlung eingebunden werden. Andernfalls kommt es zu Missverständnissen durch unterschiedliche Vorstellungen der Arbeitshaltung. Eine wichtige Argumentationsgrundlage liefert hierbei die rehabilitative- pflegerische Planung. Die Mitarbeiter können klar und in einfachen Worten erklären, wann sie was, warum und wie machen.

Genussmittelkonsum in der Rehabilitation

Am Fallbeispiel

Einige Wochen später schaffte Thomas die Wege auf dem Klinikgelände im »Rolli« selbst. Das Rauchen trieb ihn an, denn nur draußen konnte er sich Zigaretten besorgen. Ich war wirklich im Zwiespalt, was das Rauchen angeht. Die Ärzte meinten, er müsse dringend aufhören, um medizinische Komplikationen einzugrenzen. Ich sah aber, dass die Zigaretten der einzige Genuss für Thomas blieben. Seine Schmerzen waren teilweise unerträglich. Thomas musste sich für seine Mühen und Durchhaltevermögen belohnen.

Rolle als Gesundheitsfürsprecherin

Rauchen

Rauchen in der Rehabilitation?

Es besteht ein Widerspruch in sich, wenn sich Patienten in medizinische Behandlung begeben, dennoch gleichzeitig nicht bereit sind, eines der größten Gesundheitsrisiken der heutigen Zivilisation aufzugeben. Sicherlich beeinflussen die physischen Folgen des langjährigen Rauchens auch bei Herrn Kaiser etliche Komplikationen, die sich primär in Durchblutungs- und (Wund-)Heilungsstörungen äußern. Dennoch ist es aus Perspektive des Betroffenen nachvollziehbar, wenn in so einer schweren Lebensphase Mittel vorhanden sind, die den Schmerz und das Leid für einige kurze Momente lindern. Nicht vergessen werden darf in diesem Zusammenhang die Entscheidungsfreiheit eines jeden, zu rauchen. Es bedarf der kritischen Reflexion zu den Regeln in einer Rehabilitationseinrichtung. Wichtig erscheint, mit dem Betroffenen zu kommunizieren, Offenheit und Respekt zu gebühren, aber auch eine kontroverse und ehrliche Diskussion hinsichtlich der Sinnhaftigkeit und Wirkung einer Rehabilitationsmaßnahme zu führen, wenn mit der Rauchabstinenz zusammenhängende Heilungschancen bewusst vom Patienten selbst verhindert werden. Die Rehabilitationseinrichtungen verfügen in der Regel über Angebote im Behandlungsprozess, um diese äußerst schwierige Thematik zu begleiten.

Verlust von Lebensqualität durch Rehabilitationsdauer

Isolation, Verlust von Kontakten und Perspektiven

Am Fallbeispiel

Es gab Tage, an denen ich einfach nichts sehen und hören wollte. Ich hoffte, aus diesem Alptraum aufzuwachen, und wusste oft nicht weiter. Ich selbst arbeitete nur oder war bei Thomas. Mein Leben schien aufgelöst. Die meisten Freunde hatten sich abgewandt. Sie verstanden das alles nicht und irgendwann hatten wir uns auch nichts mehr zu sagen. Alles war ziellos geworden durch die dauernden Schmerzen und Komplikationen. Thomas »muckelte« vor sich hin, aber vorwärts ging es nach so vielen Behandlungsmonaten auch nicht mehr. Ich bekam alles ab – entweder am Telefon oder direkt vor Ort, wenn ich ihn besuchte. Das Zweibettzimmer ohne Rückzugsmöglichkeit war eine Zumutung!

Verlust sozialer Kontakte

> »Dauert die Rehabilitation lange oder mündet sie in bleibenden, schweren Schäden und Beschwerden mit lebenslanger Verantwortung des Angehörigen für »seinen« Patienten, so erleben viele der Angehörigen einen zunehmenden Verlust von Sozialkontakten als besonders gravierendes Problem. Folge sind Verlust- und Zukunftsängste, Depressionen und nicht selten Somatosierungen. Der »Cotherapeut« wird zum »Copatienten«. Die Krankheit bzw. Pflegebedürftigkeit kann zu der der ganzen Familie oder des Freundeskreises werden.« (Gadomski, 2007, S. 187)

Einfluss der Rehabilitationsdauer auf die Lebensqualität

Das Team und auch die Ehefrau des Patienten stellen die Fortführung der Rehabilitation zunehmend in Frage. Die monatelange Behandlungsdauer wirkt sich negativ auf die psychische und körperliche Verfassung und damit auf die *Lebensqualität* beider Eheleute aus. Gemeinsame Ziele gehen verloren, und der zeitliche Abstand von Erfolgserlebnissen vergrößert sich. Beiden fehlt eine Perspektive. Es zeigt sich die Verknüpfung sowohl mit der rein physischen Verletzungsschwere als auch mit psychischen und sozialdemografischen Faktoren. Gerade die langfristige soziale Isolation, die durch eine über Monate ausgedehnte stationäre Rehabilitation besteht, scheint die posttraumatische Lebensqualität hoch signifikant zu senken. Die Kenntnis über Einflussfaktoren der Wirkungsweise verschiedener Therapiemöglichkeiten ist für die Rehabilitationsplanung aufgrund dessen unumgänglich. Das Reha-Team muss in diesen Fällen seine Behandlungsstrategie hinterfragen und evaluieren, ob diese wirklich *personenzentriert* erfolgt.

Sinkt die *Motivation* des Patienten und ist dieser nicht mehr zur aktiven Mitarbeit bereit, sinkt auch der Erfolg der Rehabilitation. Gerade bei einem langwierigen, stationären Aufenthalt ist dies ein typisches Phänomen. Das heißt im Umkehrschluss: Nicht die Dauer, sondern die Qualität der Rehabilitation erscheint ausschlaggebend.

Pflegesystem und Wahrung der Intimsphäre

Erfüllte das »Mehrbett-System« im Krankenhaus noch teilhabeorientierte Zwecke, so stellt sich das Zweibettzimmer nun als Problem dar. Der Rückzugsbedarf ändert sich bei einer mehrmonatigen Rehabilitation. Das *Pflegesystem* beziehungsweise die Pflegeorganisation kann dahingehend entscheidend den Behandlungsverlauf beeinflussen.

Wochenendpflege

Um die oben genannten negativen Entwicklungen abzuwenden, können punktuelle Aufenthalte zuhause in Form der *Wochenendpflege* erfolgen, mit der Voraussetzung, dass die medizinische und pflegerische Versorgung gesichert ist. Aus diesem Vorgehen erschließt sich, dass die *soziale Rehabilitation* schon während des stationären Aufenthalts beginnen muss. Bedeutend sind die Rückführung von Herrn Kaiser in sein familiäres Umfeld und weiterführende Planungen im Anschluss an die stationäre Rehabilitation.

9.5 Verletzungsbedingte Komplikationen

Am Fallbeispiel

Thomas war im November und Dezember 2002 in der BG-Klinik. Sie haben ihn dort aus Kulanz behandelt. Dann ging es zurück in die Rehaklinik. Im Januar 2003 bekam er unsagbare Schmerzen während des Krafttrainings. Die Ärzte meinten, er simuliere. Die Schmerzen hielten tagelang an. Die zusätzliche Analgesie half nicht. Auf Drängen wurde Thomas schließlich erneut in der BG-Klinik untersucht. Die »Platte« war gebrochen! Wieder Operationen, von einem Arzt, von einer Klinik zur anderen. Thomas ging es wieder schlechter.

Verletzungs- und systembedingte Komplikationen

Die wiederholten operativen Eingriffe von Herrn Kaiser weisen auf die typischen, langwierigen und komplikationsreichen Behandlungsverläufe von Polytrauma-Patienten hin (▸ **Tab. 23**) und damit verbundene Belastungsfaktoren, die den Heilungsprozess des Körpers und der Seele wesentlich beeinflussen.

Tab. 23: Typische verletzungsbedingte *Komplikationen bei Polytrauma* (vgl. Studie Oberschenkelfrakturen Polytrauma, S. 67)

- Pseudoarthrose
- Heterotrope Ossifikation (Entstehung von Knochengewebe in den gelenkumgebenden Strukturen, vorwiegend im Muskelgewebe; Heterotopie: Entstehung von Gewebe am falschen Ort)
- Wundheilungsstörungen
- Materialinsuffizienz
- Nervenläsionen/-lähmungen: Revision/Operation/Remission?
- Osteosynthese (Versagen, Wechsel, Infektion)
- Osteitis

9.6 Rückkehr in das häusliche Umfeld und Nachsorge

Entlassungsprozess

Am Fallbeispiel

Im Februar 2003 wurde Thomas schließlich nach Hause entlassen. Aber immer wieder müsste er in der BG-Klinik vorstellig werden, etliche Nachoperationen und Kontrollen standen an. Aber: wir waren endlich wieder zu dritt! Ich war aufgeregt, freute mich sehr, hatte aber auch Angst. Es gab so viel zu organisieren: zum Beispiel Termine mit Ärzten und Therapeuten machen, sich um Hilfsmittel kümmern oder den Krankentransport regeln. Philipp hat die Rampen zum Wohnzimmer und zur Eingangstür selbst gebaut. Öfter zweifelte ich, ob ich das alles schaffe.

Die schlechte psychische Verfassung, aber vergleichsweise körperliche Stabilität von Herrn Kaiser nimmt der Reha-Arzt zum Anlass, ihn nach Hause zu entlassen. Herr Kaiser soll sein Leben im persönlichen Umfeld wieder aufnehmen. Das Reha-Team empfiehlt spezielle weiterführende Maßnahmen u. a. die der Krankengymnastik und der *medizinisch-beruflich orientierten Rehabilitation* (MBOR), der multimodalen Schmerztherapie und der Behandlung der psychosomatischen Veränderungen wie die der reaktiven Depression und Posttraumatischen Belastungsstörungen.

Im Rahmen der *Entlassungsvorbereitung* ist eine psychologische Begleitung im Fall von bleibenden Beeinträchtigungen und Schädigungen sinnvoll. Zudem bieten Rehabilitationseinrichtungen Schulungen im Sozialrecht und speziell bei Pflegebedürftigkeit an.

Rolle als Manager

Bei komplexem Versorgungsbedarf und langfristigen Krankheitsverläufen wie im Fall von Herrn Kaiser besteht einer der wichtigsten Anforderung in der fallbezogenen Gestaltung und Beratung der reibungslosen Überleitung, z. B. vom stationären Aufenthalt zurück in den häuslichen Bereich des Patienten.

Frau Kaiser weiß nach den vielen Monaten zwar sehr viel besser um organisatorische Angelegenheiten. Die Leistung der *Pflegeberatung* u. a. in Form der *Pflegeüberleitung* steht ihr dennoch zu und nimmt sie in Anspruch. Das (Pflegerische) *Entlassungsmanagement* ist grundsätzlich als ein geregeltes, klinikinternes Verfahren angelegt und von dort aus sicherzustellen (DNQP, 2009, S. 55).

> Die Kompetenzen der Pflege eignen sich sehr gut für die Übernahme zentraler Steuerungsaufgaben zur Sicherstellung der multiprofessionellen Patientenversorgung – und sei es auch nur in beratender Funktion, wenn Angehörige die direkte Pflege ausüben (vgl. Bostelaar et al., 2008, in: Spöthe, Gela, 2008, S. 9, 32).

Tab. 24: Beispiele (pflegerischer) Nachsorge- und Überleitungskonzepte

• Pflegeberatung (z. B. § 7a, §45, §37.3 SGB XI)
• Seminare, Individuelle Pflegekurse und Trainings (z.B. Familiale Pflege)
• Pflegetage für Angehörige inkl. Rückmeldung der Häuslichen Erprobung z. B. durch nachstationäre Pflegerückmeldeberichte
• Nachsorgekooperationen u. a. mit ambulanten Pflegediensten
• Einrichtungsspezifische Überleitungs- und Nachsorgekonzepte
• Rehabilitationsmanagement (z. B. der gesetzlichen Unfallversicherung)

9.7 Alltagsszenen im häuslichen Umfeld

Learning by doing

Am Fallbeispiel

Thomas hatte in den ersten Wochen etliche Termine. Wir jagten von einer Therapie und von einem Arzt zum anderen – Training im Schwimmbad der Uniklinik, Lymphdrainage, Physiotherapie, Termine bei Fachärzten. Manchmal verlor ich den Überblick. Irgendwann sollte Thomas wieder ins Auto steigen, aber das dauerte allein wegen der ganzen Kostengenehmigungen eine Ewigkeit. Zuhause erschienen allein die zwei Treppenstufen vom Wohnzimmer zum Bad wie Berge!

Wenn Thomas schlecht drauf war, schafften wir beide es nicht, die Treppen zu überwinden. Jeden Tag mussten wir improvisieren und immer wieder neue, ungeahnte Hürden überwinden.

Alltagsbewältigung und Beziehung – fehlende Regenerationsphasen

Beide Eheleute und auch der Sohn sind gewillt, ihren neuen Platz im Leben zu finden. Der Terminstress lässt die Eheleute Kaiser nicht zur Ruhe kommen. Medizinisch notwendige Regenerationsphasen ignoriert Herr Kaiser und geht damit ein gesundheitliches Risiko ein. Oft ist ein Nachdenken oder Einsicht aber auch gar nicht möglich. Allein aus diesem Grund erscheint eine rehabilitativ ausgerichtete Nachsorge im häuslichen Umfeld äußerst sinnvoll, wenn eine Pflegeberatung alleine nicht ausreicht.

Dimension der Kontextfaktoren

Die Prioritäten haben sich drastisch geändert. Die Unfallfolgen bestimmen den Tagesablauf. Es bewahrheitet sich, dass die wiedererlernten Funktionen und Fähigkeiten von Herrn Kaiser im klinischen Setting nicht eins zu eins in das häusliche Umfeld übertragbar sind. Er muss etliche Alltagssituationen neu »trainieren« und sich täglich mit Barrieren in unterschiedlichen Kontexten auseinandersetzen. Für Herrn Kaiser erhalten *Mobilität, Barrierefreiheit* und *Teilhabe* eine völlig neue Dimension. Das Autofahren ist ein großer Schritt in Richtung Mobilität, *Selbstbestimmung* und Unabhängigkeit.

Finanzielle Existenzprobleme

Am Fallbeispiel

Berufliche Rehabilitation oder Geldleistung?

Unglaublich, was der Status »behindert sein« und »pflegebedürftig sein« an eine Vielzahl von Behördengängen auslöst. Eine vollständige Wiederherstellung seiner Funktionen und Fähigkeiten sei nach Ansicht der Therapeuten und Ärzte zumindest nach damaligem Stand nicht erreichbar. Der Arzt bescheinigte Thomas bis auf weiteres die Arbeitsunfähigkeit. Eine stufenweise Wiedereingliederung ins Arbeitsleben erfolgte ab November 2004 mit 20 Wochenstunden als technischer Hausmeister. Unser Geld und das Ersparte war verbraucht. Solange etliche Zuwendungen und Rechtsansprüche nicht geklärt waren, musste ich alles aus eigener Tasche zahlen. Die Versicherung zögerte alles hinaus. Zu Weihnachten hatte ich bei dem Sachbearbeiter angerufen und ihm schöne Weihnachten gewünscht. Er solle die Zeit mit seinen Kindern genießen. Philipp würde auch gerne seinen Vater besuchen und ihm etwas schenken. Ich war sarkastisch. Im Januar hatte ich 5000 Euro auf dem Konto. Sie haben einen Teil des Schadensersatzes gezahlt. Für ihn war das alles nicht leicht. Er hegt bis heute unsagbare Wut auf den Unfallverursacher. Es half nichts, wir mussten nach vorne schauen.

Als schwerbehindert gilt laut Gesetz, wenn der Grad der Behinderung (GdB) von 50 oder mehr festgestellt wird.

Existenzangst durch Bürokratie

Die Existenzgrundlage, Herr Kaiser war Hauptverdiener, ist bis auf das Äußerste erschüttert und stürzt die Familie in eine weitere Lebenskrise.

Die Gewährungen von Zuwendungen, Entschädigungen und Leistungsansprüchen ziehen sich durch die komplexen Zuständigkeiten als bürokratischer Akt hin. Denn für die Leistungen an behinderten Menschen ist nicht ein einzelner Sozialleistungsbereich zuständig, sondern die Leistungen werden vielmehr von verschiedenen Trägern erbracht. Prüfungs- und Begutachtungsverfahren zur (medizinischen und pflegerischen) Statusfeststellung u. a. des Behinderungsgrades und der Pflegebedürftigkeit[9] dauern an, wenn auch Übergangsleistungen kurzfristig in Kraft treten.

Aspekte der Beruflichen Rehabilitation

In der Regel setzt parallel zur medizinischen auch die *berufliche Rehabilitation* ein (Dresing et al., 2010, S. 28). In welchem Umfang und inwieweit Herr Kaiser wieder seinen alten oder einen alternativen Beruf ausüben kann, ist zu diesem Zeitpunkt noch nicht eindeutig. Vom Ausgang seiner beruflichen Fähigkeiten und Möglichkeiten hängt die Existenzgrundlage seiner Familie ab. Es besteht immer der Grundsatz, dass die Rehabilitation vor einer Entschädigung durch geldliche Mittel steht.

Überforderung und Belastung pflegender Angehöriger

Am Fallbeispiel

Thomas nicht alles abzunehmen war am schwersten. Ich musste ihn selbst machen lassen, das Anziehen, das Decken des Frühstückstischs oder auch Verrichtungen im Bad. Er war extrem langsam und kognitiv nicht wie früher. Unser Verhältnis zueinander war angespannt. Ich selbst war völlig überfordert und hatte mich vielleicht einfach nicht ausreichend vorbereitet. Die Zeit war nicht da, zumindest dachte ich das, und ich ging davon aus, ich sei »fit« genug durch die ganzen Erfahrungen zuvor.

9 Derzeit steht die Reform eines neuen Pflegebedürftigkeitsbegriffes und die einer neuen Begutachtungsrichtlinie zur Feststellung von Pflegebedürftigkeit (NBA) zur Diskussion.

Trotz Unterstützung von vielen Seiten zeigen sich typische Probleme und Belastungsfaktoren auch bei der pflegenden Angehörigen (▶ **Tab. 25**). Die fehlende Praxis und Routine in den pflegerischen und alltagsbezogenen Erfordernissen bereiten Frau Kaiser erhebliche Schwierigkeiten. Sie steht unter Druck und besitzt den vielleicht unbewussten Anspruch, alles selbst zu bewältigen.

Frau Kaiser nimmt entlastungsfördernde Angebote, wie beispielsweise die eines Pflegekurses, oder gar Hilfe durch einen Pflegedienst nicht in Anspruch. Warum sie trotz der Belastungsanzeichen keine externe Hilfe annehmen will oder kann, besitzt sicherlich mehrseitige Gründe und lässt sich nicht pauschal mit dem von Fachleuten schnell verwendeten Begriff der »Beratungsresistenz« überschreiben. Annehmbar ist, dass pflegende Angehörige die Offensive hinauszögern und denken, sie »packen« und schaffen es doch allein. Laut Mischke et al. (2008, S. 54)

> »blockiert das Hinauszögern und Verharmlosen der eigenen Befindlichkeit das aktive Suchen nach Unterstützungs- und Entlastungsmöglichkeiten [. . .] Jedoch bedeutet auch das Erkennen der eigenen Bedarfe nicht zwingend, dass das Annehmen von Hilfe leicht fällt. Dies beginnt mit der Umsetzung von Ratschlägen, wie man mit bestimmten belastenden Verhaltensweisen der zu betreuenden Person besser umgehen kann«,

und hört bei der Notwendigkeit, Therapeuten und Pflegende in die engste Privatsphäre zuhause zu lassen, auf.

Für professionell Pflegende gilt, genau zu schauen und zu verstehen, warum es Betroffenen schwerfällt, sich Hilfe von außen zu suchen. Die Chance ist dann umso höher, passende Lösungen zu finden.

Tab. 25: Subjektiv erlebte Belastungen von pflegenden Angehörigen (Mischke et al., 2008)

Einstiegsphase (Pflegeübernahme)	Beständiges Stadium (Dauerpflege)
• Auswirkungen auf das eigene Leben • Verstehen des Pflege- und Krankheitsbildes • Unsicherheit im Umgang mit der neuen Situation • Lernen durch Ausprobieren, »Versuch und Irrtum« • Veränderung einer vertrauten Person • Unterschätzung der Belastung • Anpassung der Wohnverhältnisse	• Erleben beruflicher Grenzen • Finanzielle Grenzen • Hürde Bürokratie (Erfahrungen mit Begutachtungen; fehlende Informationen, fehlende Zuständigkeiten, Kampf um Leistungen) • Belastungen durch Pflegephänomene, Verlust einer vertrauten Person • Suche nach kompetenten, engagierten Ärzten • Erfahrung mit professioneller Pflege und anderen Gesundheitsfachberufen • Erfahrungen mit Entlastungsangeboten und stationären Einrichtungen • Begrenzung der eigenen Lebensqualität (gesundheitliche Effekte, Haltung der eigenen Familie, Erfahrung sozialer Isolation und Vereinsamung) • Probleme, Hilfe annehmen zu können

Konflikte lösen – aber wie?

Am Fallbeispiel

Die Beziehung hing am seidenen Faden. Eines Abends haben wir eine Flasche Wein aufgemacht, und jeder sollte aufschreiben, was uns nervt, was gut läuft und was wir im Umgang miteinander verbessern können. Die Auseinandersetzung damit hat uns weitergeholfen. Wir setzen unseren Anspruch an das Leben herab, das wirkt Wunder! Der Maßstab bei der Ordnung oder im Zeitmanagement ist ein anderer. Mittlerweile akzeptieren wir aber einfach das unabwendbare Chaos und betrachten es als festen Bestandteil des Tages. Wenn es zu viel wird, gehe ich einfach aus dem Raum, hole tief Luft, schließe die Augen und zähle mich runter. Diese Strategie funktioniert ganz gut. Externe psychologische Hilfe verweigerte Thomas weiterhin. Seine Alpträume blieben. Er will alles nur mit mir durchstehen. Nach einiger Zeit zuhause hat Thomas einmal »danke« gesagt und flüsterte, dass er mich braucht. Mir kamen die Tränen.

Coping und Gesundheitsfürsorge

Das depressive und aggressive Verhalten von Herrn Kaiser liegt wie ein Stein auf der Beziehung. Frau Kaiser erkennt schließlich die Gefahr der chronischen Überlastung und die der folgenschweren Konsequenzen. Sie versucht, zusammen mit ihrem Mann Lösungen und Wege zu finden, die das neue Leben erträglicher gestalten.

Frau Kaiser ist wichtig, am »Leben dranzubleiben« und keine Isolation zum persönlichen Umfeld herbeizuführen. Sie will mit der Pflegesituation ihres Mannes offen umgehen, aus Schwierigkeiten lernen, und sie ist bemüht »Normalität« für sich und ihre Familie herzustellen. Ihr Handeln zeugt davon, dass sie durchaus in der Lage ist, auch gesundheitlich für sich selbst zu sorgen und *Copingstrategien* anzuwenden. Sie arbeitet durchweg an sich, an ihrem Verhalten, und kann sich reflektieren. Diese Gabe erleichtert ihr den Umgang mit komplexen, oft subtilen Konflikten im engsten Familienkreis.[10]

Je mehr dem Angehörigen Hintergrundwissen über die krankheits- und pflegebezogene Situation bekannt ist, desto besser lassen sich gezielt Bewältigungsstrategien im Alltag einsetzen. Das ist Coping.

10 Anmerkung der Autorin: Interessant ist die Erkenntnis aus Sicht von Frau Kaiser, dass sie ihren Mann bittet, externe psychologische Hilfe anzunehmen, aber diesen Schritt für sich selbst trotz der psychischen Überlastung nicht in Erwägung zieht.

9.8 Rückschlag durch folgenschwere Infektionen (2004)

Zustand nach Unterschenkelamputation

Am Fallbeispiel

Thomas hatte im Dezember 2003 zunehmend Schmerzen im rechten Oberschenkel. Etliche Nachoperationen und Eingriffe musste er in den ganzen Monaten zuvor über sich ergehen lassen. Im Januar 2004 bekam Thomas abends plötzlich Fieber und Schüttelfrost. Das linke Bein wurde dick, heiß und rot. In der Notaufnahme haben sie einen Infekt festgestellt, der lebensgefährlich war. Es gab zwei Möglichkeiten: Unterschenkelamputation oder eine mehrmonatige Isolation in der Uniklinik. Thomas entschied, dass sie amputieren sollten. Nach dem Krankenhausaufenthalt erfolgte eine erneute stationäre Rehabilitation. Aber die Prothese passte nicht, und die Heilungsverzögerungen und Schmerzen nahmen Überhand. Wir hatten alles versucht – bis hin zu Ärzten, die bundesweit mit kuriosesten Methoden Hilfe anbieten. Eine Stumpfrevision schloss sich an. Die Narben heilten einfach nicht. Es war wie verhext. Thomas blieb arbeitsunfähig, konnte kaum laufen. Ausgerechnet dann wurde in Thomas‹ rechtem Bein eine Infektion festgestellt. Eine weitere Rehabilitation in der Reha-Klinik folgte. Der Teufelskreis infolge der Ent- und Überlastungen der Beine blieb. Schließlich kam eine Wundmanagerin regelmäßig nach Hause. Zusammen mit dem Hausarzt bekamen wir die Beschwerden langsam in den Griff und das Laufen wurde wieder besser. Der damalige Reha-Arzt prognostizierte eine drei- bis sechsstündige Wiedereinsetzbarkeit im Job. Ich sah das von Anfang an nicht so, und es hatte sich dann auch so bestätigt.

Einfluss der Exoprothetischen Versorgung

Nicht allein der Rückschlag durch die Oberschenkelamputation an sich löst alle bisherigen Erfolge in Luft auf. Infolgedessen zeigt sich die Notwendigkeit der korrekten *Prothesenanpassung* und adäquaten Wundheilung der Operationsnarben in drastischem Ausmaße (► **Tab. 26**).

> »Entscheidend für eine spätere, sichere eigenständige Mobilität des Patienten nach einer Amputation ist die korrekte chirurgische Behandlung, die entsprechende psychotraumatologische Begleitung sowie letztlich die exoprothetische angemessene Versorgung. Die Orthopädietechnik ist integraler Bestandteil der medizinischen Behandlung.« (Seifert, 2009)

Die ursprünglich begonnene Berufsmaßnahme vor der *Amputation* ist unterbrochen und muss nun neu ausgerichtet werden. Es ist zu diesem Zeitpunkt nicht absehbar, wie erfolgreich die Rehabilitation und die berufliche Eingliederung verlaufen.

- Nachblutungen
- Wundheilungsstörungen/-infektionen
- Kontrakturen
- Anschwellen des Stumpfes (Stumpfödem)
- Hauterkrankungen im Stumpfbereich
- Hauttumore und Prothesenrandknoten

Tab. 26: Komplikationen nach einer Amputation (Thieme, 2001, S. 424 f.)

Der Wert von Nachbarschaftshilfe

Am Fallbeispiel
Thomas war schließlich so fit, dass er zumindest zuhause ein paar Stunden alleine zurechtkam. Jederzeit konnte er mich, die Nachbarn oder den Pflegedienst anrufen. Ich musste arbeiten. Philipp war in der Ausbildung und blieb vorerst bei uns wohnen. So konnte er mir helfen, und wir sparten die Miete für ein WG-Zimmer.

Nachbarschaftshilfe

Ein großer Rückhalt ergibt sich durch die unkomplizierte und uneigennützige Unterstützung der Nachbarschaft. Sie helfen dann, wenn es notwendig ist, ohne eine Gegenleistung zu erwarten. Die Nachbarn sind authentisch, kommunizieren auf Augenhöhe und handeln lösungsorientiert. Diese Hilfe nimmt Herr Kaiser an, vielleicht weil es keine professionellen Helfer sind und sie schlichtweg aus dem Bauch heraus handeln. Auch die Nachbarn leisten intuitiv Beziehungsarbeit! Alleine der Nachbarschaft wegen haben die Eheleute Kaiser beschlossen, nicht umzuziehen, selbst wenn eine barrierefreie Wohnung sehr viel günstiger wäre. Sie helfen, wo sie können. Sie halten Frau Kaiser den Rücken frei. Sie sind es, die ihr ein Auto leihen, Herrn Kaiser Kaffee bringen, wenn sie arbeiten geht, oder sich mit der Betreuung und Pflege abwechseln, wenn Frau Kaiser gelegentlich ein paar Tage verreist.

9.9 Pflegeberatung bei Pflegebedürftigkeit

Am Fallbeispiel
Der Pflegeberater führt bis heute die halbjährliche Beratung nach § 37.3 SGB XI durch. Wenn ich darüber hinaus Fragen oder Probleme habe, rufe ich ihn an.

Rolle als Vermittler und Manager

Herr Kaiser bleibt nach medizinischer Begutachtung pflegebedürftig und erhält die Pflegestufe 1. Durch den daraus geltenden Anspruch für *Pfle-*

gegeldleistungen ist ein Beratungsbesuch durch eine entsprechend qualifizierte Pflegefachkraft durchführt, in regelmäßigen Abständen notwendig. Diese verschafft sich einen Überblick über die aktuelle Lebens- und Pflegesituation und klärt gegebenenfalls gemeinsam mit den Angehörigen und Betroffenen Probleme, Fragen oder anderweitige pflegebezogene Anliegen. Bei Bedarf ist der Berater angehalten, entsprechende Maßnahmen einzuleiten.

Tab. 27: Schwerpunkte in der Pflegeberatung (vgl. Baastrup, 2006, S. 63–72; Palesch, 2012; Mischke et al., 2008; Seifert, 2009)

Alltagsbezogene Aspekte
Klärung der Tagesstruktur und Alltagsgestaltung, Entwicklung von Handlungsstrategien zur Koordination und Organisation der Pflege- und Unterstützungsanforderungen
Beratung zur Wohn- und Pflegeumfeldgestaltung u. a. Lösungen zur Barrierefreiheit
Hilfsmittelberatung und Anleitung zum Hilfsmittelgebrauch
notwendige adaptive Verfahren, Pflegehilfsmittel (u. a. Lifter, Pflegebetten, Haltegriffe etc.), Information und Übersicht über gesetzlichen Anspruch auf (Pflege-)Hilfsmittel, Hilfen zur Mobilität, Verbrauchshilfsmittel, technische Hilfen
Aspekte in der der Nachsorge bzw. Weiterversorgung
Hilfe bei der Antragsstellung und -abwicklung zur Pflegestufe, Präsenz bei der Begutachtung; ggf. Hinweis auf die Möglichkeit einer Pflegeberatung nach § 7a SGB XI
Vermittlung, Übersicht von ergänzenden Diensten und Ansprechpartnern (z. B. Fachexperten, Rehabilitationseinrichtungen, Pflegedienste, Therapeuten)
Aufbau eines regionalen Hilfenetzwerkes sowie Koordination von multiprofessionellen Leistungen und Angeboten, Vermittlerrolle zwischen den Beteiligten
Sozialrechtlicher Überblick (Sozialversicherung)
Allgemeine Information, Informationsmaterial und Leistungsberatung im Rahmen von SGB V, XI und ggf. IX (Schwerbehindertenrecht) und XII (Sozialhilfe, Hilfe zur Pflege), Betreuungsrecht (Vorsorgevollmacht und Patientenverfügung), Persönliches Budget, Wohnformen, 24-Stunden-Betreuung, Unterschiede zwischen GKV und PKV
Krankheits- und pflegebezogene Information, Anleitung und Beratung
Informationen und Beratung über Krankheit und Pflegeverlauf; Beobachtung und Interpretation von Körpersignalen; Ableiten von Konsequenzen und damit (Krankheitseinschätzung), Sensibilisierung auf kritische Zustandsveränderungen
Tipps und Tricks zur Pflegeerleichterung: Mobilisationsübungen und Pflegetechniken, präventive/pflegetherapeutische Ansätze, Informationsmaterial (z. B. Mobilisationsübungen),

Erwerb von Pflegefertigkeiten und Handlungskompetenzen im Rahmen der Hilfe zur Selbsthilfe (z. B. bei Körperpflege, Lagerungen, rückenschonender Arbeitsweise)
Umgang mit speziellen Pflegeproblemen (z. B. Diabetes, Wundversorgung, Inkontinenz)
Beratung und Information über Umgang mit Schmerzen und Schmerzmedikation, allgemeines Medikamentenmanagement
Psychosoziale, familiäre und biografiebezogene Beratungsschwerpunkte
Unterstützung bei Pflegeproblemen und familiären Anpassungsprozessen
Begleitung bei der Konfrontation mit der plötzlichen Pflegebedürftigkeit (Enttabuisierung),
Aspekte bezogen auf Reaktionen des sozialen Umfeldes: z. B. fehlende Anerkennung, Unsicherheit, Umgang damit in der Öffentlichkeit
Psychosoziale Unterstützung durch offene Gespräche über Sorgen, Belastungen, Alpträume, Angst, persönlichen Auseinandersetzungen, Verarbeitungsproblemen,
Umgang mit krankheits- bzw. pflegebedingten Phänomenen,
Umgang mit Konflikten, mit eigenen Gefühlen und schlechtem Gewissen
Gestaltung der Pflegebeziehung: Abhängigkeiten, Zwänge oder Belastungen frühzeitig erkennen und negativen Folgen vorbeugen, Aufzeigen von Orientierungshilfen, Grenzen bzw. Konsequenzen bei Pflegeübernahme
Hinweise zu realisierbaren Entlastungsmöglichkeiten, d. h. Entwicklung von Handlungsstrategien zur Pflegeentlastung (u. a. Ressourcen erschließen, angemessene Tagesstruktur, Zeiten und Freiräume schaffen, Möglichkeiten im sozialen Umfeld, u. a.)
Gesundheits- und lebensqualitätsbezogene Aspekte, d. h. eigene Gesundheitsprävention
Finanzielle Aspekte und Belastung durch Pflege, Vereinbarkeit Beruf und Pflege klären

Tab. 27: Schwerpunkte in der Pflegeberatung (vgl. Baastrup, 2006, S. 63–72; Palesch, 2012; Mischke et al., 2008; Seifert, 2009) – Fortsetzung

9.10 Rehabilitationsstatus vier Jahre nach dem Unfall (2006)

Patientenanwalt

Am Fallbeispiel

Es war ein Auf und Ab mit Thomas und seiner Genesung. Ich habe in den ganzen Jahren ordentlich Ellenbogen bekommen, wenn es um Behandlungsformen, Kostenübernahmen oder Sonstiges geht. Viele

Rolle als Professionelles Vorbild

Angehörige und Pflegeberater werden zum »Anwalt«

Maßnahmen wurden abgelehnt. Man wächst bekanntlich mit seinen Aufgaben. Wir sind erst nett, bitten auch gerne ein- oder zweimal, aber wenn das nichts bringt, dann wird es laut. Thomas kennt da nichts. Mir ist das teilweise unangenehm, aber wir sind auf die Leistungen angewiesen. Zumindest ist endlich nach langem Kampf mit den Behörden der Treppenlifter genehmigt. Zu einigen Terminen nehme ich eine Anwältin mit. Ich steige in Sachen Gesetze, Verfahren und Richtlinien oft nicht mehr durch. Irgendwann gründe ich eine Selbsthilfegruppe!

Sprecher und »Anwalt«

Die Ehefrau ist die zweite Hand und wahrt bei medizinischen oder bürokratischen Angelegenheiten die Interessen ihres Mannes. Herr Kaiser traut sich diese Wege alleine nicht zu gehen. Die Gefahr besteht, dass sich bei Frau Kaiser das Gefühl der Unersetzbarkeit einschleicht und ihr Mann in völliger Abhängigkeit von ihr lebt. Andererseits sind beide zu einem Team gewachsen, sie steht ihrem Mann wie ein Fels in der Brandung bei, sie halten zusammen und vertrauen sich. Beide haben gelernt, sich in ihren Möglichkeiten durchzusetzen. Fehlsteuerungen und (vermeidbare) medizinische Komplikationen haben beide persönlich verändert, sie zeigen Härte und eisernen Willen, wenn es um rechtmäßige (Behandlungs-) Ansprüche geht. Ihnen steht der Pflegeberater und eine Anwältin zur Seite, die sich im Medizin- und Patientenrecht auskennt.

Selbsthilfegruppe

In den ganzen letzten Jahren entwickelte Frau Kaiser Solidarität mit anderen Betroffenen. Der Gedanke, eine Selbsthilfegruppe zu gründen, ist ein fester Entschluss von ihr. Sie möchte, auch um ihrer Selbsthilfe willen, öffentlich ihre Erfahrungen weitergeben und sucht sich darüber einen Weg, die eigene Seele und den eigenen Körper gesund zu erhalten.

9.11 Rehabilitationsstatus elf Jahre nach dem Autounfall (2013)

Am Fallbeispiel

Am schlimmsten ist immer der Satz: »Wie Du das alles schaffst, ich könnte das nicht!«. Ich werde richtig wütend. Auch wenn ich weiß, dass die Menschen es gut mit mir meinen. Für mich ist Mitleid keine Anerkennung. Im Gegenteil, es wirkt auf mich herablassend. Ich wünsche mir lieber, dass Menschen meine tägliche Arbeit einmal selbst erleben und »Hut ab« sagen, bei Ausflügen den Rollstuhl von Thomas schieben und realisieren: Es ist wirklich schwere Arbeit! Wenn Menschen Respekt zeigen – das geht runter wie Öl!

Wenn wir uns etwas wünschen könnten, dann drei Dinge: keine unendliche Zerteilung von Zuständigkeiten, nicht für jeden Schritt einen »Experten« vorhalten, einen festen Ansprechpartner im ganzen

Prozess, Empathie in der Behandlung und Erleichterung bürokratischer Wege, die unterstützen und nicht hindern.

Wir sind gerade auf dem Sprung: Wir reisen für vier Wochen nach Norwegen. Alles ist gepackt und heute Nacht geht es los! Wir freuen uns sehr auf die Zeit dort, weil wir das Land einfach lieben und alles einen Moment lang ganz weit ist. »Wir können den Wind nicht ändern, aber die Segel anders setzen«, so hat es Aristoteles schon passend gesagt!

Abschließende Worte

Bis heute im Jahr 2013, elf Jahre später, bestimmt der Unfall das Leben und den Tagesrhythmus. Die Eheleute gehen in ihrer ganz eigenen Weise damit um und haben das Leben so angenommen.[11] Mittlerweile treten zunehmend altersbedingte Krankheiten und Folgeschäden ein, die mit Krankenhausaufenthalten verbunden sind.

Die *Pflegeberatung* ist im Leben der Familie Kaiser fest verortet. Wenn auch der Kontakt selbst sich mittlerweile auf ein paar Mal jährlich bezieht, ist die Unterstützung bei Bedarf kurz aber effektiv – gerade in den Jahren, in denen die Folgebeschwerden des Unfalls und der Beinamputation immer gravierender geworden sind. Es zeigen sich aber auch immer wieder Grenzen der Beratung und die Feststellung, dass jeder selbst über die Inanspruchnahme von Angeboten und Leistungen selbst entscheidet mit Hinblick auf das, was für jeden ganz persönlich gut oder schlecht ist.

Herr Kaiser hat seit einiger Zeit sämtliche ärztlichen Behandlungen bis auf die Schmerztherapie gestoppt. Das wohnortnahe Krankenhaus verfügt mittlerweile über eine spezielle Einrichtung für Schmerzpatienten. Dort erhält er regelmäßige Infusionen, die dem aktuellen wissenschaftlichen Standard entsprechen. Bis auf regelmäßige Physiotherapie, das Schwimmen und die Wundversorgung lehnt er weitere Regeltermine ab. Er will es nicht mehr, da keine Besserungen eintreten und der Terminmarathon zur Qual wird. Die ständige Suche nach der richtigen Heilungsmethode belasten ihn und seine Frau sehr. Jeder Schritt ist geplant, und jeder Termin kostet in der Regel eine Stunde Vorbereitung – auch nach zehn Jahren. Bei Herrn Kaiser liegt eine *volle Erwerbsminderung* vor.

Manchmal ist weniger vielleicht mehr: Es stellt sich die Frage, ob der immense materielle Aufwand und die langwierige, für den Patienten häufig belastende Behandlung und Rehabilitation in einem vernünftigen Verhältnis zu der erreichbaren Lebensqualität stehen (Simmel, 2009).

Herr Kaiser weigert sich bis heute, den Unfall mit externen/professionellen Personen aufzuarbeiten. Nur mit seiner Frau und einer engen Bekannten spricht er gelegentlich. Er will den Unfall verdrängen, sich nicht damit auseinandersetzen und sich an nichts erinnern. Die Alpträume bleiben. Der Unfallverursacher hat sich bis heute nie gemeldet oder gar entschuldigt.

---

11 Ergebnisse einer Interviewstudie von C. Petersen decken sich weitestgehend mit den beschriebenen Erlebnissen und Eindrücken der Familie Kaiser.

Frau Kaiser kann seit einiger Zeit »loslassen«. Dieser Abnabelungsprozess dauerte etliche Jahre. Aber sie hat einen Weg für sich gefunden. Der Unfall hat die beiden zusammengeschweißt (»oder es driftet auseinander«), so Frau Kaiser. Irgendwann hat sie erkannt, dass die stetige Nähe auf Dauer nicht gesund für beide ist. So wie sich beide einig sind, dass auch mal die Fetzen fliegen dürfen und sich keiner alles gefallen lassen darf, so muss ihr Mann akzeptieren, dass seine Frau ein eigenes Leben führt und Freiräume für sich schafft. Sie liebt Städtereisen und gönnt sich jedes Jahr einen Flug in eine fremde Stadt. Beide verreisen auch gemeinsam – wenn auch die physischen und psychischen Sorgen »mitreisen« und erheblicher Aufwand damit verbunden ist. Aber das Reisen lassen sie sich nicht nehmen. Weit weg sind dann Gelegenheiten, bei denen er sich bedankt – mit kleinen Gesten und Worten.

Literaturverzeichnis

Arbeitskreis »Reha und Pflege« in der Deutschen Gesellschaft für Medizinische Rehabilitation (DEGEMED) (2008) (Hrsg.): Positionspapier »Pflege in der Rehabilitation«. Berlin.

Augurzky, B., Reichert, A. R., Scheuer, M. (2011): Faktenbuch medizinische Rehabilitation 2011, Heft 66. Essen: Rheinisch-Westfälisches Institut für Wirtschaftsforschung.

AUVA (2006): Handbuch für die Praxis: Ganzheitliche Pflege die Chance für erfolgreiche Rehabilitation – eine multiprofessionelle Aufgabe. 6. Aufl., Wien: Holzhausen Druck & Medien GmbH, S. 161.

AWMF (2010): Kurzfassung der S3-Leitlinie-Prophylaxe der venösen Thromboembolie (VTE) (Stand 06/2012). Verfügbar unter: http://www.awmf.org [24.01.2014].

Baastrup, S., (2006): Konzept zur Umsetzung von Pflegeberatung im Entlassungsmanagement. Hochschule für angewandte Wissenschaften Hamburg, Fachbereich Sozialpädagogik, S. 63–72.

BAG Prävention, Rehabilitation und Beratung (11/2010): Handlungshilfe zur Gesundheitsförderung bei pflegenden Angehörigen. DBfK (Hrsg.). Berlin.

Beauftragte der Bundesregierung für die Belange behinderter Menschen: Behindertenbeauftragte (2011). Verfügbar unter: www.behindertenbeauftragte.de (Thema: Rehabilitation und Teilhabe) [24.01.2014].

Beckmann, M. (2000): Die Pflege von Schlaganfallbetroffenen [nach dem Konzept der Aktivitas Pflege®]. Unter Mitarbeit von Breuckmann, M., Dieckmann, U. Hannover: Schlütersche. www.berlinheart.de [06.2012).

Bethge, M., Schwarze, M. (2012): Beruf- und Arbeitsplatzorientierung in der Rehabilitation – Modellprojekte in Niedersachsen. In: ÄKN/KVN (Hrsg.): Niedersächsisches Ärzteblatt, 85. Jahrgang, 05/2012, Hannover, S. 18–19. Verfügbar unter: http://www.mh-hannover.de [24.01.2014].

Betz, J., Schmidt, R. (2012): Gesetzliche Grundlagen und Formen der Rehabilitation. In: Schmidt, R., Thiele, H., Leibig, A. (Hrsg.): Pflege in der Rehabilitation (Medizinische Rehabilitation und Pflegeinterventionen). Stuttgart: Kohlhammer, S. 16 ff.

Berufsgenossenschaft Nahrungsmittel und Gastgewerbe (BGN) – Portal Versicherungsschutz. Verfügbar unter: http://versicherung.portal.bgn.de [24.01.2014].

Berufsgenossenschaftliches Unfallkrankenhaus Hamburg – Fachabteilung: Gesundheits- und Krankenpflege: www.buk-hamburg.de [24.01.2014].

Berufsgenossenschaftliche Unfallklinik Murnau (BGU Murnau) – Abteilung für BG-Rehabilitation: Einrichtungskonzept der Abteilung für BG-Rehabilitation. Version 2.6. Verfügbar unter: www.bgu-murnau.de [24.01.2014].

Beyer, J. (2012): Frührehabilitation im Akutkrankenhaus. In: ÄKN/KVN (Hrsg.): Niedersächsisches Ärzteblatt, 85. Jahrgang, 05/2012, Hannover, S. 14–16.

Böhmert, A. (2010): Oberschenkelfraktur beim Polytrauma – Eine retrospektive Studie auf der Grundlage des Göttinger Polytraumaregisters. Medizinische Fakultät der Universität Göttingen.

Boldt, Ch. (2009): Die ICF und ihre Anwendbarkeit in der Pflege. Pflegekongress 2009 in Wien. Schweizer Paraplegiker Forschung (SPF). ICF Research Branch, WHO FIC CC Germany (DIMDI) at SPF, Nottwil.

Bonse, M. (2010): Neurologie und neurologische Pflege. 8. Auflage. Stuttgart: Kohlhammer.

Bühren, V., Keel, M., Marzi, I. (Hrsg.) (2012): Checkliste Traumatologie. Stuttgart: Thieme.

Bundesministerium für Arbeit und Soziales (Hrsg.) (09/2013): Initiative Inklusion – Maßnahmen zur Förderung der Teilhabe schwerbehinderter Menschen am Arbeitsleben auf dem allgemeinen Arbeitsmarkt. Berlin. Verfügbar unter: www.bmas.de [24.01.2014].

Bundesministerium für Familie, Frauen, Senioren und Jugend: Die Charta der Rechte hilfe- und pflegebedürftiger Menschen. Verfügbar unter: www.pflege-charta.de [25.01.2014].

Bundesarbeitsgemeinschaft für Rehabilitation (BAR) (02.11.1995): Empfehlungen zur Neurologischen Rehabilitation von Patienten mit schweren und schwersten Hirnschädigungen in den Phasen B und C . Frankfurt am Main. Verfügbar unter: http://www.bdpk.de/media/file/62.BAR-Empfehlungen-Neuro-Phasen_B+C-02.11.1995.pdf [24.01.2014].

Bundesarbeitsgemeinschaft für Rehabilitation (BAR) (2008): ICF – Praxisleitfaden 2 – Trägerübergreifende Informationen und Anregungen für die praktische Nutzung der Internationalen Klassifikation der Funktionsfähigkeit, Behinderung und Gesundheit (ICF) in medizinischen Rehabilitationseinrichtungen. Frankfurt: BAR, S. 7, 12, 24, 45. Verfügbar unter: www.bar-frankfurt.de [24.01.2014].

Bundesarbeitsgemeinschaft der medizinisch-beruflichen Rehabilitationseinrichtungen (BAG MBR Phase II) (Januar 2000): Rehabilitationspflege-, Aufgaben- und Verantwortungsbereiche der Mitarbeiter im Pflegedienst in Rehabilitationseinrichtungen. Heft 11. Allensbach. Verfügbar unter: www.mbreha.de/files/heft11.pdf [25.01.2014].

Bundesarbeitsgemeinschaft (BAG) Prävention, Rehabilitation und Beratung DBfK (2009): Beratung durch Pflegende in der Rehabilitation. In: Die Schwester/Der Pfleger, 48. Jahrg. (09/2009), Berlin, S. 60–62. Verfügbar unter: http://www.dbfk.de/verband/bags/BAG-Praevention/Beratung-durch-Pflegende-in-der-RehabilitationS-P-09-2009.pdf [24.01.2014].

Bundesverband Geriatrie e. V.: www.bv-geriatrie.de [24.01.2014].

Charité Universitätsmedizin Berlin, Klinik für Unfall- und Wiederherstellungschirurgie (2014): http://trauma-cbf.charite.de/klinik/rettungsstelle_traumazentrum/polytraumaversorgung/) [24.01.2014].

Danckwart, B., Beimesche, Chr., Drähne, A., Eichler, N., Gille, G., Nitzsche, L., Weiss, S. (2013): Rehabilitation heute – Handlungsfelder und Kompetenzprofile in der Pflege. BAG Prävention, Rehabilitation, Beratung im DBfK Bundesverband (Hrsg.), Berlin. Verfügbar unter: http://www.dbfk.de/verband/bags/BAG-Praevention/Rehabilitation_heute-2013-11-04.pdf [24.01.2014].

Davies, P. M. (1986): Hemiplegie – Anleitung zu einer umfassenden Behandlung von Patienten mit Hemiplegie. Berlin, Heidelberg: Springer.

Deutsches Institut für Medizinische Dokumentation und Information: http://www.dimdi.de/dynamic/de/klassi/downloadcenter/ops/vorschlaege/vorschlaege2007/152-8-552-therap-pflege.pdf [24.01.2014].

Deutsche Gesellschaft für Unfallchirurgie (DGU), (2011): Kurzversion der S3-Leitlinie Polytrauma/Schwerverletztenbehandlung. Verfügbar unter: http://www.awmf.org [24.01.2014].

Deutsche Rentenversicherung (DRV) (Hrsg.) (2/2013): Berufliche Rehabilitation. 8. Auflage, Nr. 302 (Broschüre), Berlin.

DNQP (Hrsg.) (2009): Expertenstandard »Entlassungsmanagement in der Pflege«. 1. Aktualisierung. Deutsches Netzwerk für Qualitätssicherung in der Pflege, Osnabrück.

DNQP (Hrsg.) (2011): Expertenstandard »Schmerzmanagement in der Pflege bei akuten Schmerzen«. 1. Aktualisierung. Deutsches Netzwerk für Qualitätssicherung in der Pflege, Osnabrück.

DNQP (Hrsg.) (2012): Expertenstandard »Dekubitusprophylaxe in der Pflege«. 1. Aktualisierung. Deutsches Netzwerk für Qualitätssicherung in der Pflege, Osnabrück.

DNQP (Hrsg.) (2013): Expertenstandard »Sturzprophylaxe in der Pflege«. 1. Aktualisierung. Deutsches Netzwerk für Qualitätssicherung in der Pflege, Osnabrück.

Dönitz, S., Uhl, A., Wölfl, Ch. G., Brokmann, J. (2009): Schockraummanagement – Jede Sekunde zählt. In: Die Schwester/Der Pfleger, 48. Jg., 10/2009.

Dorner, H. (2012): Stationäre Geriatrische Rehabilitation. In: Schmidt, R., Thiele, H., Leibig, A. (Hrsg.): Pflege in der Rehabilitation – Medizinische Rehabilitation und Pflegeinterventionen. Stuttgart: Kohlhammer, S. 234–243.

Dresing et al. (2007). In: Böhmert, A. (2010): Oberschenkelfraktur beim Polytrauma – Eine retrospektive Studie auf der Grundlage des Göttinger Polytraumaregisters. Medizinische Fakultät der Universität Göttingen.

Egert, S., Hauck, C., Zippel, T. (2010): Rehabilitationspflege – Eine wichtige Zusatzqualifikation: Der Rehabilitationsprozess benötigt qualifizierte Pflegekräfte. In: (Hrsg.) Pflegezeitschrift, 63. Jg., Heft 2/2010.

Egert, S., Götz-Ahmed, E., Ludwig, A., Zippel, T. (2012): Rehabilitative therapeutische Pflege – Mehr als aktivieren. In: Die Schwester/Der Pfleger, 51. Jg. 05/2012, S. 458–461.

Ewert, T., Cieza, A., Stucki, G. (2003): Die ICF in der Rehabilitation. In: Ergotherapie & Rehabilitation, (Hrsg). DVE, 1/2003, S. 5 ff.

Dr. Exner, Hamburg.

Fachbeitrag Reha von Menschen mit Querschnittlähmung. In: Österreichische Pflegezeitschrift 01/04, S. 17.

Felenda, M., Klampfl-Vogelmann, M., Seehars, M., Berenz, M., Göbel, D. (2001): Pflege in der Traumatologie, Stuttgart: Kohlhammer.

Frommelt, P. (2007): Zielsetzung unter Einbeziehung der ICF. ICF-Anwender-Symposium am 24.5.2007, Asklepios Klinik Schaufling. Verfügbar unter: www.herzogsaegmuehle.de/fileadmin/PDF/webherzogsaegmuehle/10_Zielsetzung_mit_der_ICF_Dr._Frommelt.pdf [24.01.2014].

Gadomski, M. (2007): Angehörigenarbeit – Voraussetzungen für den Einsatz der Angehörigen in der Rehabilitation. In: Gutenbrunner Ch., Glaesener J. J. (Hrsg): Rehabilitation, Physikalische Medizin und Naturheilverfahren. Heidelberg: Springer, S. 187.

Gerner, H. J. (1992): Die Querschnittlähmung. Berlin: Blackwill Wissenschaft.

GKV-Spitzenverband, MDS (2004): Rahmenempfehlungen zur ambulanten geriatrische Rehabilitation vom 01.01.2004.

Gittler-Hebestreit (2006) S. 76. www.pflege-online.de

Grethler, A. (2006): Fachkunde für Kaufleute im Gesundheitswesen. Stuttgart: Thieme.

Gropengießer, J. (2004): Entwicklung eines modularen Rehabilitationsverfahrens für Patienten mit Zustand nach Polytrauma der unteren Extremitäten auf der Grundlage sportwissenschaftlicher Gesetzmäßigkeiten. Georg-August-Universität Göttingen.

Grote, A. (2010): moreha – Mobile Rehabilitation in Hannover. Isernhagen (unveröffentlicht).

Grote, J. (2009): Aufgaben in der Bezugspflege im ambulanten Pflegedienst. Hannover.

Grote. J., Schwuchow, K. (2013): Infobroschüre Kontraktur der Pflegezentrum Grote GmbH. Isernhagen.

Gutenbrunner, Chr., Glaesener, J. J. (2007): Grundlagen der Rehabilitation. In: Rehabilitation, Physikalische Medizin und Naturheilverfahren. Heidelberg: Springer, S. 113 ff.

Gutenbrunner, Chr., Egen, Chr. (2011): Barrieren abbauen: Rehabilitation als Menschenrecht. In: ÄKN/KVN (Hrsg.): Niedersächsisches Ärzteblatt, 85. Jahrgang, 05/2012, Hannover, S. 10–12. Verfügbar unter: http://www.mh-hannover.de [24.01.2014].

Halhuber, C., Bernardo, A. (2006): Gerinnungs-Selbstbestimmung leicht gemacht. Broschüre. 5. Auflage, Trias.

Hanussek, B., Ried, M., Langhans, M., von Essen, J. (10/2012): Geriatrische Patienten im Akutkrankenhaus häufig nicht erkannt und unterversorgt. In: Hessisches Ärzteblatt, Oktober 2012, S. 667.

Haupt, W. F., Jochheim, K.-A., Gouzoulis-Mayfrank, E., (2009): Neurologie und Psychiatrie für Pflegeberufe. 10. Auflage, Stuttgart: Thieme.

Heckl, R. W., Ade, G., Schell, W. (1991): Rehabilitation und Krankenpflege. Stuttgart: Thieme.

Herbert, N. (2012): Behandlung von akuten und chronischen Schmerzen. In: Schmidt, R., Thiele, H., Leibig, A. (Hrsg.): Pflege in der Rehabilitation – Medizinische Rehabilitation und Pflegeinterventionen. Stuttgart: Kohlhammer, S. 149–162.

Heuwinkel-Otter, A., Nümann-Dulke, A., Matscheko, N. (2006): Menschen pflegen, Heidelberg: Springer.

Horn, A., Wingenfeld, K., Gansweid, B., Büscher, A. (2007): F. Hinweise zur Nutzung von Begutachtungsergebnissen bei der Pflegeplanung. In: IPW/MDK WL (Hrsg.): Das Neue Begutachtungsinstrument zur Feststellung von Pflegebedürftigkeit (Anlagenband). Ergänzte und korrigierte Fassung vom 25. März 2008. Verfügbar unter: www.uni-bielefeld.de/gesundhw/ag6/downloads/Anlagenband_IPW_MDKWL_25.03.08.pdf [25.01.2014]. www.hospitalismus.com [24.01.2014].

Hotze, E. (2012): Zwischen Patient, Arzt und Therapeut: die rehabilitative Pflege als Bindeglied. Verfügbar unter: www.DEGEMED.de [25.01.2014].

Hurtz, B. (2002): Die Anwendung ergotherapeutischer Modelle in der Neurologie am Beispiel vom Modell Reed & Sanderson und dem CMOP. In: Habermann, C., Kolster, F., (Hrsg.): Ergotherapie im Arbeitsfeld Neurologie. Stuttgart: Thieme, S. 530.

Informationsportal für Rehabilitation und Gesundheit: www.reha-patient.de [24.01.2014].

Jonas, H. P. (2005): Rehabilitation nach Mehrfachverletzungen. Rehaklinik Häring d. AUVA. Verfügbar unter: www.chirurgie-ges.at/texte/Rehabilitation_von_Mehrfachverletzungen.pdf [24.01.2014].

Josuks, H. (2003): Primary Nursing: Ein Konzept für die ambulante Pflege. Ein Leitfaden für die Implementierung eines neuen Pflegesystems. Hannover: Schlütersche, S 105 ff.

Kirr, J. (1989): Grundkonzepte der Psychotherapie, S. 205.

Kladny, B. (2012): Medizinische Rehabilitation bei Erkrankungen und Verletzungen des Bewegungssystems. In: Schmidt, R., Thiele, H., Leibig, A. (Hrsg.): Pflege in der Rehabilitation – Medizinische Rehabilitation und Pflegeinterventionen. Stuttgart: Kohlhammer, S. 174–188.

Klie, T. (2004): Der Vorrang von Rehabilitation vor Pflege – Rechtlicher Rahmen. In: ZSR. 50. Jahrgang, Heft 4–5, S. 503–524. Verfügbar unter: www.z-sozialreform.de [25.01.2014].

Klinikverbund der Gesetzlichen Unfallversicherungen (KUV). Verfügbar unter: www.k-uv.de/de/main/rehabilitation.htm [24.01.2014].

Korte-Pötters et al. (2007) In: Horn, A., Wingenfeld, K., Gansweid, B., Büscher, A. (2007): F. Hinweise zur Nutzung von Begutachtungsergebnissen bei der Pflegeplanung. In: IPW/MDK WL (Hrsg.): Das Neue Begutachtungsinstrument zur Feststellung von Pflegebedürftigkeit (Anlagenband). Ergänzte und korrigierte Fassung vom 25.03.2008.

Kreuziger, A. (2000): Die Grundhaltungen der Personenzentrierten Gesprächstherapie. Verfügbar unter: www.carlrogers.de [24.01.2014].

Kulla, M., Schweigkofler U. (2011/12): Präklinische Erstversorgung des Schwerstverletzten Patienten. Vorlesung Notfallmedizin im Wintersemester 2011/2012. Bundeswehrkrankenhaus Ulm, BGU Frankfurt am Main. Verfügbar unter: http://finest-online.org [25.01.2014].

Kußmaul, J., Vater, A. (2011): Pflegeplanung – Formulierungen für Altenheim – Ambulante Pflege – Krankenhaus. Stuttgart: Thieme, S. 17 f.

Land Baden-Württemberg vertreten durch das Innenministerium Baden-Württemberg: www.service-bw.de [24.01.2014].

Landes-Arbeitsgemeinschaft klinisch-geriatrischer Einrichtungen (März 2012): Geriatrie-Konzept Niedersachsen. (Hrsg) LVG Niedersachsen des BVG e. V. Verfügbar unter: www.geriatrie-niedersachsen.de [24.01.2014].

Leicher, B., (2011): MDK – sichere Pflegeplanung und Dokumentation leicht gemacht. Becker, B. (Hrsg.): 2. Auflage. Bonn: PPM, S. 8.

Matthes, W. (1989): Pflege als rehabilitatives Konzept. Hannover: Vincentz Verlag.

Medizinische Hochschule Hannover (MHH): Polytrauma – Hauptvorlesung Unfallchirurgie.

Medizinischer Dienst des Spitzenverbandes Bund der Krankenkassen e. V. (Hrsg.) (2005, Stand Februar 2012): Begutachtungsrichtlinie Vorsorge und Rehabilitation. Essen.

Mischke, C., Meyer, M. (2008): Projektabschlussbericht: Beratung Pflegender Angehöriger – Pflegeberatungsbedarfe im Verlauf von »Pflegendenkarrieren« aus der Perspektive Pflegender Angehöriger. Saarbrücken: Hochschule für Technik und Wirtschaft des Saarlandes.

Neugebauer, E. A. M., Tecic, T. (Online publiziert: 02.12.2007): Lebensqualität nach Schwerstverletzung. In: Trauma und Berufskrankheit. Springer. 10/2008, Suppl. 1, S. 99–106 [DOI 10.1007/s10039-007-1310-8] [25.01.2014].

Paetz, B., Benzinger-König, B. (2004): Verletzungen der unteren Extremität. In: Chirurgie für Pflegeberufe. 20. Auflage. Stuttgart: Thieme, S. 505.

Palesch, A. (2012): Ambulante Pflegeberatung. Bedeutung und Potenzial der Pflegeberatung in Deutschland. Stuttgart: Kohlhammer, S. 13.

Petersen, C., Ullrich, A., Wahls, F., Glaesener, J.-J., Ueblacker, P., Boettcher, P., Koch, U. (2008): Psychosoziale Belastungen und Ressourcen von Patienten nach Polytrauma. In: Phys Rehab Kur Med (Hrsg.) 2008, 18(6), S. 313–317 [DOI: 10.1055/s 0028 1085994] [25.01.2014].

Petersen, C. (20.06.2008): Rehabilitative Interventionen nach Polytrauma. Leitsymptomvorlesung, Institut für Medizinische Psychologie, UKE.

Rauch, B., Middeke, M., Bönner, G., Karoff, M., Held, K. (2007): Kardiologische Rehabilitation. Stuttgart: Thieme.

Rentsch, H. P. (2006): Umsetzung der ICF in der Neurorehabilitationsabteilung am Kantonsspital Luzern. 1. Niedersächsisches Anwendersymposium vom 26.09.2006 in Hannover. Verfügbar unter: www.akademie-sozialmedizin.de/¬veranstaltungen/durchgefuehrteveranstaltungen/260906ndsicfanwendersymp¬osium.htm [24.01.2014].

Robert-Koch-Institut: www.rki.de [24.01.2014].

Salomo, H. (1995): Mein Infarkt im Stammhirn. Erlangen.

Scheepers, C., Steding-Albrecht, U., Jehn, P. (Hrsg.) (2000): Ergotherapie – Vom Behandeln zum Handeln. 2. Auflage. Stuttgart: Thieme, S. 10.

Scheffel, S. (2009): Bewältigung von chronischen Krankheiten und deren Auswirkungen auf Lebensqualität. Universität Wien, S. 67–79.

Schmid, P. F (2002): Die Person im Zentrum der Therapie. S. 16–33. Verfügbar unter: http://www.pfs-online.at/index-pfs.htm [24.01.2014].

Schmidt, R., Thiele, H., Leibig, A. (Hrsg.) (2012): Pflege in der Rehabilitation – Medizinische Rehabilitation und Pflegeinterventionen. Stuttgart, Kohlhammer.

Schmidt, R. (2012): Sturzprävention und Mobilitätsförderung. In: Schmidt, R., Thiele, H., Leibig, A. (Hrsg.) (2012): Pflege in der Rehabilitation – Medizinische Rehabilitation und Pflegeinterventionen. Stuttgart, Kohlhammer, S. 54–63.

Schmidt, R., Schupp, W. (September 2008): Pflegeüberleitungskonzeption in der neurologischen Rehabilitation (Informationsband: Zusammenfassung und Aktualisierung der bisherigen Publikationen zum Thema. Gastautor: Prof. Dr. Elmar Gräßel). Klinikgruppe Enzensberg [ISBN 978-3-00-025631-8].

Schmidt-Ohlemann, M., Schweizer, C. (2008): Mobile Rehabilitation – Eine Innovation in der ambulanten medizinischen Rehabilitation. In: Rehabilitation, 2008, 47, S. 1–11. Verfügbar unter: DOI 10.1055/s-0028-1105926 [24.01.2014].

Seifert, J. (11./12.9.2009): Hilfe in höchster Not. Unfallchirurgie und Rehabilitation bei Unfallopfern. Presseseminar DVR.

Stucki, G., Stier-Jarmer, M., Gadomski, M., Berleth, B., Smolenski, U. C. (2002): Konzept zur indikationsübergreifenden Frührehabilitation im Akutkrankenhaus. In: Phys Med Rehab Kuror, 2002, 12: S. 134–145. Stuttgart: Thieme [DOI: 10.1055/s-2002-32719] [25.01.2014].

Simmel, S. (Online publiziert: April 2010): Frührehabilitation nach Polytrauma. In: Trauma und Berufskrankheit 12[Suppl 2]. Springer, S. 194–198 (DOI 10.1007/s10039-010-1612-0) [25.01.2014].

Simmel, S., 2012, S. 195.

Simmel, S., Bühren, V. (2009): Polytrauma überlebt – und was kommt dann? Die Rehabilitation Schwerstverletzter. In: Der Unfallchirurg, Volume 112, Issue 11, S. 965–974 (DOI 10.1007/s00113-009-1686-y) [25.01.2014].

Sittaro, N. A., Lohse, R. (Mai 2007): Hannover – Polytrauma-Langzeitstudie (HPLS) – Forschungsarbeit zur Erfassung und Bewertung der Langzeitfolgen nach schweren Unfällen. E+S Rück (Hrsg.) unter Mitarbeit der Medizinischen Hochschule Hannover (MHH), University of Pittsburgh Medical Center. Hannover.

Spöthe, G. (2008): Von der theoriebasierten Pflege zum Case Management. In: Reibnitz, Ch. (Hrsg.) (2009): Case Management: praktisch und effizient. Berlin, Heidelberg: Springer, S. 19–33 (DOI 10.1007/978-3-642-01317-1_2) [24.01.2014].

Spitzenverband der Deutschen Gesetzlichen Unfallversicherung (Stand 13.09.2010): Das Reha-Management der Deutschen Gesetzlichen Unfallversicherung (Handlungsleitfaden).

Städtisches Klinikum Kiel, www.krankenhaus-kiel.de (Geriatrische Klinik)

Steindl, A. (Deutsches Institut für Erwachsenenbildung): »Die Angst, die ich hatte …« (1) »Rehabilitation ist Beziehungsarbeit« (2) – Gedanken zur Arbeit mit jungen Erwachsenen im Rotkreuz-Institut RKI BBW. Verfügbar unter: www.die-bonn.de [24.01.2014].

Vohs, M., Winter, I. (1999): Fachpflege Rehabilitation. Urban & Fischer.

Waegner, M. (1981): Die fünf Jahreszeiten. Fürth.

Wagner, F. (2012): Geleitwort. In: Schmidt, R., Thiele, H., Leibig, A. (Hrsg.): Pflege in der Rehabilitation – Medizinische Rehabilitation und Pflegeinterventionen. Stuttgart, Kohlhammer, S. 5 f.

Wahls, F. (2008): Gesundheitsbezogene Lebensqualität, soziale Beziehungen, funktionale Gesundheit und Behinderung bei Patienten nach einem Polytrauma. Fachbereich Medizin der Universität Hamburg.

Webportal für Menschen mit Behinderungen, ihre Angehörigen, Verwaltungen und Unternehmen: www.einfach-teilhaben.de [24.01.2014].

Werner, G., Diehl, R., Klimczyk, K., Rude, J. (1996): Physikalische und Rehabilitative Medizin. Stuttgart: Thieme.

World Health Organisation (WHO) (1981): Disability prevention and rehabilitation. Technical Report Series 668. Genf, S. 9. Verfügbar unter: http://whqlibdoc.who.int/trs/WHO_TRS_668.pdf [24.01.2014].

Wintersberger, C., Heinrich, S. (1998): Pflegeleitfaden Rehabilitative Methoden. Urban und Schwarzenberg.

Zentralstelle für klinische Sozialarbeit (ZKS). Verfügbar unter: www.klinische-sozialarbeit.de [25.01.2014].

Zettl, R. P., Ruchholtz, S., Lewan, U., Waydhas, C., Nast-Kolb, D. (2004): Lebensqualität polytraumatisierter Patienten 2 Jahre nach Unfall. In: Notfall und Rettungsmedizin, 2004, 7: 547–553, Springer. Verfügbar unter: DOI 10.1007/s10049-004-0696-0 [24.01.2014].

Sachwortverzeichnis

T

U

V

W

Z